专病中西医结合诊疗丛书

围产期及新生儿常见疾病的
中西医结合治疗

赵　艳　主编

科学出版社

北　京

内 容 简 介

　　本书将传统的中医中药知识和辨治方法与西医西药知识和诊疗方法结合起来，在提高临床疗效的基础上，阐明机制进而获得新的医学认识的一种途径。本书全面涵盖了从孕期到产褥期常见疾病的中西医结合治疗方法，并附上了妊娠期如何有效地进行体重管理及合理用药这两个孕妇关注的热点。同时本书也为读者全方面展现了新生儿的生理特点、新生儿喂养护理和新生儿常见疾病，以利于读者参考。

　　本书条理清晰、叙述严谨，既适合作为医学院学生参考使用，也可供中医、西医、中西医结合的妇科临床工作者研读。

图书在版编目(CIP)数据

围产期及新生儿常见疾病的中西医结合治疗/赵艳主编. —北京：科学出版社，2017.6
（专病中西医结合诊疗丛书）
ISBN 978-7-03-053492-7

Ⅰ.①围… Ⅱ.①赵… Ⅲ.①妊娠病-中西医结合疗法　②新生儿疾病-中西医结合疗法　Ⅳ.①R714.2　②R722.1

中国版本图书馆 CIP 数据核字(2017)第 137769 号

责任编辑：陆纯燕 / 责任校对：贾娜娜
责任印制：谭宏宇 / 封面设计：殷　靓

科 学 出 版 社 出版
北京东黄城根北街 16 号
邮政编码：100717
http://www.sciencep.com

江苏凤凰数码印务有限公司 印刷
科学出版社发行　各地新华书店经销
*

2017 年 6 月第　一　版　　开本：787×1092　1/16
2017 年 6 月第一次印刷　　印张：15 1/4
字数：315 980

定价：65.00 元
（如有印装质量问题，我社负责调换）

《围产期及新生儿常见疾病的中西医结合治疗》 编辑委员会

胡序

西医发源于西方，是近 200 年得到快速发展的现代医学体系；中医发源于东方，是已有数千年历史的传统医学体系。它们具有不同的理论框架和医疗方法，各有长处和不足，并存于当今社会。中医学产生于经验医学时代，注重整体但分析方法不足，而现代医学产生于实验医学时代，分析方法是它的优点但整体综合不足；中医崇尚整体论，而西医崇尚还原论；中医强调整体、强调多因素的相互联系，重"辨证"，治"病的人"，而西医倾向于形态、局部医学，直接因果考虑，重"看病"，治"人的病"。

在疾病的诊治中，患者应由一个医生开中、西药，而不是西医诊治完后，又找中医诊治。可惜的是，不少患者还是这样中西医轮流诊治，混合治疗，以为这就是中西医结合。我国提倡中西医结合，它的精髓是在坚实地掌握国际先进的诊断和治疗的基础上，如有必要，再结合使用我国传统医学治疗。这样才会源于西医，高于西医；源于中医，高于中医。

中国中西医结合学会会长、上海中医药大学校长、中国科学院院士陈凯先教授指出，中西医结合是医学发展的必然趋势，通过多层次探索，多路径并举，中西医定会实现兼容、互补、融合成不同层次、多种内涵的"结合"。陈凯先教授指出，将各有长短的两者很好地结合起来，优势互补，为患者提供更好的治疗和服务，更好地应对当代的健康挑战，是中西医结合医学发展的根本理念。

欣闻上海市宝山区中西医结合医院妇产科主任赵艳组织编写《围产期及新生儿常见疾病的中西医结合治疗》，幸得阅读，顿觉心中暗喜。目前中医界少有围产期的中医药研究，斯书以围产期为切入点，运用中西医结合理论，对围产期的常见病、多发病进行系统剖析，且融入了许多目前的临床新进展、新技术。书中同时将新生儿的常见疾病进行归纳，实为近年来难得一佳作。据悉赵艳主任为西医妇产科出身，擅长于妇科微创手术及肿瘤手术，然赵主任在不惑之年，参加上海中医药大学附属曙光医院举办的西学中学习班，自此爱上中医，以其睿智好学、锲而不舍的精神，潜心于岐黄

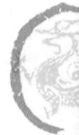

之学，将西医与中医融于一身，将宝山区中西医结合医院妇产科办得有声有色，为我国中医妇科事业添砖加瓦。

斯以为序。

2017 年 3 月

前言

中华五千年璀璨文明，凝结了亿万中华儿女智慧的结晶。中医药是我国劳动人民在几千年生产、生活实践，以及与疾病作斗争的过程中逐步形成并不断丰富发展起来的医学科学，为中华民族的繁荣昌盛做出了重要贡献。

习近平主席指出，中医药学是"祖先留给我们的宝贵财富"，是"中华民族的瑰宝"，是"打开中华文明宝库的钥匙""凝聚着深邃的哲学智慧和中华民族几千年的健康养生理念及其实践经验"。在国家高度重视中华民族优秀传统医药文化传承发展的大好背景下，我们应抓住这一天时、地利、人和的大好时机，充分发挥中医药的独特优势，大力推进中医药现代化，更是以"推动中医药振兴发展"为己任，将中西医更好地融合，为广大民众的健康谋福利。

本书将传统的中医中药知识和方法与西医西药知识和方法结合起来，在提高临床疗效的基础上，阐明机制进而获得新的医学认识的途径。中西医结合是中华人民共和国成立后政府长期实行的方针。中西医结合是中、西医学的交叉领域，也是中国医疗卫生事业的一项工作方针。中西医结合发轫于临床实践，以后逐渐演进为有明确发展目标和独特方法论的学术体系。

本书根据围产期女性的生理心理特点，运用现代医学的理论知识，结合祖国传统医学，对围产期女性的常见病、多发病的临床诊断依据、鉴别诊断、辨证分型、中西医治疗及最新研究进展进行整理、归纳、总结，系统反映了现阶段中西医对围产期常见病的最新应用和研究成果；同时本书对新生儿的常见疾病进行汇总，希望能使读者获得更好的临床帮助。本书融中西医为一体，可供中医、西医、中西医结合的妇科临床工作者及医学院校学生参考使用。

本书共分为九章，主要包括女性生殖系统的解剖特点、各孕期特点及常见疾病、正常产程及产时适宜技术、产褥期临床特点及常见疾病、新生儿生理特点及常见疾病、围产期合理用药、妊娠期合理膳食及体重管理。本书涵盖了从孕期到产褥期常见疾病的中西医结合治疗方法，并附上了妊娠期如何有效地进行体重管理及合理用药这两个孕妇关注的热点。我们在"新生儿生理特点及常见疾病"一章中为读者全方面展现了新生儿的生理特点、新生儿喂养护理和新生儿常见疾病，以利于读者参考。

本书付梓之际，由衷感谢胡国华先生对本书全方位的指导，并专门拨冗对本书作序给予勉励。胡国华先生乃我国著名的中医妇科学家，上海市名中医，上海中医药大学教授、博士生导师，曾任上海市中医医院院长，昔师从大家天津哈氏妇科哈荔田教授，悬壶沪上后师从国医大师朱南孙教授，成为代表性传承人。先生为人谦恭，学富五车，才华横溢，功夫深厚，为沪上海派妇科的传承与发展鞠躬尽瘁。

本书的出版得到了"上海市中医药三年行动计划项目（2015—2017 年）——中西医结合重大项目——围产期干预"项目（项目编号 ZY3-LCPT-2-2008）的资助。编著者均为上海市宝山区中西医结合医院医生，其中包含中医、西医、中西医结合专业医生。本书的编写自 2016 年初启动，耗时 1 年终于付梓。限于时间及编写人员的水平，不足之处在所难免，希望读者给予批评指正，以利于我们在今后的编写中加以补充和改正。本书的出版要感谢每一位参编人员，她们在繁忙的医、教、研工作之余坚持编写，感谢她们的辛勤劳动及兢兢业业、一丝不苟的奉献精神，感谢她们为这次三年行动计划项目所付出的辛劳，感谢她们为我国妇产科的中西医结合伟大事业所做出的贡献！

主　编

2017 年 3 月

围产期及新生儿常见疾病的中西医结合治疗

目录

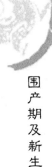

围产期及新生儿常见疾病的中西医结合治疗

女性生殖系统的解剖特点

女性生殖系统解剖包括内、外生殖器官及相关组织。正确地熟知女性生殖器官的解剖位置和毗邻、盆腔组织间隙与层次、盆腔血管及淋巴的走行与分布，对每一位妇产科医生都是至关重要的。

第一节 骨 盆

一、骨盆的骨性结构和韧带

1. 骨盆的组成

骨盆（pelvis）由骶骨（os sacrum）、尾骨（os coccyx）、左右髋骨（os coxae）及所属韧带构成。每块髋骨又由髂骨（os ilium）、坐骨（os ischium）和耻骨（os pubis）融合而成。骶骨由 5～6 块骶椎骨合成，尾骨由 4～5 块尾椎骨合成。

骨骼间有坚固的关节，由韧带或软骨连接。骶髂关节两侧髋骨的后部借髂骨及骶骨的耳状面构成，关节前后面有坚强的韧带加固。骶尾关节有一定活动度。在骶、尾骨与坐骨结节之间有骶结节韧带，其厚而坚韧；而起于坐骨棘止于骶骨外侧缘的骶棘韧带较细。这两个韧带与坐骨大、小切迹围成坐骨大孔及坐骨小孔，有血管、神经和肌肉通过此二孔出骨盆。

2. 骨盆的分界

以耻骨联合上缘、耻骨嵴、耻骨结节、耻骨梳、髂骨的弓状线、骶翼缘及骶岬的连线为界线，将骨盆分为大骨盆及小骨盆。

（1）大骨盆 位于骨盆分界线之上，为腹腔的一部分；其前为腹壁下部，两侧为髂骨翼，后为 L_5。

（2）小骨盆 位于分界线的后下方，是胎儿娩出的通道，故又称骨产道。其可分为入口、骨盆腔、出口三部分。

（3）骨盆入口 由髂耻线围成，骨盆腔的后壁是骶、尾骨，两侧为坐骨、坐骨棘、坐骨切迹及其韧带；前壁为耻骨联合。

（4）骨盆出口 从后向前由尾骨、骶结节韧带、骶棘韧带、坐骨结节、坐骨支、耻骨下支和耻骨联合下缘围成。在耻骨联合下方由左、右耻骨下支夹成耻骨角，在女性其耻骨下角为 90°～100°。

3. 骨盆的骨性标志

（1）髂嵴（iliac crest） 系髂骨上缘，沿腹外侧壁向下，可触得髂嵴。两侧髂嵴最高点连线平 L_4 棘突，是进行腰椎穿刺的重要标志。L_5 棘突则在此连线中点下 1.5cm。

（2）耻骨联合（pubis symphysis） 可在腹前壁腹中线下方触及，其外侧的骨突是耻骨结节，后者为腹股沟韧带附着点。

（3）坐骨结节（tuber ischiale）　下肢屈曲，在臀沟内侧向上即可扪及。

（4）腰骶菱形区　上角相当于 L_5 棘突，两侧角相当于髂后上棘，下角为尾骨尖。骨盆畸形时，此腰骶部菱形区可能显示不对称。

（5）骶角和骶管裂孔　S_5 下关节突即骶角。左右骶角之间是骶管裂孔，为硬膜外腔的终止平面。经此孔穿刺可行骶尾神经阻滞麻醉，是会阴部手术常选用的麻醉方法。

（6）骶岬（promontory）　位于 S_1 上部与 L_5 接触处，前缘明显突出向前，是妇科腹腔镜手术的重要标志之一及产科骨盆内测量对角径的重要标志。

4．骨盆的薄弱区

骨盆是一完整骨环，环的后部是站立或坐位时重力经过的部位，即股骶弓及坐骶弓。此部骨质增厚粗壮，不易骨折。骨盆前部是耻骨上、下支形成的弓形部，是后部负重弓的支撑部分。其骨质脆弱，易骨折，是骨盆薄弱区。

5．骨盆入口的毗邻

盆腔是腹腔向下方的延伸部分。跨过盆缘的诸结构主要为泌尿生殖和消化管道及血管神经。在骨盆入口的后缘，两侧的髂总动脉在骶岬与 L_5 交界处的外侧抵达盆缘，并分为髂内、外动脉。髂内动、静脉的后方有腰骶干，外侧有闭孔神经跨过盆缘入盆。于两侧髂内动脉之间，在后正中线偏左入盆的是上腹下丛即骶前神经，该丛与脊柱之间为骶正中血管，上腹下丛左侧为自上而下入盆的乙状结肠系膜和乙状结肠。在乙状结肠系膜前外侧，左输尿管跨过左髂总动脉入盆；在盆腔右侧，右输尿管跨越右髂外动脉入盆。位于前正中线的脐正中韧带及其两侧的脐内侧韧带则在骨盆入口前缘跨越入骨盆。

二、盆壁与盆底软组织

1．盆壁肌

盆壁肌包括闭孔内肌、梨状肌、肛提肌和尾骨肌四对。前两对肌肉参与盆侧壁构成，并分别穿经坐骨大、小孔出盆组成髋关节外旋肌组的一部分。后两对肌肉构成盆底，封闭骨盆下口。两侧的肛提肌上面形成固有盆腔的底，下面构成两侧坐骨直肠窝的内侧壁。

2．盆筋膜

盆筋膜是腹内筋膜的直接延续，可分为盆筋膜壁层、盆膈筋膜和盆筋膜脏层。

（1）盆筋膜壁层　覆盖于盆腔前后及两侧壁的内面，按不同部位分为闭孔筋膜、梨状筋膜及骶前筋膜。其中骶前筋膜较厚，与骶骨之间夹有骶前静脉丛。在骶前筋膜及直肠筋膜间为疏松结缔组织。行直肠切除术，可在直肠筋膜与骶前筋膜之间分离，不应将骶前筋膜自骶骨前面剥离，否则易损伤骶前静脉丛引起难以控制的出血。在直肠肛管的经腹会阴联合切除术中，会阴手术在切断肛提肌后，应再在骶前横行切开骶前筋膜下部进入盆腔，与腹部手术部分汇合。以免将此筋膜自骶骨前分离过高，损伤骶部副交感

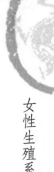

神经的分支致长期尿潴留。

（2）盆膈筋膜　分盆膈上筋膜、盆膈下筋膜，分别包被于肛提肌的上、下两面。

（3）盆筋膜脏层　位于腹膜与盆壁和盆膈筋膜之间的结缔组织，在骨盆内围绕在盆腔各脏器及血管、神经周围，形成这些结构的外鞘。部分结缔组织增厚形成韧带。关于盆筋膜所形成的韧带仍有争议，但迄今仍沿用旧习惯。在女性有耻骨膀胱韧带、子宫主韧带和子宫骶韧带，是维持子宫正常位置的重要结构。在阴道后面与直肠间还有一额状位的结缔组织隔称直肠阴道隔，又名 Denonvillier 筋膜。关于此隔的起源、发育及厚薄各有不同认识。

3. 盆筋膜间隙及盆腔腹膜陷凹

盆内腹膜外组织在盆底腹膜与盆膈之间形成一些蜂窝组织间隙，较主要的有：

（1）耻骨后间隙　亦称膀胱前间隙（Retzius 间隙），位于耻骨联合及膀胱下外侧面之间，两侧为脐内侧韧带在盆壁的附着处，富含脂肪、疏松结缔组织和静脉丛。耻骨骨折可在此间隙形成血肿。

（2）骨盆直肠间隙　位于腹膜下及盆膈上面之间，后为直肠与直肠侧韧带，前为直肠阴道隔。此间隙脓肿，如不及时引流，可穿入直肠、膀胱或阴道，此区脓肿全身感染症状明显，局部症状轻。直肠指检可确诊。

（3）直肠后间隙　位于骶骨与直肠之间。前界为直肠外侧韧带，后为骶尾骨，下为盆膈；上界在骶岬处直接与腹腔后间隙相通。直肠后间隙内含有骶神经丛、交感神经支、直肠下血管及骶中血管。此间隙感染，可向腹膜后间隙扩散。如有脓肿，患者肛门区坠胀感，骶尾区钝痛并放射至下肢。直肠指检直肠后壁有压痛、隆起及波动感。腹膜后充气造影，可经此间隙注入气体，以弥散至腹膜后间隙。

盆腹膜覆盖子宫体，在子宫前面近子宫峡部处向前反折覆盖膀胱，形成膀胱子宫陷凹。覆盖此处的腹膜称膀胱子宫返折腹膜。其与前腹壁腹膜相延续。在子宫后面，腹膜沿子宫壁向下，至宫颈后方及阴道后穹隆，再折向直肠，形成直肠子宫陷凹，称道格拉斯陷凹，是腹膜腔最低部位。盆腹腔感染及内出血时，炎性渗液与血液可聚集于此。

4. 盆底

盆底（pelvic floor）由多层肌肉和筋膜组成，封闭骨盆出口。尿道、阴道和直肠经此贯穿而出。盆底承载盆腔脏器并保持其正常位置。骨盆底的前面为耻骨联合，后为尾骨尖，两侧为耻骨降支、坐骨升支及坐骨结节。骨盆底有三层组织：

（1）外层　由会阴浅筋膜和其深面的浅肌肉层组成。后者包括球海绵体肌、坐骨海绵体肌、会阴浅横肌三对肌肉和肛门外括约肌。上述肌肉的肌腱汇合于阴道口与肛门之间，形成中心腱。

（2）中层　即泌尿生殖膈，由上、下两层坚韧的筋膜及位于筋膜间的一对会阴深横肌和尿道括约肌组成。

（3）内层　即盆膈（pelvic diaphragm），为盆底最里面最坚韧的一层，由盆膈上下筋膜及其间的肛提肌与尾骨肌组成。肛提肌由一对三角形肌肉板组成，两侧肌肉互相对称，左右联合呈向下的漏斗状，其肌纤维有不同的排布，可分为耻尾肌、髂尾肌和坐尾肌。另外，肛提肌尚有一部分纤维在阴道及直肠周围密切交织，有加强肛门与阴道括约肌的作用。尾骨肌位于肛提肌后方，呈三角形，紧贴骶棘韧带上面，起自坐骨棘盆面，止于尾骨和骶骨下部的侧缘，构成盆膈后方的一小部分。

泌尿生殖膈主要覆盖在由耻骨弓及两坐骨结节形成的骨盆出口前部的三角形平面上，有尿道、阴道穿过。盆膈则有尿道、阴道及直肠三个孔道贯穿。

第二节　会阴部及外生殖器

会阴（perineum）在应用上有两种不同的含义。狭义的会阴在女性指阴道前庭后端（阴唇后联合）至肛门间的区域。女性会阴体（perineal body）深3～4cm，在肛管与阴道之间，由外向内呈楔形的矢状位膈，表面为皮肤及皮下脂肪，内层为会阴中心腱。广义的会阴，指盆膈以下封闭骨盆出口的全部软组织结构，前起自耻骨联合、后至尾骨尖，两侧为耻骨降支、坐骨升支、坐骨结节和骶结节韧带。会阴部由会阴肌、筋膜和血管神经等构成，并有消化系统、泌尿系统及生殖管道的末段穿行其中。

一、会阴部境界及分区

会阴部位于两侧股部上端之间。截石位时呈一菱形区。前端为耻骨联合，后端为尾骨尖；两侧为坐骨结节；前外侧界是耻骨下支和坐骨下支；后外侧界是骶结节韧带。若于两坐骨结节间作一横线，可将会阴部分为两个三角区：前方的尿生殖三角，在女性有尿道与阴道穿过及外生殖器；后方的肛门三角区，为肛管贯穿。

（1）尿生殖三角　女性尿生殖三角的筋膜构成会阴浅间隙和会阴深间隙。会阴浅筋膜的深层薄弱，在临床上无男性尿道破裂引起尿外渗那样重要的意义。在会阴浅间隙内，有阴蒂脚、前庭球、前庭大腺及球海绵体肌。后者又称阴道括约肌，为成对肌肉，起于会阴中心腱，抵至阴蒂海绵体白膜及其周围组织。收缩时缩小阴道口，前部纤维压迫阴蒂背神经，使阴蒂勃起。在会阴浅间隙后部还有会阴浅横肌。会阴深间隙内则有会阴深横肌、尿道阴道括约肌，有括约尿道及阴道的作用。根据女性尿生殖三角的结构特点，在行会阴侧切术时，应按层次缝合。

（2）肛门三角区　肛门三角区肛周皮肤形成放射状皱襞，与皮下脂肪紧密结合。肛门外括约肌由皮下部、浅部、深部三部分组成。其中肛门外括约肌深浅两部，围绕直肠纵肌及肛门内括约肌，并联合肛提肌的耻骨直肠肌，在肛管直肠结合处形成肌性的肛管直肠环。如会阴裂伤或手术切断此环可造成大便失禁。盆膈下筋膜在肛门三角处覆盖于闭孔筋膜的内面及肛提肌、尾骨肌的下面。其中在闭孔筋膜内面的覆盖部分两者相互愈合，而在坐骨结节下缘上方2～4cm处，两者分离呈管状即阴部管，或称Alcock管，内有阴部内血管及阴部神经。坐骨直肠窝位于肛管两侧，为成对的楔形腔隙，在肛管后方可左右相通。窝内充填大量脂肪，称坐骨直肠窝脂体。此窝内有来自阴部内动、静脉及阴部神经的肛门动、静脉和肛门神经，来自骶丛的会阴支和小穿支分布于此窝后部。窝内还有淋巴管和淋巴结。

二、外生殖器

（1）阴阜（mons pubis）　耻骨联合前隆起的脂肪垫。青春期后该部皮肤开始生长阴毛，分布为尖端向下的三角形。阴毛为第二性征之一，其疏密、粗细、色泽可因人或种族而异。

（2）大阴唇（labium majus）　起于阴阜、止于会阴的一对隆起的皮肤皱襞。两侧大阴唇外侧面与皮肤相同，皮层内有皮脂腺和汗腺，青春期长出阴毛；内侧面皮肤湿润似黏膜。大阴唇有很厚的皮下脂肪层，其内含有丰富的血管、淋巴管和神经。未婚妇女的两侧大阴唇自然合拢，遮盖阴道口及尿道口。经产妇的大阴唇由于分娩的影响而向两侧分开。绝经后大阴唇呈萎缩状，阴毛也稀少。

（3）小阴唇（labium minus）　位于大阴唇内侧的一对薄皱襞。表面色褐，湿润，无毛，富于神经末梢，故极敏感。两侧小阴唇的前端相互融合，再分为两叶，包绕阴蒂。前叶形成阴蒂包皮，后叶形成阴蒂系带。小阴唇的后端与大阴唇的后端相汇合，在正中线形成一条横行皱襞，称为阴唇系带。但在经产妇此系带不明显。

（4）阴蒂（clitoris）　位于两侧小阴唇的顶端，是与男性阴茎海绵体相似的组织，有勃起性。阴蒂由两个阴蒂海绵体组成，分阴蒂头、阴蒂体、阴蒂脚三部分。后者附着于两侧的耻骨支上，仅阴蒂头显露。其富于神经末梢，极为敏感。

（5）阴道前庭（vaginal vestibule）　两小阴唇之间的菱形区。前为阴蒂、后为阴唇系带。阴道前庭中央有阴道口，阴道口周围有处女膜或处女膜痕。阴道口的后外侧，在小阴唇内侧与处女膜间，左右各有一前庭大腺开口。阴道口与阴唇系带之间有一浅窝称舟状窝，即阴道前庭窝。经产妇此窝消失。阴道口前方有较小的尿道外口，为略呈圆形的矢状裂隙。

（6）前庭球（vestibular bulb）　位于阴道口两侧，由许多弯曲的静脉组成，有勃起性。其前部与阴蒂相接，后部与前庭大腺相邻，表面为球海绵体肌覆盖。

（7）前庭大腺（major vestibular gland）　又称巴多林腺，约黄豆大小，左右各一，位于阴道口两侧，前庭球后端，阴道括约肌深面。其有一很细的腺管，长1.5～2cm，向前方斜行，开口于穿阴道前庭、小阴唇中下1/3交界处与处女膜之间的沟内。其分泌

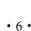

物有润滑作用。如因感染，腺管口闭塞可形成脓肿或囊肿，则能看到或触及。

（8）处女膜（hymen） 位于阴道口与阴道前庭分界处。处女膜中间孔的形状、大小和膜的厚薄因人而异。处女膜多在初次性交时破裂，产后受分娩影响残留数个小隆起状的处女膜痕。

第三节 内 生 殖 器

女性内生殖器指生殖器的内藏部分，包括阴道、子宫、输卵管及卵巢，后两者常被称为子宫附件。

一、阴道（vaginal）

阴道位于真骨盆下部的中央，为性交器官及月经排出与胎儿娩出的通道。其壁由黏膜、肌层和纤维层构成。

阴道分前后壁、上下两端。前壁短，长 7～9cm，后壁较长，为 10～12cm。上端包围子宫颈，下端开口于阴道前庭后部。环绕子宫颈周围的腔隙称阴道穹隆，分前、后、左、右四部分。后穹隆较深，其顶端与子宫直肠陷凹紧密相邻，两者仅隔以阴道后壁和一层腹膜。子宫直肠陷凹为腹腔最低部分，在临床上具有重要意义。阴道的血管、淋巴和神经如下：

（1）血管 阴道上部有子宫动脉的阴道支分布，中部有膀胱下动脉的分支，下部有肛门动脉及直肠下支的分支分布，各支相互吻合。阴道两侧的静脉丛，参加子宫阴道静脉丛，经子宫静脉注入髂内静脉。

（2）淋巴 阴道上部的淋巴管及宫颈淋巴管与子宫动脉阴道支伴行。大部分沿子宫动脉干注入髂外及髂内淋巴结，一部分注入闭孔淋巴结，中部前壁多与阴道动脉伴行，注入髂内淋巴结，一部分经膀胱旁淋巴结，注入髂内淋巴结；阴道后壁中部的淋巴管，向后外方注入臀下或臀上淋巴结，然后再注入髂内淋巴结。阴道下部的淋巴管与外阴部的淋巴管汇合注入腹股沟浅淋巴结。

（3）神经 来自子宫阴道丛。其副交感神经来自盆内脏神经，后者起自脊髓的 S_2～S_4 节。交感神经来自上腹下丛和交感干骶部。

二、子宫（uterus）

子宫为一壁厚腔小的肌性中空器官，为胚胎着床、发育、生长之处，其形状、大小、位置与结构随年龄的不同而异，并由于月经周期和妊娠的影响而发生改变。

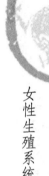

女性生殖系统的解剖特点

1. 子宫的形态和结构

成人正常的子宫呈倒置的梨形，前面稍凸出。重 50～70g，长 7～8cm，宽 4～5cm，厚 2～3cm；宫腔容量约 5mL。

子宫上端，位于两输卵管子宫口之间钝圆、隆突的部分为宫底（fundus uteri），两侧为子宫角（cornua uteri），与输卵管相通。子宫底与峡部之间的部分上宽下窄，为子宫体（corpus uteri）。子宫下部较窄呈圆柱状为子宫颈，其下 1/3 部插入阴道称宫颈阴道部；阴道以上未被阴道所包绕的部分称宫颈阴道上部。

子宫体与子宫颈的比例因年龄而异，青春期为 1：2；生育期为 2：1；老年期又为 1：1。颈部与体相接的部分稍狭细，称子宫峡部（isthmus uteri），非孕期长约 1cm，妊娠中期以后，峡部逐渐扩展变长、变薄，临产时可达 7～10cm，形成子宫下段。

子宫腔（uterine cavity）为一上宽下窄的三角形裂隙，底的两侧角各有一口为输卵管子宫口，与输卵管相通；子宫腔向下移行于子宫峡管，其为漏斗形短管。峡管的上口，在解剖学上较狭窄，又称解剖学内口；峡管外口因黏膜组织在此处由子宫内膜转变为宫颈内膜，故又称组织学内口，也即子宫颈管内口。峡管外口向下通子宫颈管，后者为中间略膨大，两端较细小的梭形管腔。颈管的外口即子宫颈口，开口于阴道，简称宫口。宫口前壁短而厚，后壁长而圆的隆起部分分别称为宫颈前、后唇。

子宫壁由三层组成：①子宫浆膜层，即覆盖子宫体底部及前后面的腹膜脏层，与肌层紧贴。近子宫峡部处，腹膜与子宫前壁疏松结合并向前返折覆盖膀胱，并与前腹膜相延续；在子宫后面，腹膜沿宫壁向下至宫颈后方及阴道后穹隆的上部，再折向后上覆盖直肠；故被覆于膀胱与子宫、子宫与直肠之间的腹膜，各形成一腹膜陷凹，前者较浅称膀胱子宫陷凹，后者颇深称直肠子宫陷凹。②子宫肌层，为子宫壁最厚的一层，非孕时约厚 0.8cm，肌层由平滑肌滑肌束及弹性纤维组成，肌束排列交错，大致分外纵、内环、中层交错三层。肌层含有大血管。肌层这种排列有利于分娩时的子宫收缩及月经、流产与产后的子宫缩复止血。③子宫内膜，自青春期开始，子宫内膜受卵巢激素的影响，表面 2/3 发生周期性变化，为功能层；余 1/3 直接与肌层相贴，无周期变化，为基底层。分布在子宫内膜中的小血管来自肌层，称螺旋动脉。子宫内膜在月经期中及妊娠期间的改变将在相应各章论述。

2. 子宫韧带

维持子宫正常位置的韧带有四对如下。

（1）圆韧带（round ligament） 呈圆索状，由平滑肌和结缔组织构成，长 10～12cm。其起于子宫两侧外角、输卵管近端附着部位的前下方，在子宫阔韧带前叶的覆盖下向前下方伸展达两侧骨盆壁，继沿侧壁向前，经深环入腹股沟管浅环，止于大阴唇前端皮下。此韧带在盆部越过膀胱血管、闭孔血管和神经、脐动脉索及髂外血管等结构的上方进入腹股沟管。圆韧带是维持子宫前倾的主要结构。

（2）阔韧带（broad ligament） 冠状位的双层腹膜皱襞，从子宫两侧向外移行于盆侧壁，将盆腔分为前、后两部：前部有膀胱，后部有直肠。阔韧带分为前后两叶，上缘游离，内 2/3 部包围输卵管（伞端无腹膜遮盖），外 1/3 部由伞端下方向外延伸达骨盆壁，形成骨盆漏斗韧带（infundibulo pelvic ligament），也即卵巢悬韧带（suspensory ligament of ovary），内有卵巢动静脉通过。在卵巢前缘与阔韧带后叶间的双层腹膜皱襞为卵巢系膜，由阔韧带后叶包裹卵巢而形成。系膜内有进出卵巢的血管、淋巴管和神经。输卵管和卵巢系膜根部之间的阔韧带为输卵管系膜，其中有结缔组织及中肾管遗迹。卵巢内侧与子宫角之间的阔韧带稍有增厚，称卵巢固有韧带。在子宫体两侧的阔韧带中有丰富的血管、神经、淋巴管及大量疏松结缔组织，称子宫旁组织。子宫动静脉和输尿管均从阔韧带基底部穿过。阔韧带可限制子宫向两侧移动。

（3）主韧带（cardinal ligament）　又称宫颈横韧带。在阔韧带的下部，主韧带横行于子宫颈两侧和骨盆侧壁之间，为一对坚韧的平滑肌和纤维结缔组织束。此韧带固定子宫颈，维持子宫于坐骨棘平面上。

（4）子宫骶骨韧带（uterosacral ligament）　由结缔组织和平滑肌纤维构成。其起自宫颈后面上端，向后绕直肠外侧附着于 S_2、S_3 前面的筋膜。韧带表面有腹膜覆盖可形成弧形皱襞，短厚有力，其后牵宫颈，间接保持子宫于前倾的位置。

3. 子宫的血管、淋巴和神经

（1）血管　主要由子宫动脉供应。子宫动脉起自髂内动脉前干，沿盆侧壁下行，然后向内穿经阔韧带基底部、子宫旁组织，在距子宫颈约 2cm 处，从前上方横越输尿管到达子宫外侧缘，于阴道上宫颈部分为上、下两支：上支较粗，沿子宫侧缘迂曲上行，称子宫体支，其至子宫角处又分为子宫底支、输卵管支及卵巢支，后者与卵巢动脉分支吻合。下支较细，分布于子宫颈及阴道上部，称宫颈-阴道支。子宫动脉的第 2 级分支进入宫壁后再分支行于肌层的血管层，后者再发出分支垂直进入子宫内膜并弯曲呈螺旋状称螺旋动脉。子宫静脉起始于子宫壁中海绵状静脉间隙，大部分在子宫颈处离开子宫侧壁，与阴道静脉吻合而成子宫阴道静脉丛，然后汇合成子宫静脉，注入髂内静脉。子宫静脉丛与膀胱静脉丛、直肠静脉丛和阴道静脉丛相续。

（2）淋巴　子宫底和子宫体上 2/3 部发出集合淋巴管经阔韧带上部，与输卵管及卵巢的淋巴管汇合，沿卵巢血管上行至腹主动脉旁淋巴结。

子宫前壁上部或沿子宫圆韧带经腹股沟管注入腹股沟淋巴结。

子宫体下 1/3 部淋巴注入髂血管淋巴结，部分穿过主韧带注入闭孔淋巴结。

子宫颈淋巴管可向三个方向走行：向外沿子宫动脉淋巴管注入髂内、闭孔、髂总淋巴结；向后走行的淋巴管经宫骶韧带注入骶淋巴结。注入两侧髂内和髂外淋巴结的淋巴输出管大部分注入髂总及腰淋巴结，部分向后注入骶淋巴结或主动脉下淋巴结。子宫的淋巴管与膀胱、直肠的淋巴管间互有交通。

（3）神经　分布于子宫的神经来自盆丛发出的子宫阴道丛，其含有下腹下丛发出的交感神经节前纤维、盆丛的副交感神经节前纤维及腰骶交感干的纤维。

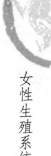

三、输卵管

输卵管（oviduct）为卵子与精子受精的场所，以及运送受精后的孕卵至宫腔的通道。

1. 输卵管的形态与结构

输卵管呈细长而弯曲的管道，左右各一。内侧与子宫角相通连，开口于子宫腔，全长 8～14cm，整个输卵管由内向外分为四部分：①间质部或称壁内部（interstitial portion），位于子宫壁内的一段，在子宫角处穿入子宫壁，长约 1cm，管腔狭小，管径为 0.4～0.5cm；②峡部（isthmic portion），间质部外侧的一段，细直而短，长 2～3cm，管壁厚，管腔小，管径为 0.1～0.3cm；③壶腹部（ampulla portion），在峡部外侧，长 5～8cm，管腔较宽大，管壁薄，管径为 0.6～0.7cm，内含丰富皱襞，卵细胞在此受精，再经输卵管入子宫着床；④漏斗部或伞部（fimbrial portion），为输卵管末端，长 1～1.5cm，开口于腹腔，游离端呈漏斗状，漏斗周缘有许多指状突起称输卵管伞，有"拾卵"作用。

输卵管壁由三层构成：外为浆膜层，为腹膜一部分即阔韧带上缘；中层为平滑肌纤维，平滑肌收缩，输卵管从外端向近端蠕动，协助孕卵向子宫腔运行；内层为黏膜层，由单层柱状上皮组成，上皮细胞分纤毛细胞、无纤毛细胞、楔状细胞及未分化细胞四种。纤毛细胞的纤毛向子宫方向蠕动，协助运送卵子；无纤毛细胞有分泌作用；楔形细胞可能为无纤毛细胞的前身，两者随月经周期变化；未分化细胞又称游走细胞，为上皮的储备细胞。黏膜层有许多皱襞，以壶腹部最多。输卵管的黏膜层受激素影响，有周期性的组织学变化，但不如子宫内膜明显。

2. 输卵管的血管、淋巴与神经

（1）血管 输卵管的动脉来自子宫动脉的输卵管支和峡支、卵巢动脉的伞支。各分支间相互吻合，并发出 20～30 支小支分布于管壁。输卵管的静脉与同名动脉伴行部分入卵巢静脉丛，其余部分入子宫阴道丛。动静脉间毛细血管网分布于输卵管黏膜、肌层和浆膜层。

（2）淋巴

1）输卵管的器官内淋巴管：在输卵管的黏膜层、肌层及浆膜层均有毛细淋巴管网。黏膜层毛细淋巴管网位于上皮下结缔组织内。在黏膜皱襞处，毛细淋巴管较密集；输卵管各部黏膜层毛细淋巴管的分布亦有不同，输卵管间质部和峡部毛细淋巴管密集；壶腹部淋巴管分布稀疏。肌层的毛细淋巴管网位于肌纤维束间的结缔组织内；浆膜层纤维组织内也存有毛细淋巴管网，其在网的深侧吻合成淋巴管丛；并发出集合淋巴管，与来自肌层的集合淋巴管汇合，注入局部淋巴结。输卵管各层间毛细淋巴管网互有交通；并存在年龄上的差异，以黏膜层毛细淋巴管网最为明显。

2）输卵管的淋巴流：集合淋巴管注入腰淋巴结是最恒定的淋巴流向。由输卵管浆膜层淋巴管丛发出 3～5 条集合淋巴管，走向输卵管系膜内，与卵巢的集合淋巴管汇合

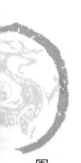

围产期及新生儿常见疾病的中西医结合治疗

后沿卵巢动脉走行，经卵巢悬韧带上行至肾下极高度，转向内侧注入腰淋巴结。其中左侧输卵管的集合淋巴管注入主动脉外侧及主动脉前淋巴结；右侧输卵管的集合淋巴管注入主动脉腔静脉间淋巴结、腔静脉前及外侧淋巴结。

有学者认为输卵管的一部分集合淋巴管可经阔韧带向后外方至盆侧壁，越过脐静脉索，注入髂间淋巴结。还有起自壶腹部的一条集合淋巴管，则注入髂内淋巴结主群。上述输卵管的淋巴下行入盆部淋巴结的流路出现率较低，很可能属潜在性通路，如上行至腰淋巴结的主要流路受阻，其可能起到代偿作用。

（3）神经　输卵管由来自卵巢神经丛及子宫阴道丛的交感神经和副交感神经支配。

四、卵巢

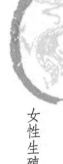

卵巢（ovary）为女性生殖腺，产生卵子和激素，是重要的内分泌器官。

1. 卵巢的形态与结构

卵巢左右各一，呈扁椭圆形。青春期前，表面光滑；青春期排卵后，表面逐凹凸不平。卵巢的形态和大小随着年龄而变化。成年女子的卵巢约 4cm×3cm×1cm 大小，重 5～6g，呈灰白色。绝经期后，卵巢可缩小到原体积的 1/2 并变硬。卵巢前缘有卵巢系膜附着，称卵巢系膜缘。该缘对向前外方，中部有一凹陷称卵巢。卵巢的血管、淋巴管和神经由此出入。卵巢后缘游离，称独立缘。卵巢外侧以骨盆漏斗韧带连于骨盆壁，内侧以卵巢固有韧带与子宫连接。

卵巢表面无腹膜，由单层立方上皮覆盖称表面上皮，其内有一层纤维组织，称为卵巢白膜。再往内的卵巢组织可分为皮质和髓质。皮质在外层，其中有数以万计的始基卵泡及致密的结缔组织；髓质是卵巢的中心部分，含有疏松的结缔组织和丰富的血管、神经、淋巴管及少量与卵巢韧带相连续的平滑肌纤维；后者对卵巢的运动具有作用。髓质内无卵泡。

2. 卵巢的位置和毗邻

卵巢位于子宫两侧，输卵管后下方。卵巢的移动性较大，一般位于卵巢窝内；此窝在髂内、外动脉分叉的起始部之间，前界为脐动脉索，后界为输尿管和髂内动脉，窝底腹膜外有闭孔血管和神经、闭孔肌及其筋膜。卵巢以很短的系膜固定于阔韧带，还借骨盆漏斗韧带及卵巢固有韧带与盆腔侧壁和子宫相连。正常情况下卵巢不易扭转，但在卵巢肿痛时，有时将卵巢系膜拉长，致使 10% 的卵巢肿瘤发生蒂扭转。

3. 卵巢的血管、淋巴与神经

（1）血管　卵巢有卵巢动脉及子宫动脉的卵巢支分布。卵巢动脉在肾动脉起点的稍下方起自腹主动脉。在腹膜后沿腰大肌前下行至骨盆腔，跨过输尿管与髂内动脉下段，经骨盆漏斗韧带入卵巢系膜，然后进入卵巢门。卵巢动脉还在输卵管系膜内分出若干支供应输尿管，其末梢在子宫角附近与子宫动脉的卵巢支吻合。卵巢髓质内的静脉出卵巢门前形成卵巢静脉丛，然后汇集成卵巢静脉，与同名动脉伴行。右卵巢静脉注入下腔静脉，左卵巢静脉注入左肾静脉。

（2）淋巴

1）卵巢的器官内淋巴：卵巢的被膜及皮质内是否有毛细淋巴管网仍无最后定论。但多数人认为在黄体中有毛细淋巴管，它随着黄体的发育和退化而变化。在黄体萎缩退化形成的白体内，不存在毛细淋巴管。卵巢皮质的毛细淋巴管网与髓质的毛细淋巴管网相通。髓质的淋巴管伴随血管走向卵巢门。

2）卵巢的淋巴流向：自卵巢门穿出4～10条集合淋巴管，进入卵巢系膜，与子宫及输卵管外的集合淋巴管汇合，经骨盆漏斗韧带，伴卵巢血管上行，横跨输尿管及髂外动脉起始部的前面，至肾下极高度，再次横过输尿管前面注入腰淋巴结。右卵巢的集合淋巴管，主要注入主动脉腔静脉间淋巴结；一部分注入腔静脉前淋巴结。左卵巢的集合淋巴管，注入主动脉外侧及主动脉前淋巴结。

如卵巢上行的淋巴流路受阻，卵巢可发出1～2条集合淋巴管，沿阔韧带走向盆壁，注入髂内、髂外、髂间及髂总淋巴结。有学者认为在正常情况下即存在这一下行通路，并非只在上行受阻后才起作用。另外在比较少见的情况下，卵巢的淋巴可沿圆韧带引流至髂外及腹股沟淋巴结。

（3）神经　来自卵巢神经丛。该丛大部分纤维来自腹主动脉丛，少数纤维来自肾丛。在阔韧带内与卵巢血管伴行支配卵巢，并有分支至输卵管。

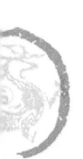

第四节　盆部的血管、神经与淋巴

一、盆部的血管

1. 盆部的动脉

（1）髂总动脉　腹主动脉在L_4椎体或L_4～L_5椎体的稍左侧分为左右髂总动脉。左髂总动脉较右侧稍长稍细。其在成人女性平均长度为（4.30±0.19）cm，其前方有腹下丛、左输尿管、乙状结肠及其系膜根和直肠上血管等经过。外侧与腰大肌相邻，内后方静脉与同名静脉伴行。右髂总动脉的长度成人女性平均值为（4.2±0.22）cm。其前方有腹下丛通过，右输尿管则越过髂总动脉末端或髂外动脉起端；其外与下腔静脉起始端和右髂总静脉末端邻接，内上与左髂总静脉末端相毗邻，下部有同名静脉伴行。

（2）髂内动脉　左右髂总动脉各在骶髂关节上端分为髂内及髂外动脉。髂内动脉是盆腔内脏及盆壁的主要血供来源，其位于腰大肌内侧，为一短干，长约4.5cm。下降至小骨盆、平坐骨大孔上缘时分前干和后干。前干发出脏支即脐动脉、膀胱上动脉、直肠下动脉、阴部内动脉、子宫动脉营养盆内脏器，还发出闭孔动脉及臀下动脉分布于盆壁及臀部；后干发出髂腰动脉、骶外侧动脉分布于盆壁，后干的末端延为臀上动脉分布于臀部。

（3）髂外动脉　在骶髂关节前面，起自髂总动脉分叉处，沿腰大肌内缘向下外至腹股沟中点处，经腹股沟韧带后方的血管腔隙入股部，移行于股动脉。左髂外血管腹侧有乙状结肠，右髂外动脉起始部的前方有右输尿管和回肠末端经过；卵巢血管、子宫圆韧带、生殖股神经的生殖支，均经过髂外血管的前方；旋髂深静脉过髂外动脉的末端注入髂外静脉。髂外动脉发出腹壁下动脉和旋髂深动脉。

（4）骶正中动脉　胚胎期为腹主动脉干的直接延续，后退化；出生后末端已萎缩形成细小的骶中动脉。其在腹主动脉后壁、距两髂总动脉分叉处的上方 $1\sim1.5mm$ 处发出，行于腹下丛，在 $L_4\sim L_5$ 椎体的前面、直肠后面进入骨盆终于尾骨球，发出最下腰动脉供应髂肌和腰方肌，并发出分支与骶外侧动脉，髂腰动脉支，臀上动脉，以及直肠上、下动脉相吻合。

（5）直肠上动脉（痔上动脉）　肠系膜下动脉主干向下的延续支，其离开乙状结肠系膜后，在直肠后方、髂总血管的前方盆筋膜内下行。发出 $1\sim4$ 支乙状结肠直肠动脉，分布于直肠上段与乙状结肠末端。直肠上动脉下降至 S_3 平面，分左右两终支分布至直肠壶腹部。

（6）卵巢动脉　已如前述。

2. 盆腔血管的侧支循环

髂内动脉的分支主要供应营养盆内脏器，同时也营养盆壁、盆底和臀部肌肉等。两侧髂内动脉分支除在脏器上相互对称、吻合外，还与髂外动脉及腹主动脉之间有侧支吻合。当遭遇严重子宫出血或盆腔出血时，可结扎髂内动脉，减少盆腔血流量，降低盆腔内动脉的压力。盆腔脏器则可借侧支循环的建立供应血运。其主要的吻合支见图1。

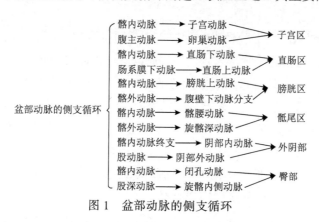

图 1　盆部动脉的侧支循环

3. 盆部静脉

左右髂总静脉是收纳盆部和下肢静脉血的总干。髂总静脉由髂外静脉和髂内静脉在骶髂关节前方组成。右髂总静脉较短，初在同名动脉后方，垂直上行，至 L_5 右前方，在右髂总动脉的外侧与左髂总静脉汇合构成下腔静脉。左髂总静脉较长，在其同名动脉内侧向正中线上升至右髂总动脉后方，与右髂总静脉结合。

（1）髂内静脉　髂总静脉最大的属支，起始于坐骨大孔的上部，经同名动脉后内侧上行，至骶髂关节前方与髂外静脉汇合成髂总静脉。髂内静脉的属支可分脏支和壁支两类。壁支中除髂腰静脉可汇入髂总深静脉末段或髂内静脉外，其余属支均入髂内静脉。脏支起于盆腔脏器，先于各脏器周围形成静脉丛，再集合成静脉干。

（2）髂外静脉　平腹股沟韧带下缘后方，续接股静脉起始，沿小骨盆上口外缘与同名动脉伴行向上。左髂外静脉全程行经同名动脉的内侧；右髂外静脉初经同名动脉内侧，向上逐转向其后方。髂外静脉的属支有腹壁下静脉、旋髂深静脉和耻骨静脉。

（3）骶正中静脉　由骶骨前面两支静脉汇合而成，与同名动脉伴行，多汇入髂总静脉。

4. 盆部静脉丛

盆部静脉丛，多位于盈虚变化较大的脏器周围的疏松结缔组织中，静脉丛的壁很薄，面积为动脉的10～15倍，彼此吻合的静脉丛似网篮样围绕在各脏器周围。在静脉之间有动脉穿过，呈海绵状间隙。由于上述特点，静脉丛损伤后压迫、缝扎止血时应特别注意。

（1）膀胱静脉丛　在膀胱两侧及底部，并可延伸到尿道起始部，收集膀胱、阴道下部和尿道的静脉血，并与阴道静脉丛相交通，汇合后注入髂内静脉。

（2）子宫静脉丛　位于子宫两侧，子宫阔韧带两层之间。阴道静脉丛环绕阴道周围，同子宫静脉丛相延续，并与膀胱丛和直肠丛相通。子宫和阴道静脉丛收集子宫、阴道及输卵管的静脉血，汇合成子宫静脉，最后注入髂内静脉。该丛中有一部分血液经子宫静脉的卵巢支及卵巢静脉的卵巢支交通，经卵巢静脉注入下腔静脉。子宫阴道静脉丛的静脉瓣膜不发达，该静脉丛的管腔变化与数量的增减同卵巢、子宫器官的周期变化有关。

（3）阴部静脉丛　位于耻骨联合后方，收集阴蒂背静脉、膀胱前壁、膀胱间隙及阴道壁的小静脉，与膀胱静脉丛吻合，经膀胱静脉注入髂内静脉。

（4）直肠静脉丛　位于直肠周围及直肠壁内外，位于齿状线以上区域的直肠黏膜下层的静脉丛为直肠内丛，位于直肠肌层以外的静脉丛为直肠外丛，两丛相通。直肠内丛形成直肠上静脉，注入肠系膜下静脉。直肠外丛一部分合成直肠下静脉；进入髂内静脉，另外部分汇成肛门静脉和阴部内静脉注入髂内静脉。

（5）骶前静脉丛　在骶前由骶外侧静脉与骶中静脉的分支形成，与椎静脉丛有交通吻合，从而形成上、下腔静脉的沟通路径。

（6）蔓状丛　由卵巢门、输卵管、圆韧带的小静脉在子宫阔韧带内组成静脉丛，然后合成卵巢静脉。

二、盆部神经

盆部神经主要有骶丛和盆部自主神经。另外，通过盆腔的重要神经还有闭孔神经。

1. 骶丛

骶丛位于骨盆后壁、盆筋膜后面、梨状肌前方，由腰骶干、$S_1 \sim S_3$ 神经的前支及 S_4 神经前支的两部分组成。

骶丛有如下分支：①臀上神经；②臀下神经；③闭孔内肌神经；④肌神经；⑤梨状肌神经；⑥肛提肌神经；⑦尾骨肌神经；⑧肛门括约肌神经；⑨阴部神经（又分出会阴神经、阴蒂背神经、肛门神经）；⑩股后皮神经；⑪坐骨神经；⑫盆内脏神经。其中坐骨神经始于 $L_4 \sim S_3$ 的神经根，经坐骨大孔在臀大肌深面的梨状肌下孔出骨盆腔，经股骨大转子和坐骨结节之间降至大腿后面，在腘窝上方分成胫神经和腓总神经。

2. 盆部自主神经

交感神经在腹主动脉前形成腹主动脉丛，后者的部分纤维形成卵巢丛和骶前丛即上腹下丛。卵巢丛分布于卵巢及输卵管，上腹下丛发出部分纤维分布于子宫、直肠和膀胱。上腹下丛的主干和来自腰交感神经节的纤维在 L_5 前各向下延伸至盆腔后接受骶交感干的节后纤维，以及 $S_2 \sim S_4$ 神经的副交感神经即盆内脏神经纤维，在宫颈两旁形成下腹下丛，也称盆丛。盆丛形成膀胱丛、子宫阴道丛、直肠丛；支配子宫体、宫颈、膀胱上部、阴道上段及直肠等。盆内脏神经主要由副交感神经的节前纤维组成，其起自 $S_2 \sim S_4$ 髓段，参与盆丛形成，并通过盆丛到达盆腔各脏器。直肠、膀胱的充盈等引起的感觉经副交感神经干内的内脏感觉神经的传入纤维来传递，排尿排便主要受副交感神经控制，故脊髓骶段以下受损可引起大小便失禁。病理状态下，盆腔内脏过度膨胀引起的牵张痛或平滑肌痉挛产生的内脏痛觉，则经与盆腔交感神经伴行的部分内脏感觉传入神经传递。

3. 闭孔神经

从腰丛分出，多始于 $L_2 \sim L_4$ 神经根部，在髂总动、静脉的后方，经骶髂关节进入盆腔，沿髂内动、静脉外侧缘，在闭孔血管的上方至闭孔内肌的内侧，穿闭膜管至股内侧部，支配股内收肌群和闭孔外肌。如术中损伤该神经，则患侧大腿不能内收、内旋，并出现股内侧皮肤感觉障碍。

三、女性内、外生殖器的淋巴回流

女性内外生殖器官具有丰富的淋巴管及淋巴结，淋巴管多注入盆部淋巴结、腰淋巴结及腹股沟淋巴结。还有学者将内生殖器淋巴分为髂淋巴组、腰淋巴组及髂前淋巴组三组；外生殖器淋巴分为深、浅两部分，即腹股沟浅、深淋巴结。

1. 盆部淋巴结

依据其所在部位分为盆壁（壁侧）淋巴结及盆部内脏（脏侧）淋巴结。

（1）盆壁淋巴结 位于盆壁内面，多沿盆部的动、静脉主干及其分支排列，可分为髂总淋巴结、髂外淋巴结、髂间淋巴结及髂内淋巴结四群，各群由多个淋巴结组成。

（2）盆部内脏（脏侧）淋巴结 多位于盆内脏器周围，沿髂内动脉的脏支分布，淋巴结的数目、大小不恒定。其可分为膀胱旁淋巴结、子宫旁淋巴结、阴道旁淋巴结及直肠旁淋巴结。膀胱旁淋巴结分为膀胱前淋巴结和膀胱外侧淋巴结。

2. 腰淋巴结群（即主动脉旁淋巴结群）

腰淋巴结位于腹膜后间隙内，沿腹主动脉和下腔静脉周围分布，一般为30～50个，按其位置分为三群：左腰淋巴结群、中间淋巴结群及右腰淋巴结群，各淋巴结群借淋巴管相交通。

3. 腹股沟淋巴结

女性外生殖器的淋巴多注入腹股沟淋巴结群，其位于腹股沟韧带、大腿根部的前面，以阔筋膜为界，分浅、深两群，即腹股沟浅淋巴结及腹股沟深淋巴结。

（1）腹股沟浅淋巴结　沿腹股沟韧带下方和大隐静脉末段排列，位于阔筋膜上面，数目不恒定，为10～20个，大小相差亦很大。腹股沟浅淋巴结可分上、下两组：上组沿腹股沟韧带下方平行排列，收容外生殖器、会阴、阴道下段及肛门部的淋巴；下组沿大隐静脉上端排列，收纳会阴及下肢的淋巴。

（2）腹股沟深淋巴结　位于大腿阔筋膜的深侧，在股管内沿股动、静脉内侧及前侧分布，常为腹股沟韧带覆盖。在腹股沟韧带与旋髂深静脉交叉的三角区内侧的股环内有股管淋巴结，外阴部的淋巴在注入髂外淋巴结之前多先经此淋巴结。腹股沟深淋巴结收纳阴蒂、股静脉区淋巴及腹股沟浅淋巴。其输出管分别注入髂外、闭孔及髂内淋巴结，再转至髂总淋巴结。

第五节　邻近器官

女性内生殖器与盆腔其他器官如尿道、膀胱、输尿管、直肠、阑尾等相邻近，解剖关系密切；而盆腔脏器的炎症粘连、肿瘤浸润均可累及周围器官，故了解邻近器官的解剖层次、毗邻、变异对正确的鉴别诊断和手术操作非常重要。

一、尿道

女性尿道（urethra）为一肌性管道，始于膀胱的尿道开口，在阴道前面、耻骨联合后方，穿过泌尿生殖膈，终于阴道前庭部的尿道外口，长3～5cm。尿道肌壁内层为环行纤维，外层为纵行纤维；环形肌为膀胱颈部环行肌的延续，其在颈部增厚形成内括约肌，为不随意肌；纵行纤维与会阴深横肌密切融合，形成尿道外括约肌，为随意肌。尿道中、下部黏膜为复层鳞状上皮，上部为移行上皮，尿道口为鳞状上皮。尿道黏膜及黏膜下层形成尿道黏膜皱襞，黏膜下层与肌层之间有疏松结缔组织，其中有许多小腺体，导管开口于尿道黏膜表面，其中较大的腺体开口于尿道两侧，称为尿道旁腺，即Skenis

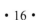

围产期及新生儿常见疾病的中西医结合治疗

腺。女性尿道在尿生殖膈以上的部分，前面有阴部静脉丛；在尿生殖膈以下的部分，前面与阴蒂脚汇合处相接触，后为阴道，两者间有结缔组织隔，即尿道阴道隔。尿道的血管主要由膀胱下动脉、子宫动脉及阴部内动脉的分支供应，静脉血流入膀胱静脉丛和阴部静脉丛，最后注入髂内静脉。

二、膀胱

膀胱（urinary bladder）为一肌性空腔器官，位于耻骨联合之后子宫之前，其大小、形状、位置及壁厚均随其盈虚及邻近器官的情况而异。成人平均容量为400mL（350～500mL）。其上部为膀胱尖，下部为膀胱底，尖与底之间的大部分为膀胱体。各部间无明显界限。膀胱底呈三角形，其两侧后上角部有输尿管开口，前方最低点为尿道内口。膀胱属腹膜间位器官，其前壁、侧壁和底的下部均无腹膜覆盖。膀胱壁由浆膜、肌层和黏膜三层组成。浆膜即腹膜的一部分，前壁腹膜覆盖膀胱顶在膀胱子宫之间形成膀胱子宫陷凹，已如前述。膀胱底部位于左右输尿管及尿道口之间的三角区黏膜与下层肌肉紧密黏着，无黏膜下组织，平滑、无皱襞，称膀胱三角，是膀胱壁病变的好发部位。膀胱尖及颈部各有脐正中韧带、耻骨膀胱韧带、耻骨膀胱侧韧带与脐部、尿道上部及耻骨相连。膀胱底有膀胱后韧带，其间有膀胱静脉丛及汇成的膀胱静脉、膀胱下动脉、膀胱神经丛等。

（1）膀胱的血管　膀胱的血供丰富，主要血供来自髂内动脉前支之膀胱上下动脉。膀胱上动脉由脐动脉未闭合的部分发出，供给膀胱上中部。膀胱下动脉由髂内动脉发出，分布于膀胱下部和底部。另有子宫动脉和阴道动脉的膀胱支及闭孔动脉和臀下动脉的膀胱支滋养膀胱。膀胱静脉有瓣膜，不与动脉伴行，在膀胱壁内或其表面形成丰富的静脉网和静脉丛，向下汇集于膀胱下外侧面，在膀胱底部外面形成膀胱静脉丛，向下与阴道前壁的静脉丛交通，合成膀胱阴道静脉并与子宫阴道丛相吻合。膀胱静脉丛最后合成1～2条膀胱静脉，注入髂内静脉。在注入髂内静脉前，膀胱静脉的小支可与闭孔静脉相连；借闭孔静脉耻骨支与腹壁下静脉交通。如髂内静脉阻塞，盆腔静脉可经此循环途径，绕经股静脉和髂外静脉至下腔静脉。

（2）膀胱的淋巴　膀胱前部的淋巴管多注入髂内淋巴结，膀胱后部及膀胱三角区的淋巴管多注入髂外淋巴结；有少数淋巴管注入髂内淋巴结、骶淋巴结和髂总淋巴结。膀胱三角区的淋巴注入髂外和髂内淋巴结。

（3）膀胱的神经　膀胱的神经支配来自膀胱神经丛，其位于膀胱两侧，由下腹下丛的交感神经纤维和来自骶髓2～4段的副交感神经纤维组成。从膀胱神经丛发出纤维组成膀胱上神经和膀胱下神经，分布于膀胱上部和下部。副交感神经可兴奋膀胱逼尿肌、抑制膀胱括约肌，使膀胱颈松弛，膀胱排空。交感神经兴奋使膀胱逼尿肌松弛、膀胱括约肌收缩，使膀胱颈收缩而储尿。膀胱充盈感的感觉纤维由副交感神经的传入纤维传导，

经 $S_2 \sim S_4$ 节进入脊髓，终于脊髓丘脑侧束。膀胱过度膨胀或收缩引起的痛觉冲动亦经副交感神经传递，途径同上。但膀胱三角区、膀胱底和膀胱壁的痛觉传入纤维则沿交感神经传导，经盆丛最后终于脊髓丘脑束。膀胱本体感觉纤维经脊髓后索（薄束）走行。

三、输尿管

输尿管（ureter）为左右成对的肌性管道，起自肾盂，开口于膀胱，长 20～30cm；右侧输尿管较左侧输尿管约短 1cm。输尿管的直径粗细不均，直径为 0.5～1cm。输尿管全长可分为腹部、盆部和壁内部。输尿管自肾盂起始后在腹膜后沿腰大肌前面偏中线侧下行（腰段），在骶髂关节处跨越髂外动脉起点的前方进入骨盆（盆段）并继续在腹膜后沿髂内动脉下行，达阔韧带基底部，向前内方行，在子宫峡部外侧约 2cm 处，子宫动脉下方与之交叉。再行阴道侧穹隆顶端绕向前内方，穿越主韧带上方的输尿管隧道，进入膀胱底，在膀胱肌壁内斜行 1.5～2.0cm（壁内段），开口于膀胱三角底的外侧角。

输尿管全长、口径粗细不一，有明显的生理性狭窄和膨大。共存在三个明显的狭窄部：①上狭窄部，在肾盂输尿管连接部，又名上狭；②中狭窄部，位于骨盆上口，输尿管跨过髂血管处，又名中狭；③下狭窄部，在输尿管内部，又名壁内狭，是输尿管的最窄处。输尿管两狭窄部往往是结石等异物滞留处。输尿管两狭之间为膨大部，称壶腹，其口径可宽达 1～1.5cm。

输尿管异常较常见的为数目异常，如一侧或双侧输尿管，可为全长重复或部分重复。少见的异常还有输尿管异位开口，在女性多开口于阴道前庭、尿道下段或阴道。异位的输尿管口无括约肌控制，可造成持续性尿漏。如为下腔静脉后输尿管，则此异位输尿管易发生梗阻，需手术治疗。

（1）输尿管的血管　输卵管的血液供应有不同来源，综合管径粗细及发出率高者主要来源为肾动脉、腹主动脉、髂总动脉、髂内动脉、卵巢动脉、膀胱下动脉、子宫动脉等。在女性以子宫动脉发出率最高，约为 95%。供应输尿管的动脉一般分升、降两支，其余相邻的分支彼此吻合形成输尿管动脉网。输尿管的静脉与动脉伴行，汇入同名静脉。

（2）输尿管的神经支配　输尿管神经丛由肾丛、主动脉丛、肠系膜上丛和肠系膜下丛的神经纤维组成。这些神经纤维的中枢位于 $T_{10} \sim T_{12}$ 髓、L_1 髓和 $S_2 \sim S_4$ 髓。

（3）输尿管的淋巴管　始于黏膜下、肌层及外膜的淋巴丛，其互有交通。腰段输尿管的淋巴管注入主动脉旁淋巴结及髂总淋巴结；盆段的淋巴管注入髂总、髂内或髂外淋巴结。

四、直肠

直肠（rectum）为大肠的末端，上于 S_3 平面接乙状结肠，下穿盆膈延续为肛管，成人直肠的长度为 15～16cm。直肠上 1/3 段为腹膜间位器官，腹膜覆盖直肠前面及两侧面，中 1/3 段为腹膜外位器官，仅前面被腹膜覆盖，直肠下 1/3 段全部位于腹膜之外。直肠中段腹膜折向前上方，覆于阴道后穹隆及宫体上形成子宫直肠陷凹，已如前述。在盆腔腹膜外，直肠后壁与骶尾骨之间有骶中动、静脉，直肠上动、静脉，直肠上神经丛，骶淋巴结等；直肠外侧有梨状肌、S_4～S_5 神经的前支和尾神经、骶交感干、骶外侧动静脉、尾骨肌和肛提肌。在女性直肠下段的前方还有阴道。

（1）直肠的血管　直肠血供丰富，血供来源不恒定，变异较多。血供多源性及在肠壁内外有丰富的吻合是其供血特点。一般由直肠上、下动脉，肛门动脉，以及骶中动脉供给血液；但在直肠中、下段还接受髂内动脉的二级分支或三级分支供血；其分支来源、数目及分支的粗细个体差异很大。直肠上动脉为肠系膜下动脉主干向下的延续支，是直肠动脉中最大的主要支，供给直肠上 2/3 段血液，其走行恒定，极少变异。直肠下动脉是髂内动脉的二级分支，来自髂内动脉前干，或自阴部内动脉、膀胱上下动脉、闭孔动脉分出，供应直肠壶腹部前下方及两侧部的肠壁，与直肠上动脉和肛门动脉有吻合，女性有小分支至阴道上部。肛门动脉是阴部内动脉的分支，分 2～3 支至肛提肌、肛门内外括约肌、肛管末端及肛门皮肤；骶中动脉为单支动脉，在腹主动脉分叉处的稍上方后面发出，分布于直肠下 1/3 段的后壁，与直肠上下动脉吻合，此分支有无不恒定。直肠静脉在直肠内外壁形成直肠内静脉丛（痔内静脉丛）与直肠外静脉丛（痔外静脉丛）。前者在直肠外面合成直肠上静脉，经肠系膜下静脉入门静脉系。而直肠外静脉丛以肛提肌为界分为上、下两部，上部静脉丛收纳直肠下段和中段黏膜下丛及肠壁的静脉血；一部分汇成直肠上静脉注入门静脉系；另一部分汇成直肠下静脉，注入髂内静脉，直肠外静脉丛的下部，收纳肛提肌、肛门内外括约肌及肛门周围组织静脉血，汇成肛门静脉，注入阴部内静脉，再入髂内静脉。各部静脉丛有丰富的吻合相交通。

（2）直肠的淋巴结　经肠壁外的淋巴网汇集成输出淋巴管流向四个途径：

1）直肠淋巴结的输出淋巴管注入直肠上淋巴结，后者同时接受直肠上段淋巴集合管，其输出淋巴管沿直肠上血管及肠系膜下血管，注入肠系膜根部淋巴结。

2）向两旁沿直肠下血管，在肛提肌上面注入髂内淋巴结。

3）直肠外淋巴丛的一部分淋巴集合管注入骶淋巴结，其输出管注入主动脉下淋巴结及髂总淋巴结。

4）向下可至肛提肌上的淋巴结或穿过肛提肌注入肛门淋巴结或臀下淋巴结，输出淋巴管伴肛门血管及阴部内血管注入髂内淋巴结。齿状线以下的淋巴也可经会阴部汇入腹股沟淋巴结。

（3）直肠的神经支配　直肠的神经受自主神经支配（交感和副交感神经），肛管区主要受脊神经支配，支配齿状线以上为交感和副交感神经；在齿状线以下为阴部神经的分支。交感神经来自 T_{11}～T_{12}、L_1～L_3，在形成上腹下丛后，分成两支腹下神经沿髂内血管下行，在盆腔形成盆神经丛，另一部分来自腰交感干的延续，于髂血管后方汇入盆神经丛。交感神经兴奋可抑制直肠蠕动并使肛门内括约肌收缩。副交感神经发自 $S_2 \sim$ S_4，构成盆内脏神经，一并参与盆神经丛的组成。副交感神经兴奋可增加直肠蠕动，促进腺体分泌、肛门内括约肌舒张。直肠的痛觉经副交感盆内脏神经传入，其中还含有一种对排便反射和意识控制排便作用的感觉神经纤维。阴部神经发出肛门神经分布于肛提肌、肛门外括约肌、肛管及肛门皮肤。

五、阑尾

阑尾（vermiform appendix）是自盲肠内后壁突出的细长盲管，形如蚯蚓，故又名蚓突。阑尾的长度国内外报道不一。国内资料统计，正常阑尾长度一般为 5～7cm，直径约为 0.5cm。国外教科书记载其长度为 9～10cm。但其长短与粗细个体差异很大。成人阑尾腔很细，上端开口于盲肠后内侧壁回盲瓣下方 2～3cm 处即阑尾口，开口处可有一半月形黏膜皱襞，称 Gerlach 瓣或阑尾瓣。据国内教科书记载，此瓣出现率在成年人仅为 13%，但此瓣有阻挡异物、粪便坠入阑尾腔的作用。阑尾的浆膜包于整个阑尾表面，于阑尾系膜缘形成阑尾系膜。系膜基底部附着于回肠末段的左侧，因阑尾的位置、长短与方向不定，阑尾系膜的长短、宽窄、形态随之而异。盲肠后位阑尾无系膜。阑尾的血管、淋巴管及神经走行于阑尾系膜内。

（1）阑尾的位置 阑尾基底部在盲肠上的位置较恒定，通常位于右髂窝内。阑尾末端所指的方向颇不一致。因盲肠位置活动性较大，故阑尾根部的体表投影可在：①麦克伯尼点（McBurney 点），即右髂前上棘至脐连线上的中、外 1/3 交点，此为最常见的位置；②Lanz 点，在左右髂前上棘连线的右、中 1/3 交点处；③Soonenberg 点，在右髂前上棘至脐的连线与右侧腹直肌外缘交点处。

（2）阑尾方向的变异 阑尾尖端所指方向变化很大。据其所指方向可将阑尾分为：

1）盆位（回肠下位）：约占 41.3%，阑尾自盲肠下端的后内侧壁起始后斜向内下方尖端垂向小骨盆边缘或骶岬附近。

2）盲肠（结肠）后位：约占 29.4%，阑尾位于盲肠或升结肠后面，尖端向上。阑尾位置较深，炎症时症状不典型。

3）盲肠下位（髂窝位）：约占 17.4%，起自盲肠后内侧壁，经盲肠下端的后面，尖端伸向右下方，全部位于右髂窝内。

4）回肠后位：约占 4.4%，起自盲肠下端的后内侧壁，在回肠的后方，尖端指向左上方。

5）回肠前位：约占 7.4%，起自盲肠下端的后内侧壁，横过回肠末端前面，其尖端指向右上方。其前面可直接与腹壁相贴，或有大网膜间隔。

6）其他：除上述位置，少数患者由于胚胎发育过程中的旋转异常，阑尾出现特殊位置，包括八种情况：①腹膜外位，少见，阑尾部分或全部位于盲肠后、腹后壁腹膜外，

围产期及新生儿常见疾病的中西医结合治疗

直接与髂腰肌、髂腹股沟神经、生殖股神经相邻。急性阑尾炎时，炎性渗出物刺激上述邻近结构，引起右侧髋关节伸直时疼痛加重或表现为股前部、会阴部疼痛等；②高位阑尾，约占1.29%，阑尾在脐水平线以上的位置，多位于肝脏下方，与胚胎发育过程中肠旋转异常，盲肠处于异常部位有关；③盲肠壁浆膜下位阑尾（壁内型阑尾）；④左位阑尾，阑尾在腹正中线左侧任何位置；⑤低位阑尾，阑尾在髂前上棘水平线以下的盆腔内；⑥疝内阑尾，阑尾位于腹外疝囊内；⑦腔内阑尾，阑尾位于盲肠肠腔内；⑧错位阑尾，阑尾根部在盲肠下极结肠带汇集点以外任一肠袢位置。

（3）阑尾的结构、血供及神经　阑尾的结构与结肠相似，有黏膜层、黏膜下层、环肌层、纵肌层、浆膜下层及浆膜层。黏膜和黏膜下层中含有丰富的淋巴组织，呈纵行分布（这是感染易于沿黏膜下层扩散的原因）。

阑尾动脉起自回结肠动脉的回肠支。主干沿阑尾系膜的游离缘走行至阑尾尖端，其分支在系膜内分布于阑尾。阑尾动脉与周围动脉无吻合支。阑尾静脉与动脉伴行，经回结肠静脉注入肠系膜上静脉。阑尾壁内有丰富的淋巴网，淋巴管沿血管注入回结肠淋巴结，而后注入肠系膜淋巴结。阑尾受肠系膜上神经丛支配，其由腹腔神经节和肠系膜神经节的交感神经节后纤维及迷走神经的副交感神经纤维共同组成。

早孕期特点及常见疾病

第一节　早孕期妊娠生理

一、母体的主要变化

1）孕妇出现持续闭经、早孕反应和尿频。

2）体重开始时增加不明显。

3）阴道壁和宫颈因充血而呈紫蓝色；停经6～8周时出现黑格征，宫颈峡部极软，有宫体与宫颈分离的感觉。子宫随着停经月份的增加逐渐增大呈球形。

4）乳房变化：乳腺管与腺体皆增生，脂肪沉积，妊娠8周后乳房开始增大，乳晕着色，并出现结节状小突起（蒙氏结节）。

二、胎儿的生长发育

1）受精卵形成后，细胞就不停地分裂、分化，妊娠8周前称为胚胎，9周起称为胎儿。6～8周是胚胎各器官的萌芽、分化和发育阶段。

2）8周末头臀长2.58cm，头部发育明显，占身体的一半，可分辨眼、耳、口、鼻，四肢已具雏形，心脏发育关键期基本结束，初具人形，超声检查可探及胎心搏动。

3）12周末头臀长11～12cm，体重45～46g，外生殖器出现，四肢可活动，肠道开始蠕动，指、趾可分辨，指甲形成，心脏发育完全，多普勒超声检查可闻及胎心。

三、妊娠早期保健要点

1）及早确诊妊娠并保护胚胎：胚胎在受孕后第3～8周时逐渐分化形态与功能不同的各类器官。这一时期，特别容易受化学物质作用而诱发畸形。闭经是妊娠的最早信号，但月经延迟1周不来时，胚胎是3周，已开始进入器官分化阶段。所以早确诊、早落实保护措施很重要。

2）早孕建册和第一次产前检查：一般由孕妇居住地的一级医疗服务机构（即社区卫生服务中心）提供，并在建册后负责进行健康管理。

第一次产前检查时，通过全面询问病史、全身体格检查和必要的实验室检查，了解母亲全面的健康状况，参照或填写初筛分类表进行分类后，予以进一步随访处理。

发现有问题的如①夫妇双方有遗传病史或家族史，需要做进一步的遗传咨询和必要的产前诊断者；②发现各主要脏器，如心、肝、肾等疾病或病史，需进一步明确诊断者；③有异常表现特征者、初检结果有异常者，都需转诊相关医疗机构。

3）开展早孕保健指导，以提高孕妇的自我保健能力和识别异常症状的能力。

首先，要注意维护孕妇所处的大环境的安全、无害。既要避免接触有害的化学物质，又要避免有害的物理因素，如噪声、高温、射线等。

其次，要维护孕妇本身作为胚胎发育的小环境的良好状态，预防感染。母亲患感染性疾病可影响妊娠结局。如患病毒性肝炎、梅毒的孕妇，流产、早产、死胎及新生儿死亡率均可增加。巨细胞病毒、风疹、单纯疱疹病毒感染及弓形虫病可引起胎儿发育异常，包括各种先天性畸形及智力发育障碍。有些感染性疾病可通过胎盘或在分娩中接触母血，传给婴儿，成为病毒携带者。因感染而引起的高热，对胎儿亦不利。据报道，孕妇发热体温在 38℃ 以上持续数天或 1～2 周，易导致胎儿出现神经血管畸形。因此，必须指导孕妇，怀孕后少去人群密集的公共场所，重视预防感染。

孕期用药对胚胎、胎儿可能产生流产、致畸、生长发育迟缓等损害，特别在孕早期损害更大。因此，必须有明确指征和对疾病治疗需要时才用药，不应滥用药物。孕早期能避免或暂时停用的药，应考虑不用或暂时停用，保健品和补药亦不例外。根据动物实验、临床报告及流行病学研究，对胚胎及胎儿发育有影响的药物大致分为三类：①肯定的致畸药物，如抗癌药和性激素；②可能致畸的药物，如某些抗癫痫药、抗甲状腺药、降糖药、镇静药；③潜在对胎儿有害的药物，如某些抗生素、普萘洛尔（心得安）、皮质激素等。

4）警惕异位妊娠，正确处理自然流产：对早孕闭经后又出现阴道流血的症状，要引起重视。近年来，异位妊娠（宫外孕）的发病率有逐渐上升趋势，因贻误治疗而丧生的事例亦有发生。因此，不但要在育龄妇女中普及有关异位妊娠的知识，对早孕闭经后出现阴道流血或伴有腹痛就诊的患者，应提高警惕，避免贻误；同时应引起内、外科医师的重视。

早孕闭经后又出现阴道流血常可能是流产的先兆。引起流产的原因有母体和胚胎两个方面的因素。近来的研究发现，妊娠 8 周内的流产中，胚胎发育异常者占 80%，自然流产常是因胚胎发育不良而引起的自然排斥机制。因此，已不主张沿用过去对先兆流产长期用药进行保胎的治疗常规。对有反复流产史者，应进一步做染色体核型检查。据报道，早期流产中染色体异常占 20%～70%。

葡萄胎虽不多见，但若妊娠早期有出血，且伴有较严重的妊娠反应者，应及早做进一步检查。

5）心理保健：早期妊娠妇女，因对妊娠无充分思想准备，或因妊娠反应严重，也有因接触了一些"不良"因素而产生心理压力，应针对性地予以指导和疏导，使其能保持积极乐观的情绪。

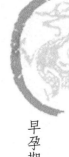

第二节　妊　娠　剧　吐

孕妇妊娠 5～10 周频繁出现恶心呕吐，不能进食，排除其他疾病引发的呕吐，体重较妊娠前减轻≥5%、体液电解质失衡及新陈代谢障碍，需住院输液治疗者，称为妊娠剧吐（hyperemesis gravidarum）。

中医定义：妊娠早期出现严重的恶心呕吐，头晕厌食，甚则食入即吐者，称为"妊娠恶阻"，又称"妊娠呕吐""子病""病儿""阻病"等，是妊娠早期最常见的病证之一。若妊娠早期仅见恶心、择食，或偶有晨起呕吐，为早孕反应，不作病论，一般3个月后可逐渐消失。

恶阻的记载始见于《金匮要略·妇人妊娠病脉证并治》"妊娠呕吐不止，干姜人参半夏丸主之"。《诸病源候论·恶阻候》首次提出恶阻病名，并指出"此由妇人元本虚羸，血气不足，肾气又弱，兼当风饮冷太过，心下有痰水夹之，而有娠也"。《妇人大全良方》谓："妊娠呕吐恶食，体倦嗜卧，此胃气虚而恶阻也。"《胎产心法·卷上》曰："恶阻者，谓有胎气，恶心阻其饮食也。妊娠秉受怯弱，中脘宿有痰饮，便有阻病……心中馈闷，呕吐痰水，胸膈烦满，恍惚不能支持，此皆胃气弱而兼痰与气滞者也。"《傅青主女科》则认为"肝血太燥""肝急则火动而逆也""故于平肝补血之中，加以健脾开胃之品……宜用顺肝益气汤"。

一、病因

至今本病病因尚不明确。早孕反应的原因可能与体内人绒毛膜促性腺激素（human chorionic gonadotropin，HCG）增多、胃肠功能紊乱、胃酸分泌减少和胃排空时间延长有关。0.3%~1%的孕妇会发生妊娠剧吐，多见于年轻初产妇，一般认为与HCG显著升高有关。其依据是，早孕反应出现与消失的时间与孕妇血HCG值上升与下降的时间相一致。葡萄胎、多胎妊娠孕妇血HCG值明显升高，剧烈呕吐发生率也高，说明妊娠剧吐可能与HCG水平升高有关。但临床表现的程度与血HCG水平有时并不一定成正比。精神过度紧张、焦急、忧虑及生活环境和经济状况较差的孕妇易发生妊娠剧吐，提示此病可能与精神、社会因素有关。近年研究发现，妊娠剧吐还可能与感染幽门螺杆菌有关。

二、病机

本病的主要病机是冲气上逆，胃失和降。常见病因为脾胃虚弱、肝热、痰滞，若病情渐进，可发展为气阴两虚，恶阻重症。

1. 脾胃虚弱

脾胃素虚，孕后经血不泻，冲脉气盛，冲脉隶于阳明，冲气上逆犯胃，胃失和降，反随冲气上逆，而致恶心呕吐。或因脾虚不运，痰湿内生，冲气夹痰饮上逆，而致恶心呕吐。

2. 肝热

平素性躁多怒，肝郁化热，孕后血聚养胎，肝血更虚，肝火愈旺，且冲脉气盛，冲脉附于肝，肝脉挟胃贯膈，冲气夹肝火上逆犯胃，胃失和降，遂致恶心呕吐。

3. 痰滞

脾阳素虚，痰饮内停，孕后经血壅闭，冲脉气盛，冲气夹痰饮上逆，以致恶心呕吐。

三、临床表现

本病是妊娠早期常见的病证之一，以恶心呕吐、头重眩晕、厌食为特点。妊娠剧吐发生于妊娠早期至妊娠 16 周之间，多见于年轻初孕妇。一般停经 40 日左右出现早孕反应，逐渐加重，直至频繁呕吐，不能进食。呕吐物中有胆汁或咖啡样物质。严重呕吐可引起失水及电解质紊乱，并动用体内脂肪，使其中间产物丙酮聚积，引起代谢性酸中毒。患者体重明显减轻、面色苍白、皮肤干燥、脉搏弱、尿量减少，严重时出现血压下降，引起肾前性急性肾衰竭。

妊娠剧吐可导致两种严重的维生素缺乏症：

（1）维生素 B_1 缺乏　可导致 Wernicke 综合征，临床表现为中枢神经系统症状，即眼球震颤、视力障碍、共济失调、急性期言语增多，后逐渐精神迟钝、嗜睡，个别患者发生木僵或昏迷。若不及时治疗，死亡率达 50%。

（2）维生素 K 缺乏　可导致凝血功能障碍，常伴血浆蛋白及纤维蛋白原减少，孕妇出血倾向增加，可发生鼻出血，甚至视网膜出血。

四、鉴别诊断

妊娠剧吐主要应与葡萄胎、甲状腺功能亢进症（简称甲亢）及可能引起呕吐的疾病，如肝炎、胃肠炎、胰腺炎、胆道疾病等相鉴别。有神经系统症状者应与脑膜炎和脑肿瘤等鉴别。

五、诊断

1. 病史

有停经史、早期妊娠反应，多发生在孕 3 个月内。

2. 症状

呕吐发作频繁，厌食，甚则可导致全身乏力，精神萎靡，明显消瘦，全身皮肤和黏膜干燥，眼球凹陷，体重下降，严重者可出现血压降低、体温升高、黄疸、嗜睡和昏迷。

3. 检查

（1）妇科检查　妊娠子宫。

（2）实验室检查　尿妊娠试验阳性，尿酮体阳性。

为辨别病情轻重，可进一步测定外周血红细胞计数、血细胞比容、血红蛋白、二

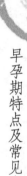

早孕期特点及常见疾病

氧化碳结合力、血酮体和血钾钠氯等电解质，必要时做尿素氮、肌酐及胆红素测定，记24h尿量等。

六、西医治疗

妊娠后服用多种维生素可减轻妊娠恶心、呕吐，对精神情绪不稳定的孕妇，给予心理治疗，解除其思想顾虑。

妊娠剧吐患者应住院治疗，禁食，根据化验结果，明确失水量及电解质紊乱情况，酌情补充水分和电解质，每日补液量不少于 3000mL，尿量维持在 1000mL 以上。输液中应加入氯化钾、维生素 C 等，并给予维生素 B_1 肌内注射。

止吐剂一线用药为维生素 B_6 或维生素 B_6-多西拉敏复合制剂。对合并有代谢性酸中毒者，可给予碳酸氢钠或乳酸钠纠正。营养良好者，静脉补充必需氨基酸、脂肪乳。一般经上述治疗 2～3 日后，病情多可好转。若患者体重减轻 5%～10%或＞10%，不能进食，可选择鼻饲管或中心静脉全胃肠外营养。孕妇可在呕吐停止后，试进少量流质饮食，可逐渐增加进食量，同时调整补液量。经治疗后多数病情好转者可继续妊娠，若出现下列情况危及孕妇生命时，需考虑终止妊娠：①持续黄疸；②持续蛋白尿；③体温升高，持续在 38℃以上；④心动过速（≥120 次/分）；⑤伴发 Wernicke 综合征等。

七、辨证论治

1. **胃虚型**

主要证候：妊娠早期，恶心呕吐，吐出食物，甚则食入即吐，脘腹胀闷，不思饮食，头晕体倦，怠惰思睡，舌淡，苔白，脉缓滑无力。

证候分析：孕后血聚于下以养胎元，冲气偏盛而上逆，胃气虚弱，失于和降，冲气夹胃气上逆，所以呕吐不食，或食入即吐；脾胃虚弱，运化失职，因而脘腹胀闷，不思饮食；中阳不振，清阳不升，则头晕体倦、怠惰思睡。舌淡，苔白，脉缓滑无力，为脾胃虚弱之征。

治则：健胃和中，降逆止呕。

方药：香砂六君子汤（《名医方论》）。人参、白术、茯苓、甘草、半夏、陈皮、木香、砂仁、生姜、大枣。

方中人参、白术、茯苓、甘草、大枣健脾养胃，益气和中；生姜、半夏降逆止呕；砂仁、木香、陈皮理气和中。全方补脾胃，降逆气，使呕吐得止。

若脾胃虚寒者，酌加丁香、白豆蔻以增强温中降逆之力；若吐甚伤阴，症见口干便秘者，宜去木香、砂仁、茯苓等温燥或淡渗之品，酌加玉竹、麦冬、石斛、胡麻仁等养阴和胃；若孕妇唾液分泌量异常增多，时时流涎者，古称"脾冷流涎"，原方可加益智仁、白豆蔻温脾化饮，摄涎止唾。

2. 肝热型

主要证候：妊娠早期，呕吐酸水或苦水，胸胁满闷，嗳气叹息，头晕目眩，口苦咽干，渴喜冷饮，便秘溲赤，舌红，苔黄燥，脉弦滑数。

证候分析：孕后冲气夹肝火上逆犯胃，故呕吐酸水或苦水；肝郁气滞，气机不利，所以胸胁满闷，嗳气叹息；肝火上逆，因而头晕目眩、口苦咽干；热盛伤津，故渴喜冷饮、便秘溲赤。舌红，苔黄燥，脉弦滑数，为肝热内盛之征。

治则：清肝和胃，降逆止呕。

方药：加味温胆汤（《医宗金鉴》）。陈皮、制半夏、茯苓、甘草、枳实、竹茹、黄芩、黄连、麦冬、芦根、生姜。

方中黄芩、黄连、竹茹清肝热，除烦止呕；枳实、陈皮宽胸和胃，调气降逆；制半夏、茯苓、生姜除湿化痰，降逆止呕；麦冬、芦根养阴清热，除烦止呕；甘草调和诸药。全方有清肝和胃，降逆止呕之效。

若呕甚伤津，五心烦热，舌红口干者，酌加石斛、玉竹、麦冬以养阴清热；便秘者，酌加胡麻仁润肠通便。

3. 痰滞型

主要证候：妊娠早期，呕吐痰涎，胸膈满闷，不思饮食，口中淡腻，头晕目眩，心悸气短，舌淡胖，苔白腻，脉滑。

证候分析：痰湿之体，或脾虚停饮，孕后血壅气盛，冲气上逆，夹痰饮上泛，故呕吐痰涎；膈间有痰饮，中阳不运，故胸膈满闷、不思饮食；痰饮中阻，清阳不升，故有头晕目眩；饮邪上凌心肺，则心悸气短。舌淡胖，苔白腻，脉滑，也为痰饮内停之征。

治则：化痰除湿，降逆止呕。

方药：青竹茹汤（《济阴纲目》）。鲜竹茹、橘皮、白茯苓、半夏、生姜。

方中半夏、橘皮燥湿化痰，降逆止呕；鲜竹茹除烦止呕；白茯苓、生姜健脾温胃，渗湿止呕。诸药同用共收除湿化痰，降逆止呕之效。

若脾胃虚弱，痰湿内盛者，酌加苍术、白术健脾燥湿；兼寒者，症见呕吐清水、形寒肢冷、面色苍白，宜加丁香、白豆蔻以温中化痰，降逆止呕；若夹热者，症见呕吐黄水、头晕心烦、喜食酸冷，酌加黄芩、知母、前胡，或用芦根汤（芦根、竹茹、橘皮、麦冬、前胡）以祛痰浊，清邪热。

上述三型都可能呕吐不止，不能进食，而导致阴液亏损，精气耗散，出现精神萎靡、形体消瘦、眼眶下陷、双目无神、四肢无力，严重者，出现呕吐带血样物、发热口渴、尿少便秘、唇舌干燥、舌红，苔薄黄或光剥，脉细滑数无力等气阴两亏的严重证候（查尿酮体常呈强阳性反应）。治宜益气养阴，和胃止呕。方用生脉散合增液汤（《温病条辨》玄参、麦冬、生地黄）加乌梅、竹茹、芦根。呕吐带血样物者，加藕节、乌贼骨、乌梅炭养阴清热，凉血止血。必要时，采用中西医结合治疗，给予输液、纠正酸中

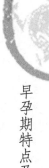

毒及电解质紊乱治疗。若经治疗无好转，或体温增高达 38℃以上，心率超过 120 次/分，或出现黄疸时，应考虑终止妊娠。

八、其他疗法

1. 干姜疗法

方法：干姜片 1 片，晨起未下床前，置于口中含服，直到无味时，嚼后咽下或吐掉，每日 1 次，至症状基本消失为止。

2. 生姜外敷内关穴

将生姜捣烂如泥外敷内关穴 20min，以绷带外固定，用热水袋热敷，水温以 80～100℃为宜，并用姜汁滴舌尖，每日 1 次，10 日为 1 个疗程。

九、现代研究

目前研究表明，全静脉营养治疗可以改善妊娠剧吐情况。随着临床营养制剂和技术的发展而使这项技术日趋成熟，营养治疗观念也从过去的静脉高营养向代谢调理转变。研究表明，序贯营养支持疗法对患者营养和应激状态有极大的改善，使得孕妇和胎儿能够顺利度过困难时期。

中西医结合治疗妊娠剧吐也易被患者所接受；药理研究表明，止吐中药成分对调整人体胃肠激素、改善胃肠运动有着特别重大的意义。临床有研究表明，妊娠剧吐患者血浆胃动素水平远远低于正常孕妇的水平，在服用孕吐安后胃动素水平会有大幅度的增高，胃泌素水平有一定程度的下降。生姜具有温中和胃作用，为中医止吐药，其味辛甘，为日常菜品中调味食品，无任何不良反应，餐前服用生姜汁能避免孕妇服药的心理负担。

针对心理及社会因素的治疗方法也有一部分研究进展。在临床上有研究报道夫妻共同参与治疗妊娠剧吐的健康教育，可明显改善孕妇的临床症状，缩短病程。临床观察结果表明，精神过度紧张、焦虑、忧虑和生活环境及经济状况较差极可能导致妊娠剧吐。研究认为，家庭成员、亲朋好友的态度和行为对孕妇的影响很大。让妊娠剧吐孕妇夫妻双方树立信念，改变态度，掌握妊娠期间相关知识，如呕吐的发生、发展机制，了解其健康行为对胎儿、孕妇的影响，这对妊娠剧吐的预防和治疗有意义。

音乐疗法对妊娠剧吐的积极作用：临床观察，妊娠剧吐患者在补液、纠正水电解质、酸碱平衡失调，以及常规护理、心理疏导的同时辅助应用音乐疗法，即针对患者的具体病情选择适合的音乐，让患者忘记自己的病情，全身心投入音符世界里，有效转移对恶心、呕吐的关注，可以此来达到缓解症状的目的。

妊娠剧吐的治疗有待于临床医师进一步探索其病因，以便针对病因治疗，提高妊娠剧吐的治愈率，保障母儿安全、健康发展。

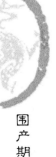

围产期及新生儿常见疾病的中西医结合治疗

第三节　妊　娠　腹　痛

妊娠期间，出现以小腹疼痛为主的病证，称为"妊娠腹痛"，亦称"胞阻"。妊娠腹痛是孕期常见病之一，以妊娠期间因胞脉阻滞或失养，发生小腹部隐痛、冷痛或胀痛为特点。

妊娠腹痛是孕期常见病，若不伴有下血症状，一般预后良好。若痛久不止，病势日进，也可损伤胎元，甚则发展为堕胎、小产。

"胞阻"之名，首见于《金匮要略·妇人妊娠病脉证并治》中"妇人漏下者，有半产后因续下血都不绝者，有妊娠下血者，假令妊娠腹中痛，为胞阻，胶艾汤主之"。若仅腹中痛，不伴下血者，以当归芍药散主之。

《诸病源候论·妇人妊娠病诸候》中设"妊娠腹痛候""妊娠腰腹痛候""妊娠小腹痛候"详述其病因病机，如"妊娠小腹痛者，由胞络宿有冷，而妊娠血不通，冷血相搏，故痛也。痛甚亦令动胎也"；并指出本病可致胎动不安的转归。《傅青主女科》中载："妊娠少腹痛……谁知是脾肾之亏乎"之论，补充了对妊娠腹痛的病因病机认识。

按《金匮要略》原文之意，"胞阻"应有阴道下血及腹痛，而后世医家多认为胞阻仅为妊娠腹痛，如《医宗金鉴·妇科心法要诀》曰："孕妇腹痛，名为胞阻。"故本节所论妊娠腹痛按后世医家之说，不伴下血证。

一、病机

本病的发病机制主要是胞脉阻滞、气血运行不畅。不通则痛为实，不荣而痛为虚。常见分型有血虚、虚寒、气郁等。

1. 血虚

孕妇素体血虚，或失血过多，或脾虚化源不足而血虚，血虚则胞脉失养，以致腹痛。

2. 虚寒

孕妇素体阳虚，阴寒内生，不能生血行血，胞脉失于温煦，更致气血运行不畅，胞脉受阻，因而发生腹痛。

3. 气郁

孕妇素性抑郁，或为情志所伤，气郁则血行不畅，胞脉阻滞，不通则痛，因而腹痛减。

二、诊断

1. 病史

有停经史及早孕反应。

2. 症状

妊娠期出现小腹部疼痛。

3. 检查

妇科检查为妊娠子宫。腹部柔软不拒按，或得温痛减。必要时做血常规、B 超、后穹隆穿刺等检查，以除外其他疾病的腹痛。

三、鉴别诊断

1. 异位妊娠

异位妊娠与妊娠腹痛均有停经史、早孕反应、尿或血 HCG 检查阳性，异位妊娠在破损前也出现小腹疼痛。两者可通过 B 超检查以鉴别是宫内孕或宫外孕，异位妊娠破损后，腹痛剧烈呈撕裂样，并有晕厥、出冷汗、心悸等休克症状，可通过妇科检查、B 超、后穹隆穿刺等检查以鉴别。

2. 胎动不安

除小腹疼痛外，同时有腰痛、小腹下坠、阴道出血等症状。

3. 堕胎、小产

其小腹呈阵发性疼痛，阴道出血由少到多，最后胚胎或胎儿自然陨堕娩出。可与妊娠腹痛仅有小腹疼痛相鉴别。此外，还应与妊娠合并附件炎、妊娠合并卵巢囊肿蒂扭转、孕痈（妊娠合并急性阑尾炎）、孕期饮食积滞所致腹痛等疾病相鉴别。

四、辨证论治

1. 血虚型

主要证候：妊娠小腹绵绵作痛，头晕心悸，失眠多梦，面色萎黄，舌淡，苔薄白，脉细滑。

证候分析：素体血虚，孕后血聚养胎而愈虚，血虚胞脉失养，故小腹绵绵作痛；血虚髓海失养，则头晕；血不养心，则心悸；神不安舍，则少寐多梦；血虚不能上荣于面，故面色萎黄。舌淡，苔薄白，脉细滑，为血虚之征。

治则：补血养血，止痛安胎。

方药：当归芍药散（《金匮要略》）去泽泻，加党参。当归、白芍、川芎、白术、茯苓、党参。

方中当归、川芎养血活血，行血中之滞；白芍养血缓急止痛；党参、白术、茯苓健脾益气以资生化之源。全方使气充而血沛，气血运行调畅，以收胎安痛止之效。

若血虚甚者，酌加枸杞子、制何首乌、菟丝子滋肾养血，濡养胞脉；心悸失眠者，酌加酸枣仁、龙眼肉、五味子养血宁心安神。

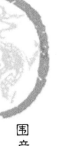

2. 虚寒型

主要证候：妊娠小腹冷痛，喜温喜按，形寒肢冷，倦怠无力，面色㿠白，舌淡，苔白，脉细滑。

证候分析：素体阳虚，孕后胞脉失于温煦，故小腹冷痛、喜温喜按；中阳不振，则倦怠无力；阳气不能外达，故形寒肢冷、面色㿠白。舌淡，苔白，脉细滑，为虚寒之征。

治则：暖宫止痛，养血安胎。

方药：胶艾汤（《金匮要略》）。阿胶、艾叶、当归、川芎、白芍、干地黄、甘草。

方中艾叶暖宫止痛；当归、川芎养血行滞；白芍、甘草缓急止痛；阿胶、干地黄养血安胎。全方共奏暖宫止痛，养血安胎之效。

若肾阳虚衰，兼腰痛者，酌加杜仲、巴戟天、补骨脂以温肾助阳，使阴寒消散，气血流畅，则腹痛可止。

3. 气郁型

主要证候：妊娠小腹胀痛，情志抑郁，或烦躁易怒，伴胸胁胀满，舌红，苔薄，脉弦滑。

证候分析：素性忧郁，肝失条达，气机不畅，孕后胞脉阻滞，故小腹胀痛；气滞肝脉，故胸胁胀满；气郁无以宣达，气机不畅，故情志抑郁，或烦躁易怒。舌红，苔薄，脉弦滑，为肝郁气滞之征。

治则：舒肝解郁，止痛安胎。

方药：逍遥散《太平惠民和剂局方》加苏梗、陈皮。柴胡、当归、白芍、白术、茯苓、甘草、煨姜、薄荷、苏梗、陈皮。

若郁而化热者，酌加栀子、黄芩清热凉血，和营止痛。

五、其他疗法

1. 神阙穴贴敷法

神阙穴贴敷法是一种基于中医经络学说的无创外治法。神阙穴别名气舍，出于《针灸甲乙经》，属任脉，位于脐窝正中，临床上多被用于治疗虚脱、腹痛、腹泻、痢疾等症。神阙穴又位于任脉之上，任脉为"阴脉之海"，主养胞胎，并且称为血海，与冲脉及带脉均会于腰腹部，必然同女子妊娠密切相关。现代研究证实，脐部皮肤无皮下脂肪，表皮角质层薄，药物易于穿透和弥散，此处布有丰富的血管网，对药物的敏感度较高，吸收迅速，因此制成散剂调敷于神阙穴，通过其热温效应及药物弥散作用，能快速有效地起到治疗作用。该法直接作用于穴位，疗效快速；用药安全，无损伤脾胃之弊，即使少部分患者出现皮肤过敏，也可及时停止治疗，立即给予对症处理即可。方法是先将中草药细研成末，再用姜汁、酒等调成糊状，最后用文火熬成膏状直接贴敷于神阙穴，从而起到调和脏腑、调理阴阳、疏通经络等积极的作用。如广州的生淑

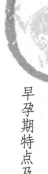

亭医生运用"安胎方配合穴位贴敷治疗肾虚血亏型妊娠腹痛疗效观察"中予患者外用胶艾散贴敷神阙穴,每日2次,配合中医补肾安胎,治疗妊娠腹痛,疗效显著。胶艾散由阿胶、艾叶、菟丝子、续断、杜仲等9味中药所制,其中阿胶补血滋阴、润燥止血,艾叶散寒止痛、温经止血,其余药物均为补肾健脾之类。全方共奏补肾安胎,温经止痛之功效。

2. 涌泉穴敷贴法

陆亚静等在肌内注射激素保胎的基础上,用菟丝子、山茱萸、女贞子、杜仲、桑寄生混合磨成粉,用水调做成小丸贴敷于足底涌泉穴治疗先兆流产104例。结果:治愈率95.2%,疗效甚佳(陆亚静.穴位贴敷治疗先兆流产104例.山东中医杂志,2011)。

六、现代研究

妊娠腹痛与体质:一项研究发现孕妇体质中阳虚质、瘀血质、气郁质,这三种偏颇体质与妊娠腹痛的发病关系密切。中医体质学的发展,为病前状态的预防提供了理论基础和指导,改善偏颇体质是预防疾病的最佳选择。因此在"治未病"思想的指导下,通过对计划妊娠的妇女进行体质评估,并根据体质阴阳偏盛偏衰的不同加以纠正,"预培其损",使其尽量在"阴平阳秘、精神乃治"的状态下受孕,有利于优生优育,提高出生人口质量。在孕期保健中,通过对孕妇偏颇体质的调护,可做到病未发,防微杜渐;病既成,把握进退;病痊愈,慎防劳复(陈宝艳等.妊娠腹痛与孕妇中医体质关系研究.江苏中医药,2012)。

第四节 胎 漏

妊娠期阴道少量出血,时下时止,或淋漓不断,而无腰酸腹痛者,称为"胎漏",亦称"胞漏"或"漏胎"等。本病以孕后阴道少量出血,而无腰酸腹痛为临床特点。胎漏多发生在妊娠早期,西医称之为"先兆流产"。若病情发展,出现腰酸腹痛,即为胎动不安。

一、病因

本病的主要机制是冲任不固,不能摄血养胎。常见分型有肾虚、气虚、血热等。

1. 肾虚

孕妇先天肾气不足,或房事不节损伤肾气,肾虚则冲任不固,不能制约经血,以致胎漏下血。

2. 气虚

孕妇素体虚弱，或饮食劳倦伤脾，或久病伤气，气虚则冲任不固，血失统摄，致胎漏下血。

3. 血热

孕妇素体阳盛，或七情郁结化热，或外感邪热，或阴虚生内热，热扰冲任，迫血妄行，遂为胎漏。

二、诊断

1. 病史

有停经史，并可有早孕反应。

2. 症状

妊娠后出现少量阴道流血，时下时止，或淋漓不断，但无腰酸腹痛。

3. 检查

（1）妇科检查　子宫颈口未开，胎膜未破，子宫大小与停经月份相符合。

（2）实验室检查　尿妊娠试验阳性。

（3）B超检查　可见完整胎囊，或有胎心、胎动存在。

三、鉴别诊断

1. 激经

激经是指妊娠早期（1～3个月内），在相当于月经期时，仍有少量阴道出血，持续时间较以往经期短，4～5个月后自行停止，无损于孕妇健康及胎儿的生长、发育，俗称"垢胎""盛胎""妊娠经来"等。但胎漏出现的阴道流血是无规律的，其停止也无确定时间，且胎漏往往是堕胎、小产的先兆。

2. 胎动不安

胎动不安指妊娠期间出现腰酸、腹痛、小腹下坠，或伴有少量阴道出血，可在症状上与"胎漏"相鉴别。

3. 胎堕难留

西医称胎堕难留为"难免流产"，阴道出血量增多，下腹痛加剧，宫颈口已扩张，B超可见宫内胎心搏动或减弱。

4. 胎死不下

西医称胎死不下为"稽留流产"，无阴道出血或少量咖啡色出血，无下腹痛，无组织物排出，B超下可见宫内无胎心搏动，胚囊变形。

四、辨证论治

1. 肾虚型

主要证候：妊娠期阴道少量下血，色淡质稀，头晕耳鸣，腰膝酸软，小便频数，舌淡，苔白，脉沉滑无力。

证候分析：肾气虚冲任不固，血海不藏，故孕后阴道少量下血，色淡质稀；肾虚髓海不足，则头晕耳鸣、腰膝酸软；肾虚气化失常，膀胱失约，故小便频数。舌淡，苔白，脉沉滑无力，为肾虚之征。

治则：补肾固冲，止血安胎。

方药：寿胎丸（《医学衷中参西录》）加艾叶炭。菟丝子、桑寄生、续断、阿胶、艾叶炭。

方中菟丝子补肾益精安胎；桑寄生、续断固肾壮腰以系胎；阿胶、艾叶炭养血止血安胎。全方重在补益肾气，固摄冲任，肾气足则冲任固而胎漏自止。

兼气虚下坠甚者，酌加党参、黄芪益气安胎。

2. 气虚型

主要证候：妊娠期阴道少量下血，色淡红，质稀薄，神疲肢倦，气短懒言，面色㿠白，舌淡，苔薄白，脉滑无力。

证候分析：气虚冲任不固，摄血无力，因而阴道不时少量下血；气虚火衰不能化血为赤，故血色淡红而质稀薄；气虚中阳不振，故神疲肢倦、气短懒言；气虚阳气不布，故面色㿠白。舌淡，苔薄白，脉滑无力，为气虚之征。

治则：益气养血，固冲止血。

方药：固卜益气汤（《临证指南医案》）。人参、白术、熟地黄、阿胶、白芍、炙甘草、砂仁、艾叶炭。

方中人参、白术、炙甘草补中益气，固摄冲任；熟地黄、白芍补血以濡养胎元；阿胶、艾叶炭养血止血安胎；砂仁理气安胎，且使补而不滞。全方有益气养血，固冲止血之效。

3. 血热型

主要证候：妊娠期，阴道下血，色深红或鲜红，质稠，心烦少寐，口渴饮冷，溲黄便结，面红唇赤，舌红，苔黄，脉滑数。

证候分析：邪热内盛，热扰冲任，迫血妄行，故阴道下血而色深红或鲜红，质稠；热扰心神，故心烦少寐；热伤津液，故口渴饮冷、溲黄便结；热邪上扰，故面红唇赤。舌红，苔黄，脉滑数，也为邪热内盛之征。

治则：清热凉血，固冲止血。

方药：加味阿胶汤（《医宗金鉴》）去当归。阿胶、艾叶、生地黄、白芍、杜仲、白术、黑栀子、侧柏叶、黄芩。

方中黑栀子、侧柏叶、黄芩清热止血安胎；生地黄、白芍养血凉血安胎；杜仲、白术补肾健脾以固胎；阿胶、艾叶养血止血安胎。全方有清热凉血，止血安胎之效。

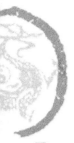

围产期及新生儿常见疾病的中西医结合治疗

五、其他治疗

临床上也经常给予胎漏患者补肾安胎治疗，其中寿胎丸加减治疗是一种常用的中医治疗方法，能够抑制子宫平滑肌收缩，缓解患者的临床症状。中医理论认为，肾虚型胎漏的发病机制主要包括母体和胎元两方面的原因，肾气不足，冲任不固，不能摄血养胎。《景岳全书·妇人规》中认为，肾虚型胎漏的病因主要以肾气不足为主，不能系固胞胎，在孕后劳累过度，或五志化火，或房事不节等原因诱导下发病，从而形成偏阴虚或偏阳虚的病理机制。肾为先天之本，肾功能正常是维持正常妊娠和胎儿发育的基础条件，肾气虚则冲任不固，从而导致胎漏。此外，胞胎系于肾，肾精、肾气在人之胚胎初结之时有重要作用，如果父母之精血出现亏损，则受胎不实，如果母之肾气不足，系胎无力，在受孕后劳作，更伤其气；五志化火会致阴分受损；房事不节会致阴精暗耗；跌仆闪挫会致气血紊乱，最终胎元触动，造成肾虚型胎漏。而许多医家通过寿胎丸加减治疗后，临床获效甚佳（韦春芳. 应用寿胎丸加减治疗肾虚型胎漏的研究进展. 世界最新医学信息文摘，2015）。

六、预后

本病发生在妊娠早期，类似于西医学的先兆流产。经过治疗出血迅速停止，兼症消失，多能继续妊娠；反之，若阴道流血逐渐增多，兼症加重，结合有关检查，确属胎堕难留者，切不可再行安胎，宜以去胎益母为要。本病若发生在妊娠中、晚期，则类似于西医学的前置胎盘，诊疗中应予以高度重视。

第五节　胎　动　不　安

一、定义

妊娠期出现腰酸腹痛，胎动下坠，或阴道少量流血者，称为"胎动不安"，又称"胎气不安"。

二、临床表现

本病是临床常见的妊娠病之一，以下腹疼痛、腰骶酸痛、小腹下坠或阴道少量出血为特点，但这些症状不一定同时出现。

三、病机

本病的主要机制是冲任气血失调，胎元不固。常见分型有肾虚、气虚、血虚、血热、外伤和癥瘕伤胎等。

1. 肾虚

素禀肾气不足，或孕后房事不节，损伤肾气，肾虚冲任不固，胎失所系，以致胎动不安。

2. 气虚

孕妇素体虚弱，或饮食过度，损伤脾气，或大病损伤正气，气虚冲任不固，胎失所载，以致胎动不安。

3. 血虚

素体阴血不足，或久病耗血伤阴，或孕后脾胃虚弱，恶阻较重，化源不足而血虚，血虚则冲任血少，胎失所养，而致胎动不安。

4. 血热

孕妇素体阳盛，或肝郁化热，或过食辛燥助阳之品，或外感邪热，遂致阳盛血热，热扰冲任，损伤胎气，遂致胎动不安。

5. 外伤

孕后不慎，跌仆闪挫，或登高持重，或劳力过度，使气血紊乱，冲任失调，不能载胎养胎，而致胎动不安。

6. 癥瘕伤胎

孕妇宿有癥瘤之疾，瘀阻胞脉，孕后冲任气血失调，血不归经，胎失摄养，而致胎动不安。

四、诊断

1. 病史

有停经史，可有早孕反应。

2. 症状

主要症状为腰酸，下腹疼痛，小腹坠胀，或伴有少量阴道流血等。

3. 检查

（1）妇科检查　子宫颈口未开，子宫大小与停经月份相符合。

（2）实验室检查　尿妊娠试验阳性，或进行必要的激素测定。

（3）B超检查　提示宫内妊娠，或孕囊完整，或活胎。

五、鉴别诊断

1. 胎堕难留

胎堕难留可见阴道出血增多，色鲜红，腹痛加剧，无组织物排出；妇科检查宫颈口已扩张，或已破膜，子宫大小与孕周相符；尿妊娠试验阳性或弱阳性；B超见宫内胎

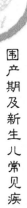

囊，可有胎动或胎动弱。

2. 异位妊娠

阴道点滴状褐色出血，少腹隐痛或突发剧痛，无组织物排出或有蜕膜排出；妇科检查宫口闭、摇举痛，子宫较孕周小，附件可及小包块，触痛明显；尿妊娠试验阳性；B超检查宫内无胚胎，宫外有包块或孕囊。

3. 葡萄胎

阴道少量不规则出血或大出血，腹痛不显或胀痛，无组织物排出或有葡萄状胎块排出；妇科检查见宫口松或有葡萄状胎块堵塞，子宫大于孕周，附件可及囊肿，不痛；B超见宫内有葡萄状胎块。

此外，还要注意经保胎治疗仍出血难止者，要排除宫颈息肉所致的阴道出血，必要时在消毒下进行阴道内镜检查以明确诊断。

六、辨证论治

1. 肾虚型

主要证候：妊娠期腰酸腹痛，胎动下坠，或伴阴道少量流血，色暗淡，头晕耳鸣，两膝酸软，小便频数，或曾屡有堕胎，舌淡，苔白，脉沉细而滑。

证候分析：肾虚冲任不固，胎失所系，因而腰酸、腹痛，胎动下坠，或有阴道少量流血，色暗淡；肾虚髓海不足，故头晕耳鸣；肾主骨，肾虚则两膝酸软；肾与膀胱相表里，肾虚膀胱失约，故小便频数；肾虚冲任不固，无力系胎，故使屡有堕胎。舌淡，苔白，脉沉细而滑，为肾气虚之征。

治则：补肾益气，固冲安胎。

方药：寿胎丸（《医学衷中参西录》菟丝子、续断、桑寄生、阿胶）加减。人参、白术、杜仲、续断、益智仁、阿胶、艾叶、菟丝子、补骨脂、狗脊。

方中菟丝子、补骨脂补肾助阳而益精气；续断、杜仲、狗脊补肾强腰，安胎止痛；益智仁温肾缩小便；阿胶、艾叶养血暖宫，止血安胎；人参、白术益气载胎。全方共奏补肾助阳，固冲安胎之效。

若肾阴虚者，兼有手足心热，面赤唇红，口燥咽干，舌红，少苔，脉细滑而数，治宜滋阴补肾，固冲安胎，方用寿胎丸加熟地黄、山茱萸、地骨皮；阴道流血者，酌加女贞子、旱莲草。若肾阳虚者，兼有腰痛如折，畏寒肢冷，小便清长，面色晦暗，舌淡，苔白滑，脉沉细而迟，治宜补肾助阳，固冲安胎，方用补肾安胎饮（《中医妇科治疗学》）。

2. 气虚型

主要证候：妊娠期，腰酸腹痛，小腹空坠，或阴道少量流血，色淡质稀，精神倦怠，气短懒言，面色㿠白，舌淡，苔薄，脉缓滑。

证候分析：气虚冲任不固，胎失摄载，故孕后腰酸腹痛，阴道少量流血；气虚不化，则流血色淡质稀；气虚提挈无力，故小腹空坠；气虚中阳不振，故精神倦怠、气短

懒言；清阳不升，则面色㿠白，舌淡，苔薄，脉缓滑，为气虚之征。

治则：益气固冲安胎。

方药：举元煎（《景岳全书》）加续断、桑寄生、阿胶。人参、黄芪、白术、升麻、炙甘草、续断、桑寄生、阿胶。

若阴道下血量多者，酌加乌贼骨、艾叶炭以固冲止血。

3. 血虚型

主要证候：妊娠期，腰酸腹痛，胎动下坠，阴道少量流血，头晕眼花，心悸失眠，面色萎黄，舌淡，苔少，脉细滑。

证候分析：血虚冲任血少，不能养胎，以致腰酸腹痛，胎动下坠，阴道少量下血；血虚不能上荣清窍，则头晕眼花；血不养心，则心悸失眠；血虚不能充养肌肤，故面色萎黄。舌淡，苔少，脉细滑，也为血虚之征。

治则：补血固冲安胎。

方药：苎根汤（《妇人大全良方》）加川续断、桑寄生。干地黄、苎麻根、当归、白芍、阿胶、甘草、川续断、桑寄生。

方中当归、白芍、干地黄补血和血；甘草和中；阿胶、苎麻根养血止血安胎；配川续断、桑寄生补肾固冲安胎。诸药合用，有补血和血，固冲安胎之效。

若气血两虚者，症见孕后腰腹坠痛，阴道少量流血，色淡质稀，头晕眼花，心悸气短，面色苍白，舌淡，苔薄白，脉细滑。治宜补气养血，固肾安胎，方用胎元饮（《景岳全书》：人参、当归、杜仲、白芍、熟地黄、白术、陈皮、炙甘草）。方中八珍汤去川芎、茯苓以补益气血；配杜仲补肾安胎；陈皮理气和中，使补而不滞。诸药合用，补益气血，固肾安胎，使胎元内有载养，自无不安之患。

4. 血热型

主要证候：妊娠期，腰酸腹痛，胎动下坠，或阴道少量流血，血色深红或鲜红，心烦少寐，渴喜冷饮，便秘溲赤，舌红，苔黄，脉滑数。

证候分析：热伤冲任，迫血妄行，损伤胎气，而致腰酸腹痛，胎动下坠，阴道少量流血，血色紫红或鲜红；热扰心神，故心烦少寐；热伤津液，故口渴喜冷饮、便秘溲赤。舌红，苔黄，脉滑数，为血热之征。

治则：清热凉血，固冲安胎。

方药：保阴煎（《景岳全书》）。生地黄、熟地黄、白芍、山药、续断、黄芩、黄柏、甘草。

若下血较多者，酌加阿胶、旱莲草、地榆炭凉血止血；腰痛甚者，酌加菟丝子、桑寄生固肾安胎。

5. 外伤型

主要证候：妊娠期，跌仆闪挫，或劳力过度，继发腰腹疼痛，胎动下坠，或伴阴道流血，精神倦怠，脉滑无力。

证候分析：孕后起居不慎，或跌仆闪挫，或为劳力所伤，以致气血紊乱，气乱则胎失所载，血乱则胎失所养，是以胎元内失摄养而不固，故腰腹疼痛，胎动下坠；气血紊乱，冲任不固，故阴道下血；气耗血伤，则精神倦怠，脉滑无力。

治则：益气养血，固肾安胎。

方药：加味圣愈汤（《医宗金鉴》）。当归、白芍、川芎、熟地黄、人参、黄芪、杜仲、续断、砂仁。

方中四物补血，人参、黄芪补气，使气充血足，胎元自固；杜仲、续断补肾安胎；砂仁理气安胎。全方有益气养血，固肾安胎之效。

若阴道流血量多者，去当归、川芎之辛窜动血，酌加阿胶、艾叶炭止血安胎。

6. 癥瘕伤胎型

主要证候：孕后阴道不时少量下血，色红或暗红，胸腹胀满，少腹拘急，甚则腰酸，胎动下坠，皮肤粗糙，口干不欲饮，舌暗红或边尖有瘀斑，苔白，脉沉弦或沉涩。

证候分析：妇人宿有癥疾，瘀血内滞小腹或胞脉，孕后新血不得下归血海以养胎元，反离经而走，故阴道不时少量下血，色红或暗红；瘕疾损伤胎气，则腰酸胎动下坠；瘀血内阻，气机不畅，故胸腹胀满、少腹拘急；瘀血内阻，肌肤失荣，故皮肤粗糙；瘀血内阻，津液不得上承，故口干不欲饮。舌暗红或边尖有瘀斑，苔白，脉沉弦或沉涩，为癥病而有瘀血内滞之征。

治则：祛瘀消癥，固冲安胎。

方药：桂枝茯苓丸（《金匮要略》）加续断、杜仲。桂枝、茯苓、赤芍、牡丹皮、桃仁、续断、杜仲。

方中桂枝温通血脉，配茯苓渗利行瘀，并能益脾安胎而为君；牡丹皮、赤芍合桃仁活血祛瘀清热而为臣佐；续断、杜仲固肾安胎。诸药同用共收消癥安胎之效。

七、其他疗法

1. 三阴交外敷

彭少芳等对 108 例胎动不安患者在辨证论治的基础上予黄体酮软胶囊治疗的同时予固肾育胎贴外敷三阴交，5 日为 1 个疗程，共治疗 3 个疗程。固肾育胎贴由菟丝子、续断、桑寄生、补骨脂、白芍、白术、党参、砂仁、木香、棕榈炭、艾叶炭、黄芩等 23 味中药组成，将诸药按比例加工成外敷贴，外敷双侧三阴交；每日 1 次，每次 35min，5 日为 1 个疗程，治疗 3 个疗程。结果发现在中医辨证论治、黄体酮软胶囊的基础上联合中药固肾育胎贴外敷三阴交治疗胎动不安可明显提高疗效（彭少芳.固肾育胎贴外敷三阴交治疗胎动不安临床研究. 中国中医药信息杂志, 2014）。

2. 神阙外敷

吴大斌等在辨证论治下予以中药内服，并配合神阙外敷药治疗胎动不安及胎漏 48 例，结果显示：胎漏 18 例均治愈，胎动不安 30 例治愈 29 例，总治愈率为 97.9%。外敷中药：杜仲、补骨脂、阿胶、艾叶各等份，共研细末，以蜜糖调成膏状，制成直径2cm的圆饼，敷贴神阙穴上，用橡皮胶布固定，4～6h取下，每24h敷贴1次，10日为1个疗程(吴大斌等. 中药内服外敷治疗胎动不安及胎漏48例. 实用中医药杂志,2011)。

八、预后与转归

本病类似于西医学的先兆流产、先兆早产。胎动不安是临床常见的妊娠病之一，经过安胎治疗，腰酸、腹痛消失，出血迅速停止，多能继续妊娠。若因胎元有缺陷而致胎动不安者，胚胎不能成形，故不宜进行保胎治疗。若胎动不安病情发展以致流产者，称为"堕胎"或"小产"。若妊娠在12周以内，胎儿未成形而自然殒堕者，称为"堕胎"；若妊娠12～28周内，胎儿已成形而自然殒堕者，称为"小产"。

九、现代研究

先兆流产的病因病机研究如下：

1. 感染因素

解脲支原体(UU)是泌尿生殖道感染的常见病原微生物，是目前国际上最为关注的与不良妊娠结局有关的病原体。据报道，UU感染是导致自然流产与胚胎停育的重要原因之一，与胚胎停育的发生呈正相关。感染UU后可在孕16～20周造成绒毛膜羊膜炎，导致早产、死产或晚期流产。同时，人巨细胞病毒(HCMV)也被认为是最常见的引起宫内感染的病毒，其可能是引起先兆流产的感染病原之一，HCMV感染可引起胎盘绒毛及蜕膜组织的凋亡，最终使胎儿宫内发育受限，引起胎停。据报道，其他感染因素如衣原体、弓形虫、单纯疱疹病毒、细菌等微生物感染都可能与先兆流产甚或胚胎停育存在一定的相关性。

2. 遗传因素

据统计，在妊娠前3个月内流产的胚胎有50%以上都存在染色体异常现象，反复流产的夫妇中也有3%左右存在染色体异常现象。染色体畸变包括数目异常和结构异常，是反复习惯性流产的重要原因之一。

3. 母体因素

作为胚胎生长发育的母体，胎儿是否能够健康生长，母体提供的各项正常环境起着无法替代的重要地位。母体的生活环境如有接触到有害物质如砷、铅、苯、多环芳烃、高温、噪声、环境污染，另外母体长期从事接触放射性的工作环境，平时不良生活习惯(吸烟、饮酒、过量饮用咖啡)等因素都不利于胎儿的生长。同时，母体患有全身性疾病如高血压、糖尿病、心力衰竭、肾功能障碍、凝血机制异常、甲状腺功能减退症或甲状腺功能亢进症、系统性红斑狼疮、重度贫血等也很有可能是导致胎停或自然流产的不

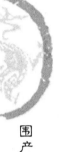

可忽视的重要因素。如果出现子宫畸形（双角子宫、单角子宫、纵隔子宫）、宫腔粘连、Herman 综合征（创伤后闭经综合征）、宫颈功能不全、子宫肌瘤、子宫腺肌症、子宫内膜息肉、子宫内膜炎性反应等情况，也会影响子宫血供和宫腔内环境，造成流产。另外母体有抗精子抗体存在、封闭抗体不足、抗子宫内膜抗体、母胎血型抗原不合等，均是引发早期流产的危险因素。

4. 血型不合

血型不合包括 ABO 与 Rh 血型不合。在我国主要以母体为 O 型，胎儿为 A 型或 B 型者的 ABO 血型不合为主。其机制为：胎儿红细胞表面附有 ABO 抗原，当红细胞经胎盘进入母体循环时，可刺激母体因母胎血型不合而发生同种免疫反应，继而产生抗体，直接影响胚胎发育，最终可致使流产发生，因此对于抗体效价高的夫妇应当进行治疗后再妊娠。

5. 男方因素

男方影响胚胎发育的因素除了遗传学方面染色体异常外，男方精液质量也起到了举足轻重的地位。其中男方精液中的精子核蛋白不成熟，虽然对精卵结合的受精过程影响甚微，但是其可能对受孕后胚胎稳定性的影响更为显著，是孕早期自发性流产、胚胎停育，同时也是男性不育的影响因素。但是经过药物治疗，精子的不成熟度可以得到改善，从而可明显减少女方自发流产、胚胎停育率，并且可提高分娩率。另有报道表明，影响男性生殖健康的环境因素如长期职业紧张、过度悲伤、情感压抑等都可使男性生殖能力短暂降低，影响精液质量。

6. 内分泌因素

胚胎早期发育的时候，黄体功能不足，泌乳素偏高，多囊卵巢综合征、甲状腺疾病等是引起先兆流产及胚胎停育的重要内分泌因素，可影响下丘脑-垂体-卵巢轴的功能，主要表现为孕激素及其代谢产物分泌异常，从而引起早期流产，占 23%~67%。

7. 局部表达因子

另外宫腔局部微环境的改变也可使胚胎发育停止，包括局部表达的因子，如转化生长因子结合蛋白-1（LTBP-1）、转化生长因子-β（TGF-β）、胎盘生长因子（PLGF）、气体信号分子（NO、CO 和 HS 浓度）、基质金属蛋白酶（MMP-9）、血管内皮生长因子（VEGF）、促红细胞生长素（EPO）、人类白细胞抗原 G（HLA-G）等因子的异常表达都可能造成胚胎成长微环境失调，从而导致自然流产与胚胎停育的发生。

第六节　异位妊娠

一、定义

受精卵在子宫体腔以外部位种植并形成妊娠物，称为异位妊娠（ectopic pregnancy），亦称"宫外孕"。

异位妊娠中以输卵管妊娠为最常见,占 90%～95%,故本节以其为例叙述。当输卵管妊娠破裂后,可造成急性腹腔内出血,发病急,病情重,处理不当可危及孕妇生命,是妇产科常见急腹症之一。

中医学文献中没有"异位妊娠"和"宫外孕"的病名,但在"停经腹痛""少腹瘀血""经漏""经闭"及"癥瘕"等病证中有类似症状的描述。

孕卵在子宫腔外着床发育的异常妊娠过程,也称"宫外孕",以输卵管妊娠最常见。病因常由于输卵管管腔或周围的炎症,引起管腔通畅不佳,阻碍孕卵正常运行,使之在输卵管内停留、着床、发育,导致输卵管妊娠流产或破裂。在流产或破裂前往往无明显症状,也可有停经、腹痛、少量阴道出血。破裂后表现为急性剧烈腹痛,反复发作,阴道出血,以至休克。查体常有腹腔内出血体征,子宫旁有包块,超声检查可助诊。治疗以手术为主,纠正休克的同时开腹探查,切除病侧输卵管。若为保留生育功能,也可切开输卵管取出孕卵。

二、病因

1. 输卵管炎症

输卵管炎症可分为输卵管黏膜炎和输卵管周围炎,两者均为输卵管妊娠的常见病因。输卵管黏膜炎严重者可引起管腔完全阻塞而致不孕,轻者输卵管黏膜粘连和纤毛缺损,影响受精卵的运行,使其受阻而在该处着床。淋菌及沙眼衣原体所致的输卵管炎常累及黏膜,而流产或分娩后感染往往引起输卵管周围炎。

2. 输卵管手术

输卵管绝育术后若形成输卵管再通或瘘管,均有导致输卵管妊娠的可能,尤其是腹腔镜下电凝输卵管绝育及硅胶环套术;因不孕接受过输卵管分离粘连术、输卵管成形术,如输卵管吻合术、输卵管开口术等,再次输卵管妊娠的发生率为 10%～20%。

3. 输卵管发育不良或功能异常

输卵管发育不良常表现为输卵管过长,肌层发育差,黏膜纤毛缺乏。其他还有双输卵管、憩室或有副伞等,均可成为输卵管妊娠的原因。若雌孕激素分泌失常,可影响受精卵的正常运行。此外,精神因素也可引起输卵管痉挛和蠕动异常,干扰受精卵的运送。

4. 受精卵游走

卵子在一侧输卵管受精,受精卵经宫腔或腹腔进入对侧输卵管,称受精卵游走。移行时间过长,受精卵发育增大,即可在对侧输卵管内着床形成输卵管妊娠。

5. 辅助生育技术

从最早的人工授精到目前常用促排卵药物的应用,以及体外受精-胚胎移植(IVF-ET),均有异位妊娠的发生,且发生率为 5%左右,比一般原因异位妊娠发生率为高。其相关易患因素有术前输卵管病变、盆腔手术史、移植胚胎的技术因素、置入胚胎的数量和质量、激素环境、胚胎移植时移植液过多等。

6. 其他

输卵管因周围肿瘤，如子宫肌瘤或卵巢肿瘤的压迫，特别是子宫内膜异位症引起输卵管、卵巢周围组织的粘连，也可影响输卵管管腔通畅，使受精卵运行受阻。也有研究认为，胚胎本身的缺陷、人工流产、吸烟等也与异位妊娠的发病有关。

三、病机

本病的发病机制与少腹宿有瘀滞，冲任不畅，或先天肾气不足等有关。由于孕卵未能移行胞宫，在输卵管内发育，以致胀破脉络，阴血内溢于少腹，发生血瘀、血虚、厥脱等一系列证候。

1. 气虚血瘀

素禀肾气不足，或早婚、房事不节，损伤肾气，或素体虚弱，饮食劳倦伤脾，中气不足，气虚运血无力，血行瘀滞，以致孕卵不能及时运达胞宫，而成宫外孕。

2. 气滞血瘀

素性抑郁，或忿怒过度，气滞而致血瘀，或经期产后，余血未尽，不禁房事，或感染邪毒，以致血瘀气滞，气滞血瘀，胞脉不畅，孕卵阻滞，不能运达胞宫，而成宫外孕。

西医学认为，慢性输卵管炎是输卵管妊娠的主要原因。炎症可造成输卵管粘连、管腔狭窄、管形扭曲及管壁肌肉蠕动减弱等，妨碍孕卵的通过和顺利输送。此外，输卵管发育不良或畸形、输卵管子宫内膜异位症、盆腔内肿瘤压迫或牵引、孕卵外游及输卵管结扎后再通等，均可使孕卵的正常运行受阻或输送延迟，不能按时到达宫腔，而在输卵管内着床，形成输卵管妊娠。

输卵管妊娠时，由于管壁薄弱，管腔狭小，胚胎绒毛直接侵蚀输卵管肌层，当孕卵生长发育到一定程度时，即可发生输卵管妊娠破裂或流产。

输卵管妊娠破裂多发生于输卵管峡部妊娠，输卵管妊娠流产多发生于壶腹部妊娠。无论输卵管妊娠破裂或流产，由于血管开放，持续或反复的大量出血，可以形成输卵管内、盆腔、腹腔血肿，严重时引起休克，危及孕妇生命。偶尔流产或破裂后的胚胎存活，继续在腹腔内生长发育，成为继发性腹腔妊娠。若输卵管妊娠破损后，病程较长，胚胎死亡，血块机化与周围组织粘连，可形成陈旧性宫外孕。

当输卵管妊娠时，子宫可增大变软，内膜蜕膜样变，当胚胎死亡时，蜕膜可整块排出，称为蜕膜管型。

四、诊断

1. 病史

多有停经史，可有早孕反应，但也有20%~30%的患者无明显停经史。

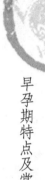

早孕期特点及常见疾病

2. 症状

输卵管妊娠在未发生流产或破裂前，往往无明显症状，或可有早期妊娠表现。

（1）腹痛　早期可有一侧下腹隐痛；输卵管妊娠流产或破裂时，突感一侧下腹疼痛或撕裂样剧痛，持续或反复发作，常伴有恶心呕吐、肛门坠胀和排便感。

（2）阴道出血　阴道有不规则出血，量少，亦有阴道出血量较多者，可同时排出蜕膜管型或蜕膜碎片。

（3）晕厥与休克　由腹腔内急性出血和剧烈腹痛引起，初始或轻者出现晕厥，严重者出现低血容量性休克，休克程度与腹腔内出血的速度及血量成正比，但与阴道出血量无明显关系。

3. 检查

（1）一般情况　腹腔内出血较多时，患者呈贫血貌，可出现面色苍白、脉搏快而细弱、血压下降等休克表现。通常体温正常，休克时体温略低，腹腔内血液吸收时体温略升高，但不超过38℃。

（2）腹部检查　有内出血时下腹部有压痛及反跳痛，患侧尤甚，但腹肌紧张不甚。内出血较多时腹胀，叩诊有移动性浊音。

（3）妇科检查　阴道可有血迹，有腹腔内出血时阴道后穹隆饱满、触痛。宫颈有明显托举痛。子宫稍大而软，内出血多时子宫有漂浮感。子宫一侧或后方可触及肿块，质软，边界不清，触痛明显。陈旧性异位妊娠时，肿块的边界较清楚，质地偏实，且不易与子宫分开。

（4）实验室检查

1）HCG测定：目前早期诊断异位妊娠的重要方法。

2）孕酮测定：异位妊娠的血清孕酮（P）水平偏低，但在孕5～10周时相对稳定，单次测定即有较大的诊断价值。尽管正常和异常妊娠血清P水平存在交叉重叠，难以确定它们之间的绝对临界值，但血清P水平低于10ng/mL（放免测定），常提示异常妊娠，其准确率在90%左右。

3）超声诊断：B型超声检查对异位妊娠的诊断尤为常用，阴道B超检查较腹部B超检查准确性更高。

4）诊断性刮宫：在不能排除异位妊娠时，可行诊断性刮宫术，获取子宫内膜进行病理检查。但异位妊娠的子宫内膜变化并无特征性，可表现为蜕膜组织，高度分泌相伴或不伴A-S反应，分泌相及增生相多种。子宫内膜变化与患者有无阴道流血及阴道流血时间长短有关。因而单靠诊断性刮宫对异位妊娠的诊断有很大的局限性。

5）后穹隆穿刺：后穹隆穿刺辅助诊断异位妊娠被广泛采用，常可抽出血液放置后不凝固，其中有小凝血块。若未抽出液体，也不能排除异位妊娠的诊断。

6）腹腔镜检查：大多情况下，异位妊娠患者经病史、妇科检查、血β-HCG测定、B超检查后即可对早期异位妊娠做出诊断，但对部分诊断比较困难的病例，在腹腔镜直

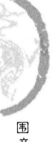

围产期及新生儿常见疾病的中西医结合治疗

视下进行检查，可及时明确诊断，并可同时手术治疗。

7）其他生化标记：有报道，异位妊娠者血清甲胎蛋白（AFP）水平升高，雌二醇（E_2）水平低下，两者与血清 HCG、孕酮联合测定，在异位妊娠检测中优于单项测定。近年来还有研究将检测血清 CA125 与 β-HCG 结合，发现血清癌抗原 125（CA125）水平有随着 β-HCG 水平降低而升高的趋势，可用于异位妊娠有无流产、胚胎是否死亡的鉴别。

五、鉴别诊断

1. 先兆流产

先兆流产腹痛一般较轻，子宫大小与妊娠月份基本相符，阴道出血量少，无内出血表现。B 超可鉴别。

2. 卵巢黄体破裂出血

黄体破裂多发生在黄体期，或月经期。但有时也难与异位妊娠鉴别，特别是无明显停经史，阴道有不规则出血的患者，常需结合 β-HCG 进行诊断。

3. 卵巢囊肿蒂扭转

患者月经正常，无内出血征象，一般有附件包块病史，囊肿蒂部可有明显压痛。经妇科检查结合 B 超即可明确诊断。

4. 卵巢巧克力囊肿破裂出血

患者有子宫内膜异位症病史，常发生在经前或经期，疼痛比较剧烈，可伴明显的肛门坠胀。经阴道后穹隆穿刺抽出巧克力样液体可确诊，若破裂处伤及血管，可出现内出血征象。

5. 急性盆腔炎

急性或亚急性炎症时，一般无停经史，腹痛常伴发热，血常规指标、红细胞沉降率多升高，B 超可探及附件包块或盆腔积液，尿 HCG 可协助诊断，尤其经抗感染治疗后，腹痛、发热等炎性表现可逐渐减轻或消失。

6. 外科情况

急性阑尾炎，常有明显转移性右下腹疼痛，多伴发热、恶心呕吐、血常规指标增高。输尿管结石，下腹一侧疼痛常呈绞痛，伴同侧腰痛，常有血尿。结合 B 超和 X 线检查可确诊。

六、辨证论治

宫外孕辨证主要是少腹血瘀之实证，治疗始终以活血化瘀为主。

本病辨证治疗的重点是随着病情的发展，动态观察治疗，并在有输血、输液及手术准备的条件下进行服药。

1. 未破损期

未破损期指输卵管妊娠尚未破损者。妊娠试验阳性，B超检查宫内不见妊娠囊，子宫内膜增厚，宫旁一侧见边界不清、回声不均的混合型包块，或包块内有妊娠囊。

主要证候：孕后一侧少腹隐痛或持续作痛，或阴道出血量少淋漓，可伴呕恶，纳少厌食，舌红苔薄，脉弦滑。

证候分析：妊娠则月经停闭，孕卵异位着床，冲任瘀阻，胞脉不畅，则小腹一侧隐痛或持续作痛；血不归经则阴道出血量少淋漓；孕后冲脉气盛，胃失和降故呕恶或纳少厌食。舌红苔薄，脉弦滑均为妊娠之征。

治则：杀胚消癥，化瘀止痛。

方药：新宫外孕Ⅰ号方（马氏经验方）。蜈蚣、紫草、穿山甲、牡蛎、丹参、赤芍、莪术、延胡索。

方中蜈蚣、紫草杀胚散结；穿山甲、牡蛎软坚散结；丹参、赤芍活血化瘀；莪术、延胡索行气活血，消癥止痛。全方共奏杀胚消癥，化瘀止痛之功。

若有阴道出血者，宜酌加小蓟、炒地榆凉血止血。

一般在中药杀胚消癥的同时，配合应用安全可靠的化学药物甲氨蝶呤（MTX）。MTX为叶酸拮抗剂，干扰DNA合成，使滋养细胞分裂受阻，破坏绒毛，使胚胎停育、坏死、脱落、吸收。常用剂量为0.4mg/（kg·d），肌内注射，5日为1个疗程。若用药2周后，β-HCG下降并连续3次阴性，腹痛缓解或消失，阴道流血减少或停止为显效。也可单次给药，剂量为1mg/kg，一次性肌内注射。局部用药：B型超声引导下穿刺或腹腔镜直视下穿刺，将MTX直接注入输卵管的妊娠囊内。

此期非手术治疗适应证：①一般情况良好，血压、脉搏稳定，无活动性内出血。②血β-HCG<2000U/L；或血β-HCG比较高，杀胚后迅速下降。③输卵管妊娠包块直径<3cm。其中以第①条为主要指征。

药物治疗输卵管妊娠成功的要点：①成功地杀死胚胎；②药物能防止或阻止病灶引起的内出血；③药物预防和治疗病灶部位的局部感染。

因此，在使用活血化瘀药物时，对有明确抗凝与加速血流作用的药物应禁用，恐其促进卵泡加速生长，一旦破裂增加内出血之弊，有违希望保守治疗成功、减少出血的初衷。

2. 已破损期

已破损期指输卵管妊娠发生流产或破裂者。早期输卵管妊娠破损后时间不长，内出血不多，病情尚稳定。患者一般状态良好，脉搏、血压、血常规正常，后穹隆穿刺有少量不凝血，B超监测盆腔仅少量出血，未见进行性增加。对要求保留生育能力者，可在严密观察下继续药物保守治疗。需掌握的指征是：①破损后24～48h患者脉搏、血压稳定；②B超检查直肠子宫陷凹可见不规则液性暗区，最深径不超过20mm，估计出血量在200mL以下，则非手术治疗有成功的可能。

围产期及新生儿常见疾病的中西医结合治疗

主要证候：腹痛拒按，腹部有压痛及反跳痛，未见进行性加重，或兼有少量阴道流血，舌红苔薄，脉细滑。

证候分析：脉络破损，络伤而血溢，血不循经而成瘀，瘀血阻滞不通，则腹痛拒按；瘀血内阻，新血不得归经，故有阴道出血；气血未见大伤，故舌红苔薄，脉细滑。

治则：化瘀止血，杀胚消癥。

方药：新宫外孕Ⅱ号方（马氏经验方）。炒蒲黄、茜草、三七、炒地榆、小蓟、蜈蚣、紫草、丹参、赤芍。

方中炒蒲黄、三七、茜草、炒地榆、小蓟化瘀止血；蜈蚣、紫草杀胚散结；丹参、赤芍活血化瘀。诸药合用共奏化瘀止血，杀胚消癥之效。

若兼气血两虚，头昏心悸者，酌加党参、黄芪益气养血。少腹有血肿包块形成者，可酌加莪术、牡蛎消癥散结。若瘀血内停，日久化热，出现低热起伏者，可加金银花、黄芩清解郁热。

若已破损后 1 周内未出现休克者，是非手术成功的重要指标。在此治疗过程中应严密观察病情变化，以防发生再次内出血，做好抢救休克及手术准备。

此期一旦内出血增多，出现休克时，是血虚气脱的重证。应立即吸氧、备血，建立静脉通道，输血、输液，进行手术治疗。

3. 包块期

输卵管妊娠流产或破裂后内出血量少，或出血速度较慢，前述治疗杀胚成功，患者无休克表现，内出血积于盆腔 1 周以上，形成包块。此期 B 超检查可见盆腔内 30～40mm 形状欠规则的衰减包块。

主要证候：下腹疼痛逐渐减轻，或仅有下腹坠胀不适，少腹包块形成，阴道出血量少或停止，舌暗苔薄，脉细涩或弦涩。

证候分析：孕卵异位着床，络伤血溢少腹，日久郁积成癥，故少腹包块形成；癥块内结，气机不畅，则有下腹疼痛，或下腹坠胀不适；瘀血内停，血不归经，则有阴道出血。舌暗苔薄，脉细涩或弦涩均为瘀血内阻之征。

治则：活血化瘀，消癥散结。

方药：新宫外孕Ⅲ号方（马氏经验方）。丹参、赤芍、三棱、莪术、穿山甲、牡蛎、䗪虫、水蛭。

方中丹参、赤芍活血化瘀；三棱、莪术行气破血，化瘀消癥；穿山甲、牡蛎软坚散结；䗪虫、水蛭化瘀消癥，搜剔脉络。全方共奏活血化瘀，消癥散结之效。

日久者，可予大黄䗪虫丸（《金匮要略》）口服。亦可辅以消癥散（经验方）外敷。千年健60g，川断120g，追地风、花椒各60g，五加皮、白芷、桑寄生各120g，艾叶500g，透骨草250g，羌活、独活各60g，赤芍、当归尾各120g，血竭、乳香、没药各60g。上药共为末，每250g为1份，纱布包，蒸15min，趁热外敷，每日1～2次，10日为1个疗程。

兼证的处理：最多见及最重要的兼证是腑实证，表现为腹胀便秘、胃脘不适、腹痛拒按、肠鸣音减弱或消失。

1）属热实者，于方药中加大黄、芒硝清热泻下。

2）属寒实者，用九种心痛丸（《金匮要略》）。附子9g，人参、干姜、吴茱萸、狼牙、巴豆霜各3g上药共为末，炼蜜丸如豌豆大，每次3～10粒。

3）寒热夹杂者，可用大黄、芒硝，佐以适量肉桂。

4）在疏通胃肠的同时加枳实、厚朴各3～9g，以治疗或预防胃脘部胀痛。

七、手术治疗

输卵管妊娠确诊后，可以考虑手术治疗，手术治疗止血迅速。如有下列情况，可立即进行手术。

1）停经时间较长，疑为输卵管间质部或残角子宫妊娠。

2）内出血多而休克严重，虽经抢救而不易控制者。

3）妊娠试验持续阳性，包块继续长大，而杀胚药无效者。

4）愿意同时施行绝育者。

八、围术期的处理

1. 开腹手术后治疗分三阶段

（1）第一阶段　术后1～2日，促进肠蠕动以恢复肠功能，予术后方。

处方：自拟协定方（莱菔子、青陈皮、香附、川厚朴、赤芍、枳壳、延胡索、半夏、生白芍、车前子、大黄、牡丹皮等）。

服法：每日1剂，浓煎100mL分2次服。

疗效评估：术后方适用于妇科手术后，能明显促进肠蠕动，早日恢复肠功能。据临床观察研究统计，此方有确切疗效，凭借传统中医药的优势及围术期的中西医治疗特色，其临床疗效与诊治水平得到了广大患者和中西医同行的认可。

（2）第二阶段　术后3～5日，促进元气恢复以增强体质，予益气养阴方。

处方：自拟协定方（党参、炙黄芪、黄精、川厚朴、石斛、赤芍、枳壳、延胡索、山药、茯苓、甘草、玄参、神曲等）。

服法：水煎取汁200mL，早晚各1次服。

（3）第三阶段　术后第6日开始，防止、减少术后粘连，积极治疗炎症，保持输卵管功能，对保留患者的生育功能和提高妊娠率具有重要意义，予化瘀利湿方。

处方：红藤、败酱草、丹参、川芎、桃仁、炮姜、五灵脂、蒲黄、甘草、白芍、车前子、薏苡仁、枳壳、徐长卿。

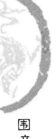

服法：每日 1 剂，水煎取汁 200mL，早晚各 1 次服。

2. 腹腔镜手术后治疗分二阶段

（1）第一阶段　术后 1～2 日，促进肠蠕动以恢复肠功能，予术后方。

处方：自拟协定方（莱菔子、青陈皮、香附、川厚朴、赤芍、枳壳、延胡索、半夏、生白芍、车前子、大黄、牡丹皮等）。

服法：每日 1 剂，浓煎 100mL，分 2 次服。

疗效评估：术后方适用于妇科手术后，能明显促进肠蠕动，早日恢复肠功能。据临床观察研究统计，此方有确切疗效，凭借传统中医药的优势及围术期的中西医治疗特色，其临床疗效与诊治水平得到了广大患者和中西医同行的认可。

（2）第二阶段　术后第 3 日开始，防止、减少术后粘连，积极治疗炎症，保持输卵管功能，对保留患者的生育功能和提高妊娠率具有重要意义，予以化瘀利湿方。

处方：红藤、败酱草、丹参、川芎、桃仁、炮姜、五灵脂、蒲黄、甘草、白芍、车前子、薏苡仁、枳壳、徐长卿。

服法：每日 1 剂，水煎取汁 200mL，早晚各 1 次服。

九、预防

（1）怀孕及正确避孕　选择双方心情和身体状况俱佳的时机怀孕。如暂不考虑做母亲，就要做好避孕。良好的避孕杜绝了宫外孕的发生。

（2）及时治疗生殖系统疾病　炎症是造成输卵管狭窄的罪魁祸首，人工流产等宫腔操作更是增加了炎症和子宫内膜进入输卵管的概率，进而导致输卵管粘连狭窄，增加了宫外孕的可能性。子宫肌瘤、子宫内膜异位症等生殖系统疾病也都可能改变输卵管的形态和功能。及时治疗这些疾病都可以减少宫外孕的发生。

（3）尝试体外受孕　如果曾经有过一次宫外孕，那么再次出现宫外孕的可能性足以摧毁女人做母亲的信心。可以选择体外受孕。精子和卵子在体外顺利"成亲"之后，受精卵可以被送回到母体的子宫安全孕育。

（4）注意卫生及异位妊娠　注意经期、产期和产褥期的卫生，防止生殖系统的感染。停经后尽早明确妊娠位置，及时发现异位妊娠。

中孕期特点及常见疾病

第一节 中孕期妊娠生理

一、母体主要的生理变化

1. 母亲的体型出现明显的变化

随着妊娠的进展，子宫逐步增大，妊娠 12 周后在下腹部耻骨联合上方可触及宫底，以后腹部逐渐隆起，腰部变粗，体重逐渐增加，孕 20 周左右，孕妇可感觉到胎动。

2. 妊娠反应

随着早期的妊娠反应已经过去，胎儿虽然迅速长大，这还不致使母亲感到负担太重。相反妊娠期的生理变化，使孕妇容光焕发，自我感觉亦特别良好，食欲增进。

3. 皮肤色素沉着

孕妇除乳头、乳晕、外阴等处有明显色素沉着外，面颊部会出现蝶状褐色斑（妊娠斑），有些孕妇在下腹正中可以出现一条黑线。

4. 乳房变化

乳房明显增大，乳腺管和腺体继续增生、脂肪沉积。

5. 母体其他系统的变化

母体继续发生代偿性改变，比较明显的有以下几个方面。

（1）消化系统　在孕激素的作用下，胃肠道平滑肌运动减弱，蠕动减慢，加之子宫逐渐增加，使原正常解剖位置的胃肠系统发生了一定的位置改变，这些情况可导致胃排空延迟，饭后胃部有胀满感和烧灼感，部分孕妇可有便秘等不适感觉。

（2）血容量　在此期间仍在逐渐增加，甲状腺功能更加活跃；孕妇活动后容易出汗，锻炼的时候可以出现气促等症状。

（3）牙齿　受孕期激素的影响，牙龈增厚及稍显松软。

二、妊娠中期保健要点

1. 定期产前检查

每月 1 次产前检查，常规内容包括：测量体重、血压、尿蛋白。

（1）体重　从孕 20 周开始，每周增加约 0.5kg。

（2）血压　孕妇正常时血压不应超过 140/90mmHg（18.7/12kPa），或与基础血压相比不超过 30/15mmHg（4/2kPa）。超过者属病理性血压升高，应予以重视。

（3）尿蛋白　每次复诊检验尿常规，必要时做 24h 尿蛋白定量检查。

2. 关注孕妇的健康状况

询问主诉、观察、体检和必要时实验室检查，通过了解前次产前检查后有无特殊情况出现，关注是否有妊娠合并症及并发症的表现特征。

3. 监测胎儿的生长发育

既要防止胎儿生长发育迟缓，又要防止发育过度。常用的监测方法有孕妇增重及妊娠图，必要时还可通过超声检查，测量胎儿的生长参数，如双顶径、股骨长度、腹围等预测胎儿的体重。

4. 进行必要的筛查

（1）孕 20 周左右（18～24 周）进行 B 超筛查大畸形。

（2）孕 24～28 周做口服葡萄糖耐量试验（OGTT），即晨间空腹口服葡萄糖粉 75g，空腹、1h、2h 后测血糖，测量值分别为 5.1mmol/L、10.0mmol/L、8.5mmol/L。任何一点血糖值达到或超过上述标准即诊断为妊娠期糖尿病（GDM）。

（3）有医学指征需进行产前诊断者，孕中期是进行羊膜腔穿刺的最佳时机。羊水细胞中蕴藏着胎儿的遗传信息。取羊水细胞经过培养后进行染色体核型分析，可以诊断胎儿是否患染色体病。此外，检测羊水或母血中的甲胎蛋白值对诊断神经管畸形有特殊价值。

5. 保健指导

（1）营养指导　妇女怀孕进入孕中期后由于胎儿生长发育较快，平均每日约增重 10g，所以对各种营养素的需求也迅速增加。另外，孕妇的基础代谢率增高，比正常人增高 10%～20%，所以能量的需要也大大增加。要注意合理营养，以保证孕妇的健康和胎儿的正常发育。

（2）胎教　一个既古老又年轻的课题。几千年前祖国医学中即有胎教的记载。这些记载主要认为胎儿在母体中能接受孕妇言行的感化，所以孕妇必须谨守礼仪，给胎儿良好的熏陶。随着西方医学的传入，胎教一度被认为是唯心的，而被遗弃。到了 20 世纪 70 年代，医学科学的发展，使人们能通过各种仪器，对胎儿在宫内的活动和反应进行动态观察。国内外大量科学研究已证明胎儿在子宫腔内是有感觉、有意识、能活动的一个"小人"，能对外界的触、声、光等刺激发生反应。孕妇在思维和联想时所产生的神经递质，也能传入胎儿脑部，给胎儿脑神经细胞发育创造一个相似的递质环境。这些研究结果为胎教奠定了理论基础，促进了胎教的发展，并受到国内外普遍重视。其中的内容是注意在孕期调节和控制母体的内外环境、维护身心健康、避免不良刺激。具体做法是从妊娠 4 个月起通过音乐、语言、抚摸等，主动地给胎儿有益的各种信息刺激，以促进胎儿的身心健康和智力发育。

（3）体操和运动　孕中期开始，每日做 2 次孕妇体操，能使孕妇感到周身轻松，精力充沛。坚持做操能松弛腰部及骨盆关节、锻炼肌肉；亦可缓解由于孕妇体重增加和重心改变而引起的肌肉疲劳和功能降低；亦能使身体以既强健又柔韧的状态进入分娩期，以促进顺利的自然分娩。

孕期应该保持适量的运动，户外散步是最容易做的，如平时骑自行车或喜爱游泳，

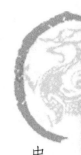

中孕期特点及常见疾病

孕中期仍可照常进行。喜欢外出旅游者，亦可安排在孕中期。

　　进入孕中期后，孕妇不宜仰卧，而以左侧卧位为好，避免增大的子宫压迫位于脊柱前的下腔静脉和腹主动脉，有利于改善子宫胎盘的血流。

第二节　妊娠期糖尿病

　　妊娠期间的糖尿病包括两种情况，一种是妊娠前已有糖尿病的患者妊娠，称为糖尿病合并妊娠（pregestational diabetes mellitus，PGDM）；另一种是妊娠后首次发现或发病的糖尿病，又称为妊娠期糖尿病（gestational diabetes mellitus，GDM）。糖尿病孕妇中80%以上为GDM。大多数GDM患者产后糖代谢异常能恢复正常，但20%～50%将来发展成糖尿病。GDM对母儿均有较大危害，应引起重视。

一、妊娠对糖代谢的影响

　　正常妊娠时，胰岛素敏感性较孕前下降50%～60%，胰岛素对葡萄糖的处理能力下降约50%，同时胰岛素分泌代偿性增加2～2.5倍，以维持正常血糖水平，故妊娠是一种生理性胰岛素抵抗（IR）状态，可能与胎盘分泌的系列激素有关，主要为人胎盘生长因子（HPGH）、胎盘催乳素（HPL）、黄体酮、催乳素及雌激素等，这些激素除直接导致IR作用外，其促进脂肪分解作用还可使游离脂肪酸增加，另外妊娠期肥胖也可能促进妊娠期IR的发生。GDM存在更严重的IR。GDM与正常妊娠相比，胰岛素信号传递过程中多环节出现了问题，当机体不能分泌足够的胰岛素来代偿异常加重的IR时，即发生GDM。

二、糖尿病对妊娠的影响

围产期及新生儿常见疾病的中西医结合治疗

　　GDM对孕妇和胎儿造成的影响与糖尿病病情程度、孕妇血糖升高出现的时间及孕期血糖控制水平密切相关。GDM孕妇血糖升高主要发生在妊娠中、晚期，此时胎儿组织、器官已分化形成，因此，GDM孕妇胎儿畸形及自然流产发生率并不增加。GDM孕妇高血糖主要是导致胎儿高胰岛素血症、巨大胎儿发生及新生儿低血糖和红细胞增多症等发生率增加。妊娠前患有糖尿病者，糖尿病病程较长，病情程度相对较重。孕前或妊娠早期血糖控制不满意的孕妇，其自然流产和胎儿畸形发生率明显增加，孕期未能进行严格的血糖控制和孕期监测，母、儿其他并发症也将明显增加。产后随诊提示，曾患GDM女性将来罹患2型糖尿病的风险增加。糖尿病孕妇后代远期患有肥胖、糖尿病等代谢综合征的发生率增高。

三、诊断

患者孕前有多饮、多食、多尿、消瘦等症状，且血糖明显升高，根据其特征分为 1 型糖尿病（type 1 diabetes，T1 DM）、2 型糖尿病（type 2 diabetes，T2 DM）及其他特殊类型糖尿病。

1 型糖尿病：胰岛 B 细胞破坏导致胰岛素绝对缺乏。多见于儿童及青少年，血浆中胰岛素及 C 肽水平低，口服葡萄糖刺激后分泌呈低平曲线，必须依赖胰岛素治疗为主，一旦骤停即发生酮症酸中毒威胁孕妇生命。胰岛细胞抗体（insulin cell antibody，ICA）往往阳性，尤其是在发病初期。

2 型糖尿病：主要以胰岛素抵抗为主，胰岛素相对不足。多见于成人、中老年人，血浆胰岛素水平按体重计算仅相对性降低，且在葡萄糖刺激后呈延迟释放。有时肥胖患者空腹血浆胰岛素基值可偏高，葡萄糖刺激后胰岛素也高于正常人，但 ICA 不增高，胰岛素受体敏感性降低。

1. PGDM 的诊断

①空腹血糖（FPG）≥7.0mmol/L（126mg/dL）。②糖化血红蛋白（HbAlc）≥6.5%。③餐后 2h 血糖≥11.1mmol/L（200mg/dL）。④随机血糖≥11.1mmol/L（200mg/dL）并且有糖尿病典型症状者，如多饮、多食、多尿、体重不增或消瘦者。妊娠期间满足以上①～③三个条件中任何一条，需次日重复后可以诊断为 PGDM。

2. GDM 筛查及诊断

（1）病史及临床表现　凡有糖尿病家族史（尤其是直系亲属）、孕前体重≥90kg、胎儿出生体重≥4000g、孕妇曾有多囊卵巢综合征、不明原因流产、死胎、巨大儿或畸形儿分娩史，本次妊娠胎儿偏大或羊水过多者应警惕患糖尿病的可能。因 GDM 患者通常无症状，而糖尿病对母儿危害较大，故所有孕 24～28 周的孕妇均应做糖筛查试验。

（2）OGTT　2011 年 7 月，中华人民共和国卫生部行业标准——GDM 诊断标准出台。我国采用葡萄糖 75g 的 OGTT。禁食 8～14h 后，查空腹血糖，将 75g 葡萄糖溶于 200～300mL 水中 5min 内喝完，之后分别于 1h、2h 抽取静脉血，检查血浆葡萄糖值，FPG，服糖后 1h、2h 的血糖临界值分别为 5.1mmol/L、10.0mmol/L、8.5mmol/L，三项指标中只要有一项达到或超过上述标准即可诊断 GDM。

四、GDM 的分期

目前采用 1994 年美国妇产科医师协会推荐的分类，其中 B～H 分类按照普遍使用的 White 分类法。根据糖尿病的发病年龄、病程、是否存在血管合并症、器官受累等情况进行分期，有助于估计病情的严重程度及预后。

A 级：妊娠期出现或发现的糖尿病。

B 级：显性糖尿病，20 岁以后发病，病程＜10 年，无血管病变。

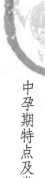

中孕期特点及常见疾病

C 级：发病年龄在 10～19 岁，或病程达 10～19 年，无血管病变。

D 级：10 岁以前发病，或病程≥20 年，或者合并单纯性视网膜病。

F 级：糖尿病性肾病。

R 级：有增生性视网膜病变。

H 级：糖尿病性心脏病。

此外，根据母体血糖控制情况进一步将 GDM 分为 A1 与 A2 两级：

A1 级：空腹血糖（FPG）<5.8mmol/L，经饮食控制，餐后 2h 血糖<6.7mmol/L。

A2 级：经饮食控制，FPG≥5.8mmol/L，餐后 2h 血糖≥6.7mmol/L，妊娠期需加用胰岛素控制血糖。A2 级 GDM 母儿合并症较多，胎儿畸形发生率增加。

五、处理

基本治疗方案也应遵循"五驾马车"的原则，即糖尿病教育、医学营养治疗、运动治疗、药物治疗及糖尿病监测。目的是孕妇在妊娠期无明显饥饿感的情况下，血糖控制达标，同时，HbAlc<6%，尿酮体（-）。

1. 妊娠期处理

（1）计划合理的餐次　一般来讲，PGDM 和 GDM 孕妇的营养需要是相似的，但在餐次方面的安排存在一定差异，所以，膳食计划需要个体化。对于需要用胰岛素治疗的患者，糖类的摄入量要与胰岛素剂量保持一致。对于肥胖的 GDM 孕妇，除三餐外可仅在晚上加餐 1 次或每餐少吃，但每餐之间都有加餐。对于孕前较瘦的 GDM 孕妇，要 3 次正餐、3 次小餐。应根据孕妇的生活方式、活动、社会习惯来调整个人的餐次安排。此外，每餐的能量构成对于保持糖尿病患者餐后血糖水平也是至关重要的，Jovanovic 等证明，对于维持血糖水平来说，早、中、晚三餐的糖类含量应控制在 33%、45%、40%，包括加餐，全天糖类所提供能量可占总热量的 45%～60%。

（2）运动的方法及注意事项　运动疗法在医生指导下进行，在整个妊娠期间都可进行，坚持每周运动 3～5 次，餐后 30min 后开始运动，运动时间控制在 30～45min，运动后注意有无宫缩，并监测血糖。在运动治疗期间特别注意若血糖<3mmol/L、血糖>13.9mmol/L 或常出现低血糖症状，宫缩，阴道出血，不正常的气促、头晕眼花、严重头痛、胸痛、肌无力等要停止治疗。

（3）胰岛素应用　应用胰岛素治疗的指征：①糖尿病患者妊娠前将口服降糖药改为皮下注射胰岛素；②妊娠早期发现血糖明显增高者；③GDM 被确诊后经饮食及运动治疗 5～7 天，孕妇空腹血糖≥5.3mmol/L 或餐后 2h 血糖≥6.7mmol/L，尤其是控制饮食后出现饥饿性酮症，增加热量摄入血糖又超标者；④GDM 治疗较晚（如孕 32 周），胎儿体重明显大于同龄胎儿者。

1）胰岛素初始剂量及调整：①胰岛素必须遵循个体化的原则，从小剂量开始。多数患者初始剂量在孕早、中期为 0.3～0.5U/（kg·d），孕晚期为 0.5～0.8U/（kg·d），先用总计算量的 1/3～1/2 作为试探量，一般情况下胰岛素用量按照早餐前＞晚餐前＞午餐前，即早、晚、午餐前胰岛素分配为 2/5、＜2/5、＞1/5。②空腹血糖增高者，应用中效胰岛素补充基础胰岛素分泌，每晚以 6～8U 开始，逐渐加量，直至空腹血糖正常。如晚餐前血糖仍高者，可在早晨 8 点注射中效胰岛素 6～8U。③调整胰岛素用量不能太频繁，每次调整后应观察 2～3 天判断疗效，胰岛素剂量调整的依据是血糖趋势，而不单独是某点血糖的数值。④胰岛素每次增减剂量为 2～4U，不宜过多，否则会导致低血糖或血糖波动范围过大而引起不良反应。

2）胰岛素治疗时清晨或空腹高血糖的处理：糖尿病患者在应用胰岛素强化治疗过程中，餐后血糖比较理想，但早晨常表现为高血糖，原因有三方面：①夜间胰岛素作用不足、睡前或夜间血糖控制不好，导致清晨高血糖，可以用增加夜间中性胰岛素的量来纠正。②"黎明现象"，夜间血糖控制良好，由于人体在清晨多种升糖激素（糖皮质激素、生长激素等胰岛素拮抗激素）分泌增加，肝糖产生增加，胰岛素敏感性下降，使胰岛素相对不足，而致黎明一段时间出现高血糖状态。其发生机会少，常见于糖尿病患者。应将晚餐分餐后，适当增加胰岛素剂量。③Somogyi 现象，当外源性胰岛素过量导致低血糖后，胰高血糖素和肾上腺素立即释放，细胞内糖原分解成葡萄糖很快释放入血，血糖于几分钟内升高，并出现肾上腺素的其他作用，如饥饿感、心慌、出汗、颤抖，即胰岛素过量引起的低血糖后的高血糖反应——Somogyi 现象，应适当减少夜间中效胰岛素的用量，如果次晨空腹血糖下降了，证明是 Somogyi 现象；如果减少胰岛素用量后，空腹血糖仍高，考虑是夜间基础胰岛素剂量不足所致。

血糖轮廓试验：为了监测孕妇血糖控制情况，可以应用 24h 末梢微量血糖的测定法，方法简便可行，孕妇可以自己进行，在监测血糖初期或血糖不稳定的情况下采用血糖大轮廓试验（七点法），包括 0 点、三餐前 30min 和三餐后 2h 的血糖值，如果血糖控制稳定，可以减少监测次数，将血糖大轮廓试验改为血糖小轮廓试验（四点法），包括早餐前 30min 和三餐后 2h 血糖。血糖轮廓试验的次数根据情况而定，在调整血糖初期，每日 1 次血糖大轮廓直到血糖水平维持并稳定在正常范围后可改为血糖小轮廓，每周 1～2 次直至分娩。血糖轮廓的正常值即 GDM 孕妇的理想血糖值为 0 点血糖 4.4～6.7mmol/L，三餐前（30min）血糖 3.3～5.3mmol/L，三餐后（2h）血糖 4.4～6.7mmol/L。

2. 孕期监护

严密监护血糖、尿糖及酮体、HbAlc、眼底检查和肾功能等。孕早、中期采用超声波及血清学筛查胎儿畸形。孕 32 周起可采用无应激试验（NST）、脐动脉血流测定及胎动计数等判断胎儿宫内安危。

3. 分娩时机及方式

（1）分娩时机　原则上，应严格控制孕期血糖的同时，加强胎心监护，尽量推迟终止妊娠的时机。血糖控制满意的孕前糖尿病或需要胰岛素治疗的 GDM 者，一般于妊

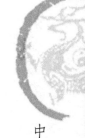

娠 38～39 周后终止妊娠；不需要胰岛素治疗的 GDM 者，一般应等待近预产期终止妊娠。糖尿病病情严重尤其合并有微血管病变者，妊娠中、晚期母儿并发症较多，通常需要提早终止妊娠。若糖尿病孕妇血糖一直控制不满意，并且伴血管病变或合并妊娠期高血压疾病，应及早行羊膜腔穿刺，了解胎肺成熟情况并注入地塞米松促进胎儿肺成熟，胎儿肺成熟后应及早终止妊娠。一旦发现胎盘功能不良、胎儿窘迫应立即终止妊娠。

（2）分娩方式　妊娠合并糖尿病本身不是剖宫产手术指征，但是糖尿病孕期血糖控制不够满意时，胎儿常大于孕周，为避免产伤使剖宫产概率增加；糖尿病伴血管病变等因提前终止妊娠，常需剖宫产，使得糖尿病孕妇剖宫产率进一步增加。若胎儿发育正常且宫颈成熟较好时应尽量阴道分娩，但产程中应加强胎儿监护，产程不宜太长。

（3）新生儿处理　新生儿出生时应留脐血检查血糖。无论体重大小均按早产儿处理。注意保温、吸氧，提早喂糖水，早开奶。新生儿娩出后 30min 开始定时滴服 25% 葡萄糖。注意防止低血糖、低血钙、高胆红素血症及新生儿呼吸窘迫综合征（NRDS）的发生。

4. 糖尿病合并酮症酸中毒的处理

一旦尿酮体阳性应急查血糖、电解质、血 pH 及二氧化碳结合力，以除外饥饿性酮症。糖尿病合并酮症酸中毒的治疗原则：①补液，常用生理盐水及 5% 葡萄糖纠正低血容量。②小剂量胰岛素持续静脉滴注，一般来讲，若血糖≥13.9mmol/L，应将胰岛素加入生理盐水，每小时滴入 4～6U 胰岛素，严密监测血糖及酮体变化，每小时测量血糖，若血糖≤13.9mmol/L，开始用 5% 葡萄糖盐水加入胰岛素，酮体转阴后，可改为皮下注射胰岛素调整血糖。小剂量胰岛素静脉滴注的优点能防止灭酮时低血糖及低钾的发生，而且能有效抑制脂解，防止酮体继续产生。③积极纠正电解质紊乱。④持续胎儿监测直至代谢紊乱纠正，通过吸氧、左侧卧位，纠正孕妇代谢紊乱，及时改善胎儿宫内缺氧的情况。由于酮症酸中毒所致胎儿窘迫随着酸中毒的纠正，胎儿窘迫可恢复，所以出现胎儿窘迫并非是立即终止妊娠的指征。当酸中毒不能及时被纠正或纠酸后胎儿窘迫持续存在时应尽早结束分娩，以防导致胎死宫内的发生。

第三节　妊娠合并甲状腺功能异常

妊娠对甲状腺和甲状腺功能具有明显影响。在碘充足的地区，妊娠期间甲状腺腺体增加 10%，在碘缺乏的地区，增加 20%～40%。妊娠期母体下丘脑-垂体-甲状腺轴出现适应性变化，甲状腺生理功能发生一系列改变，主要表现在：①甲状腺结合球蛋白（thyroid binding globulin, TBG）水平升高。②人绒毛膜促性腺激素（human chorionic gonadotropin, HCG）增加。由于 HCG 结构与血清促甲状腺激素（thyroid-stimulating hormone, TSH）相似，具有相同的 α 亚单位，故 HCG 有微弱的促甲状腺素作用，可反馈抑制 TSH 分泌。③妊娠期相对碘缺乏。

由于妊娠期的生理变化，10%～20%妊娠早期甲状腺正常的孕妇若碘摄入不足可导致妊娠晚期甲状腺功能减退症（简称甲减）。由于孕妇和胎儿甲状腺激素合成不足，低甲状腺素水平可刺激垂体，使 TSH 生成增加，过高的 TSH 刺激甲状腺生长，导致孕妇和胎儿甲状腺肿。已有研究证实，妊娠期严重碘缺乏与流产、死产、围产期死亡率增加及出生后婴儿死亡率增加密切相关。正常水平的甲状腺激素对胎儿神经迁移及大脑髓鞘的形成至关重要，尤其是妊娠第 3～5 个月。妊娠期间碘缺乏对后代的认知功能有不利影响，严重碘缺乏其后代可表现为呆小症，以智力低下、聋哑及动作僵硬为主要临床表现。碘缺乏已被认为是世界范围内可预防的智力障碍的首要因素。

2011 年 10 月，美国甲状腺学会（ATA）指南首次提出不同孕期 TSH 正常参考值范围，即妊娠早期 0.1～2.5mIU/L，妊娠中期 0.2～3.0mIU/L，妊娠晚期 0.3～3.0mIU/L。

一、妊娠期甲减

（一）诊断

妊娠期临床甲减的诊断标准是：TSH＞妊娠期特异正常参考值上限，游离甲状腺素（FT_4）＜妊娠期特异正常参考值下限。2011 年 ATA 指南还提出：若妊娠早期 TSH＞10mIU/L，无论有无 FT_4 降低，都应诊断为临床甲减。但这一结论尚未取得学术界一致认可。

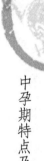

（二）危害

临床甲减对母婴的危害已得到证实，妊娠期持续的临床甲减将增加妊娠并发症的风险，对胎儿神经智力发育有不良影响。与妊娠期临床甲减相关的不良结局包括流产、早产、低出生体重儿、胎盘早剥、妊娠期高血压（PIH）等。

（三）治疗与预防

1. 治疗目标

ATA 指出妊娠期临床甲减应给予治疗，包括 TSH 水平高于妊娠特异性参考值上限，同时 FT_4 水平低于正常值下限的孕妇；以及无论 FT_4 水平如何，TSH 水平高于 10.0mIU/L 的孕妇。

ATA 提出的妊娠期甲减 TSH 治疗目标为：T1 期（妊娠早期）0.1～2.5mIU/L，T2 期（妊娠中期）0.2～3.0mIU/L，T3 期（妊娠晚期）0.3～3.0mIU/L。

2. 药物与剂量

ATA 推荐妊娠期甲减的治疗首选口服左甲状腺素（L-T_4），不建议使用其他甲状腺制剂。临床甲减一经确定诊断应尽快开始治疗，并尽早达到上述治疗目标。L-T_4 起始剂量为 50～100μg/d。非孕期临床甲减的完全替代剂量为 1.7～2.0g/(kg·d)，妊娠期临床甲减的完全替代剂量为 2.0～2.4g/(kg·d)。合并心脏疾病者需缓慢增加剂量。对于严重的临床甲减患者，在开始治疗的数天内建议给予 2 倍的替代剂量，使甲状腺外的 T_4 水平尽快恢复正常。

对于正在接受治疗的甲减妇女，50%～85%妊娠期间需增加外源性 L-T_4 的摄入量。甲减的病因是影响需要量增加的因素之一，与桥本甲状腺炎相比，放射性碘治疗、手术等原因失去甲状腺功能及组织的患者往往需要更大剂量的补给。而对于正在接受 L-T_4 治疗的甲减妇女，妊娠后 L-T_4 治疗剂量通常需增加 30%～50%。简单的计算方法为每周（7 天）量的基础上再增加 2 天的剂量（29%）。该计算方法可快速提高妊娠早期甲状腺激素水平，以防对早孕胚胎的不利影响。

3. 监测频度

在妊娠的前半期，对于正在接受治疗的甲减孕妇，应每 4 周检测母体血清 TSH，根据检测结果调整用药剂量。妊娠晚期 26～32 周建议进行一次甲状腺功能检测。

4. 产后调整

由于 L-T_4 需求量增加是妊娠期特有的改变，因此，产后用量应下降至妊娠前水平，并在产后 6 周测定血清 TSH 水平。50%的桥本甲状腺炎女性产后甲状腺激素治疗量比孕前有所增加，是甲状腺功能进一步恶化所致。

5. 计划怀孕

对于正在接受 L-T_4 治疗的甲减女性，一旦确定妊娠，应及时调整剂量，避免发展为临床甲减。调整目标为使妊娠期间 TSH 水平正常化。ATA 指南推荐，对于正在接受 L-T_4 治疗的甲状腺功能检测正常的女性（不管量是多少），推荐原基础量每周增加 29%，如基础量为每周 7 片，现改为每周 9 片，以有效预防早孕期甲减的发生。剂量的调整可从停经或疑似受孕开始，可降低妊娠早期 TSH 升高对胚胎造成的风险，生化监测应同时进行。另一种方案为在 L-T_4 原用量的基础上，每日再增加 25%～30%。此外，为了保证患者妊娠后 TSH 水平尽快正常化，妊娠前就应关注 TSH 水平。所有孕前接受 L-T_4 治疗的甲减女性，应在孕前使其甲状腺功能达到最佳状态，血清 TSH<2.5mIU/L 是治疗的目标值。

二、亚临床甲减

（一）诊断

妊娠期亚临床甲减的诊断标准是 TSH>妊娠期特异正常值上限；FT_4>妊娠特异性正常值的第 2.5 个百分位。

（二）危害

妊娠期亚临床甲减可增加妊娠期并发症的发生率，增加胎儿出现神经智力发育障碍的风险。与临床甲减相比，针对亚临床甲减的研究结论尚存争议。Negro 等研究表明，甲状腺过氧化物酶（TPO）抗体阳性的亚临床甲减孕妇发生妊娠并发症的风险增加。

妊娠期亚临床甲减对胎儿神经智力发育的不良影响亦存在争议。与甲状腺功能正常的孕妇相比，未经治疗的亚临床甲减孕妇后代智力商数（IQ）评分较低。

（三）治疗

亚临床甲减（SCH）已经被认为与不良母婴结局密切相关。对于甲状腺过氧化物酶抗体（TPOAb）阳性的亚临床甲减孕妇应给予 L-T_4 治疗。妊娠早期给予 L-T_4 干预，可减少流产和早产的发生。而 TPOAb 阴性者可不予治疗。

亚临床甲减的治疗方法、治疗目标和监测频度与临床甲减相同。L-T_4 的治疗剂量可能小于临床甲减。可以根据 TSH 的升高程度给予不同剂量的 L-T_4 补充。TSH 2.5～5.0 mIU/L，L-T_4 50μg/d；TSH 5.1～8.0mIU/L，L-T_4 75μg/d；TSH＞8.0mIU/L，L-T_4 100μg/d。

三、低甲状腺素血症

（一）定义与诊断

单纯低甲状腺素血症是指孕妇血清 TSH 水平正常，而 FT_4 水平低于正常值范围的第 5 或第 10 个百分位。正常值为妊娠期特异 FT_4 正常参考值。而低于参考范围的第 5 个百分位称重度低甲状腺素血症。

（二）危害

关于单纯低甲状腺素血症是否对胎儿发育有不良影响存在争论。Henrichs 等近期在荷兰进行了一项关于单纯低甲状腺素血症孕妇对其后代交流能力、发育影响的前瞻、非随机研究，即"Generation R 研究"。研究结果显示，血清 FT_4 水平低于 5 个或者 10 个百分位点的孕妇的后代 3 岁时出现不良影响的风险升高 1.5～2 倍。

（三）治疗

迄今，尚无对单纯低甲状腺素血症随机干预试验的报告。因此，对妊娠期单纯低甲状腺素血症的治疗尚缺乏循证医学证据。

四、甲亢

（一）病因与发病特点

妊娠期甲亢的患病率为 1%，其中临床甲亢占 0.4%，亚临床甲亢占 0.6%。Craves 病是妊娠期间自身免疫性甲亢的常见原因，约占所有妊娠期甲亢的 85%。比 Graves 病更常见的、可导致妊娠甲状腺毒症的原因是妊娠甲亢综合征（也称妊娠一过性甲亢，GH），特点包括妊娠前半期发生的暂时性甲亢，FT_4升高，总 T_4（TT_4）正常或降低，血清 TSH 降低或测不到，血清甲状腺自身免疫标记物阴性。

（二）诊断与鉴别诊断

GH 发生在妊娠前半期，与 HCG 过度产生、刺激甲状腺激素产生有关。临床特点包括妊娠 8～10 周发病，心悸、焦虑、多汗等高代谢症状，血清 FT_4 和 TT_4 升高，血清TSH 降低或者不能测及，甲状腺抗体阴性。

GH 需与 Graves 病甲亢相鉴别。其共同的临床症状包括心悸、焦虑、手颤及怕热。既往无甲状腺疾病史、无 Graves 病临床特征（结节、内分泌眼病等）者更倾向于诊断GH。当临床诊断有异议时，需要检测 TSH 受体抗体（TRAB），若 TRAB 阳性，更倾向于诊断 Graves 病甲亢。对有结节性甲状腺肿者，血清总 T_3（TT_3）的检测有助于评估"T_3 甲亢"的可能性。TT_3 的检测也有利于诊断由 Graves 病导致的 T_3 甲状腺毒症。因此，妊娠前 3 个月出现血清 TSH 降低（TSH<0.1mIU/L）时，要询问病史及进行体格检查。所有患者都应检测 FT_4、TT_3 和 TRAB 有助于甲亢的诊断。目前还没有足够的证据推荐或反对应用甲状腺超声区分妊娠过程中甲亢的病因。妊娠期禁忌做 ^{131}I 摄取率和放射碘扫描检查。

（三）治疗

1. GH 治疗原则

GH 的治疗原则取决于症状的严重程度。对有妊娠剧吐的女性，控制呕吐及静脉注射治疗脱水是常规方案。有严重剧吐的女性需要经常治疗脱水及电解质紊乱，必要时住院治疗。

此时通常不需要抗甲状腺药物（ATD）治疗，因为血清 T_4 在妊娠 14～18 周会恢复正常。有研究显示，GH 病例应用抗甲状腺药物治疗并没有改善产科结果。若 GH 难与Graves 病甲亢鉴别时，可以暂时应用抗甲状腺药物，如停用抗甲状腺药物后甲亢再次发生，诊断 Graves 病甲亢的可能性更大，因而需要继续治疗。

2. 妊娠期 Graves 甲亢的治疗原则与方法

产科临床并发症的产生与甲亢治疗及妊娠期间甲状腺功能正常的维持时间直接相关。甲状腺毒症控制不良与流产、妊娠期高血压、早产、低体重儿、生长受限、死产、甲状腺危象及母亲充血性心力衰竭相关。抗甲状腺药物是妊娠期间最主要的治疗手段。它可降低碘偶联单碘酪氨酸（MIT）和二碘酪氨酸（DIT），因此抑制甲状腺激素合成。在妊娠期应用抗甲状腺药物的最大担忧是致胎儿畸形发生。应用甲巯咪唑（MMI）可导致先天畸形，主要是皮肤发育不全及胚胎病（包括鼻后孔和食管的闭锁、颜面畸形）。在为数不多的抗甲状腺药物致畸病例中，没有应用丙硫氧嘧啶（PTU）致畸的报告。因此，妊娠期间抗甲状腺药物首选 PTU。但近期美国食品药品监督管理局（FDA）不良

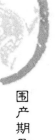

反应报告系统指出，应用 PTU 会造成孕妇肝脏毒性损害，因此推荐 PTU 仅限于妊娠早期内应用，达妊娠中期后建议将 PTU 改换为 MMI，但这一做法在国内尚未得到公认。由于肝毒性可发生在 PTU 治疗的任何时间，因此在应用 PTU 时孕妇应定期检测肝酶活性。然而，现存数据不能表明监测肝酶活性可阻止 PTU 造成的暴发性肝毒性。

妊娠期间应用抗甲状腺药物治疗，FT_4 和 TSH 的首要目标是血清 FT_4 在正常上限或轻度高出正常参考范围。

3. 妊娠期 Graves 甲亢应用手术治疗时机选择

对两类抗甲状腺药物均过敏、存在抗甲状腺药物禁忌证、需大剂量应用抗甲状腺药物或药物治疗依从性差的患者，应考虑行甲状腺切除术。如果手术指征明确，妊娠第 4~6 个月是最佳手术时间。为评价胎儿甲亢的潜在危险，应当在手术时测定血清 TRAb 滴度。术前推荐应用 β 受体阻断剂和短期碘钾溶液（50~100mg/d）进行准备。

4. 哺乳期妇女 Graves 病甲亢的治疗

哺乳期可适量应用抗甲状腺药物，PTU<300mg/d 或 MMI<20~30mg/d 是安全的。但建议对服用抗甲状腺药物者母乳喂养的婴儿进行甲状腺功能筛查，并建议母亲分次服用抗甲状腺药物（每次哺乳后立即服药）。由于对严重肝毒性的关注，PTU 作为二线用药应低于 300mg/d。

5. 孕前 Graves 病甲亢者的计划怀孕

甲状腺功能正常是受孕的最佳时机。对所有甲亢或有甲亢病史的女性，应进行妊娠前指导。强烈推荐疾病得到控制前需要采取避孕措施。受孕前甲亢患者应接受局部治疗（^{131}I 或者手术）或药物治疗，建议终止妊娠。

若患者选择抗甲状腺药物治疗，建议：①讨论应用 PTU 和 MMI 的风险性；②在妊娠早期应用 PTU，因为 MMI 有导致胎儿致畸的风险；③早孕期过后可考虑停用 PTU 改用 MMI 以降低肝脏疾病的发生率。

五、产后甲状腺炎

（一）定义与病因

产后甲状腺炎（PPT）是自身免疫甲状腺炎的一个类型。一般在产后发病，持续 6~12 个月。产后甲状腺炎的患病率为 8.1%（1.1%~16.7%）。患有其他免疫性疾病（如 1 型糖尿病、系统性红斑狼疮等）的妇女，甲状腺炎的患病风险也有所增加。70% 的甲状腺炎患者会于第二次分娩后再次患甲状腺炎。正在接受 $L-T_4$ 治疗的甲状腺炎妇女，若甲状腺未完全萎缩，一旦怀孕，患甲状腺炎的风险将增加。

（二）临床分期、诊断、鉴别诊断

典型病例临床经历三期，即甲状腺毒症期、甲减期和恢复期。非典型病例可以仅实验室检查大多数患者 TPOAb、甲状腺球蛋白抗体（TgAb）阳性。TT_4、FT_4 先升高后降低。[131]I 摄取率先降低后升高，甲状腺炎的甲亢期需要与产后 Graves 病鉴别。甲状腺炎的甲状腺毒症是由于甲状腺组织破坏，甲状腺激素漏出所致，而 Graves 病甲状腺毒症是由于甲状腺功能亢进所致。Graves 病甲亢病情较重，伴有眼症，TRAb 阳性。

（三）治疗及预后

1. 治疗与随访

产后甲状腺炎甲状腺毒症期的症状往往比较温和，不需要干预。对症状较重的妇女可选用 β 受体阻滞剂治疗，如普萘洛尔，尽可能采取小剂量。产后甲状腺炎甲减期症状严重者可予 $L-T_4$ 治疗，随访频度：每 4～8 周一次。在治疗 6～12 个月后可尝试逐渐减小剂量。但对有意愿再次妊娠、已妊娠或在哺乳期妇女不应减小 $L-T_4$ 的治疗剂量。

2. 预后

10%～20%的甲状腺炎患者产后 1～2 年会进展为永久性甲减。约有 50%的妇女在产后 5～8 年发展为永久性甲减。发生永久性甲减的危险因素包括甲减的程度、TPOAb 滴度、产妇的年龄及流产史等。因此，甲状腺炎患者在发病后的 8 年内，应当每年复查 TSH，尽早发现甲减，尽早治疗。

六、甲状腺危象

（一）诱因与临床表现

甲状腺危象也称为甲亢危象，表现为所有甲亢症状的急骤加重和恶化，多发生于较重甲亢未予治疗或治疗不充分的患者。常见诱因有感染、手术、创伤、精神刺激等。剖宫产手术、临产分娩的应激、疼痛刺激和精神心理压力均可能诱发甲状腺危象。临床表现有高热或过高热、大汗、心动过速（140 次/分以上）、烦躁、焦虑不安、谵妄、恶心、呕吐、腹泻，严重患者可有心力衰竭、休克及昏迷。甲亢危象的诊断主要靠临床表现综合判断。临床高度疑似本症及有危象前兆者应按甲亢危象处理。甲亢危象的病死率在 20%以上。

（二）诊断

甲状腺危象的诊断根据病史、症状和体征及化验检查三方面。甲状腺危象多发生在有甲亢病史的患者，临床表现可有高热（体温超过 39℃）、皮肤潮红、大汗淋漓、心动过速、心率增加与体温升高不成比例，心率增加可达≥160 次/分。严重者可出现心律失常，如室性前期收缩、室上性心动过速、窦性心动过速等，甚至出现心力衰竭血压不升高，但脉压大，血压下降、精神烦躁不安、嗜睡，甚至昏迷。胃肠道表现有食欲缺乏、恶心、呕吐、腹泻、腹痛、体重迅速下降。甲状腺危象时实验室检查 FT_3、FT_4 明显升高，但因病情严重，常常根据病史、临床表现可以做出诊断，不能等待甲状腺功能检查结果。

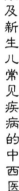

围产期及新生儿常见疾病的中西医结合治疗

（三）治疗

去除诱因是预防危象发生的关键。尤其要注意积极防治感染和做好充分的术前准备。一旦发生危象则需积极抢救。

1. 抑制甲状腺激素（TH）合成

确诊后立即进行。首选 PTU，首次剂量为 600mg，口服。如无 PTU 时，可用等量甲基硫氧嘧啶（MTU）60mg。继用 PTU（或 MTU）200mg，每日 3 次口服，待症状减轻后改用一般治疗剂量。

2. 抑制 TH 释放

服 PTU 后 1～2h 再加用复方碘溶液，首剂 30～60 滴，以后每 6～8h 5～10 滴。或用碘化钠 0.5～1.0g 加入 5% 葡萄糖盐水中静脉滴注 12～24h，以后视病情逐渐减量，一般使用 3～7 天停药。

3. 抑制组织中 T_4 转换为 T_3 和（或）抑制 T_3 与细胞受体结合

PTU、碘剂、β 受体阻滞剂和糖皮质激素均可抑制组织中 T_4 转换为 T_3。如甲亢危象是由于甲状腺炎或应用过量 TH 制剂所致，用碘剂迅速抑制 T_4 转换为 T_3 比抑制 TH 合成更重要。而且，大剂量碘剂还可抑制 T_3 与细胞受体结合。如无哮喘或心功能不全，应加用普萘洛尔 30～50mg 口服，每 6～8h 一次，或 1mg 经稀释后缓慢静脉注射，视需要可间歇给 3～5 次氢化可的松 100mg 加入 5%～10% 葡萄糖盐水中静脉滴注，每 6～8h 一次，氢化可的松除抑制 T_4 转换为 T_3 阻滞 TH 释放、降低周围组织对 TH 的反应外，还可增强机体的应激能力。

4. 降低血 TH 浓度

在上述常规治疗效果不满意时，可选用血液透析、腹膜透析或血浆置换等措施迅速降低血 TH 浓度。

5. 支持治疗

应监护心、肾、脑功能，迅速纠正水、电解质和酸碱平衡紊乱，补充足够的葡萄糖、热量和多种维生素等。

6. 对症治疗

对症治疗包括供氧、防治感染，高热者给予物理降温，积极治疗各种并发症。

7. 防止复发

待危象控制后，应根据具体病情，选择适当的甲亢治疗方案，并防止危象再次发生的可能。

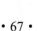

晚孕期特点及常见疾病

第一节　晚孕期妊娠生理

一、母体的主要生理变化

1. 子宫壁变薄

子宫随着胎儿的生长，加之逐渐增多的羊水，子宫的重量和体积进一步增大，肌壁变薄；足月时子宫重量可达 1000g，容积可达 5000mL，肌壁不足 1.5cm。子宫峡部由非孕期 1cm 伸展至 7～10cm，成为产道的一部分，称为子宫下段。在临产前的 1～2 周可以出现不规律无痛性宫缩，特别是在夜间。

2. 体重增加

体重增加明显，平均每周增加 500g。由于受孕期激素和身体重心改变的影响，妊娠晚期孕妇可以出现腰背疼痛、下腹部及大腿感觉沉重，如果增大的子宫压迫一侧坐骨神经，还可以出现受累侧下肢疼痛。

3. 先露下降

36 周后胎头逐渐入盆，胃部不适及气急可减轻，但会使孕妇常有尿频的感觉，妊娠子宫压迫盆腔静脉，使下肢血液回流受阻，股静脉压升高，易出现足踝部及小腿水肿，见下肢或会阴部静脉曲张。

4. 血容量增加

血容量在 32～34 周时达高峰，增加 40%～45%，平均增加 1500mL，维持此水平直至妊娠结束。血浆增加多于红细胞增加，血浆平均增加 1000mL，红细胞平均增加约 500mL，出现血液稀释。红细胞计数约为 3.6×10^{12}/L，血红蛋白测值为 110g/L。白细胞计数在妊娠 30 周时达高峰，约为 10×10^9/L，主要是中性粒细胞增加，淋巴细胞增加不多。血液处于高凝状态，凝血因子 Ⅱ、Ⅴ、Ⅶ、Ⅸ、Ⅹ 均增加。

5. 乳头溢液

乳房丰满，挤压时有少量淡黄色稀薄液体自乳头溢出。

二、胎儿生长发育

1. 孕 32 周末

胎儿身长 40cm，体重约 1700g。此时胎儿生长迅速，皮肤深红，面部毳毛已开始脱落，胎体开始丰满，指甲部分超过指端头，身体比例与足月儿相仿。同时呼吸和吞咽运动已建立，能区分光亮和黑暗，也有睡眠和清醒的区别。

2. 孕 36 周末

胎儿身长 45cm，体重约 2500g。随着皮下脂肪的沉积，外形逐渐丰满，毳毛明显

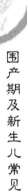

减少，除了肺脏以外，其他脏器功能已发育成熟，胎儿体重迅速增加，皮下脂肪较多，面部皱折消失，90%乳晕隆起，出生后能啼哭和吸吮。

3. 孕 40 周末

胎儿身长 50cm，体重约 3000g，器官发育已较成熟。皮肤呈粉红色，皮下脂肪多，外观体型丰满。除肩背部外毳毛已脱落，足底皮肤纹理清晰，男性胎儿睾丸下降，女性胎儿大、小阴唇发育良好。出生后哭声响亮，吸吮能力强。

第二节　胎儿生长受限

小于孕龄儿（small for gestation age，SGA）是指出生体重低于同胎龄应有体重第 10 百分位数以下或低于其平均体重 2 个标准差的新生儿。该类胎儿的新生儿病死率增高，故引起了产科和儿科医生的高度重视。新生儿死亡率为 1%，较同孕龄出生的正常体重儿病死率高 0.2%。

但并非所有的出生体重小于同孕龄体重第 10 百分位数者均为病理性的生长受限。5%～60% 的 SGA 是因为种族或产次或父母身高体重等因素而造成的"健康小样儿"。这部分胎儿除了体重及体格发育较小外，各器官无功能障碍，无宫内缺氧表现。

SGA 可分为三种情况：①正常的 SGA（normal SGA），即胎儿结构及多普勒血流评估均未发现异常。②异常的 SGA（abnormal SGA），存在结构异常或者遗传性疾病的胎儿。③胎儿生长受限（fetal growth restriction，FGR），指无法达到其应有生长潜力的 SGA。严重的 FGR 被定义为胎儿的体重小于第 3 百分位数，同时伴有多普勒血流的异常。

低出生体重儿被定义为胎儿分娩时的体重＜2500g。

一、病因

影响胎儿生长的因素，包括母亲营养供应、胎盘转运和胎儿遗传潜能。其病因复杂，约 40% 的患者病因尚不明确。主要危险因素有：

1. 孕妇因素

影响胎儿生长的因素中孕妇因素占 50%～60%。

（1）营养因素　孕妇偏食，妊娠剧吐，以及摄入蛋白质、维生素及微量元素不足，胎儿出生体重与母体血糖水平呈正相关。

（2）妊娠并发症与合并症　妊娠并发症如妊娠期高血压疾病、多胎妊娠、妊娠期肝内胆汁淤积症等，妊娠合并症如心脏病、肾炎、贫血、抗磷脂抗体综合征等，均可使胎盘血流量减少，灌注下降。

（3）其他　孕妇年龄、地区、体重、身高、经济状况、子宫发育畸形、吸烟、吸

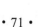

晚孕期特点及常见疾病

毒、酗酒、宫内感染、母体接触放射线或有毒物质等。

2. 胎儿因素

研究证实，生长激素、胰岛素样生长因子、瘦素等调节胎儿生长的物质在脐血中降低，可能会影响胎儿内分泌和代谢。胎儿基因或染色体异常、先天发育异常时，也常伴有胎儿生长受限。

3. 胎盘因素

胎盘各种病变导致子宫胎盘血流量减少，胎儿血供不足。

4. 脐带因素

脐带过长、脐带过细（尤其近脐带根部过细）、脐带扭转、脐带打结等。

二、诊断

妊娠期准确诊断 FGR 并不容易，往往需在分娩后才能确诊。密切关注胎儿发育情况是提高 FGR 诊断率及准确率的关键。无高危因素的孕妇应在妊娠早期明确孕周，准确地判断胎龄，并通过孕妇体重和宫高的变化，初步筛查 FGR，进一步经 B 型超声检查确诊。有高危因素的孕妇需从妊娠早期开始定期行 B 型超声检查，根据各项衡量胎儿生长发育的指标及其动态情况，结合子宫胎盘的灌注情况及孕妇的产前检查结果，尽早诊断 FGR。

1. 临床指标

测量子宫长度、腹围、体重，推测胎儿大小，简单易行，可用于低危人群的筛查。

（1）子宫长度、腹围值 连续 3 周子宫长度、腹围值测量均在第 10 百分位数以下者，为筛选 FGR 的指标，预测准确率达 85% 以上。

（2）计算胎儿发育指数 胎儿发育指数=宫高（cm）-3×（月份+1），指数在-3 和+3 之间为正常，<-3 提示可能为 FGR。

（3）体重 妊娠晚期孕妇每周增加体重 0.5kg。若体重增长停滞或增长缓慢时，可能为 FGR。

2. 辅助检查

（1）B 型超声胎儿生长测量 ①胎儿测头围与腹围比值（HC/AC），胎儿头围在妊娠 28 周后生长缓慢，而胎儿体重仍按原速度增长，故只测头围不能准确反映胎儿生长发育的动态变化，应同时测量胎儿头围和腹围（HC/AC），比值小于正常同孕周平均值的第 10 百分位数，即应考虑可能为 FGR，有助于估算不匀称型 FGR。②测量胎儿双顶径（BPD），正常孕妇妊娠早期每周平均增长 3.6～4.0mm，妊娠中期增长 2.4～2.8mm，妊娠晚期增长 2.0mm。如超声动态监测双顶径时发现每周增长<2.0mm，或每 3 周增长<4.0mm，或每 4 周增长<6.0mm，于妊娠晚期双顶径每周增长<1.7mm，均应考虑有 FGR 的可能。③羊水量与胎盘成熟度，多数 FGR 出现羊水过少、胎盘老

化的超声图像。

（2）彩色多普勒超声检查 脐动脉舒张期血流缺失或倒置，对诊断 FGR 意义大。妊娠晚期脐动脉 S/D 比值通常≤3 为正常值，脐血 S/D 值升高时，也应考虑有 FGR 的可能。测量子宫动脉的血流（PI 及是否存在切迹）可以评估是否存在胎盘灌注不良的可能，从而预测 FGR 的发生。

（3）抗心磷脂抗体（ACA）的测定 近年来，有关自身抗体与不良妊娠的关系已越来越多被人们所关注，研究表明 ACA 与 FGR 的发生有关。

三、处理

1. 寻找病因

对临床怀疑 FGR 孕妇应尽可能找出可能的致病原因，如及早发现妊娠期高血压疾病，行 TORCH 感染检查、抗磷脂抗体测定。B 型超声检查可排除胎儿先天畸形，必要时采用介入性产前诊断技术进行胎儿染色体核型分析。

2. 妊娠期治疗

治疗越早效果越好，妊娠 32 周前开始疗效佳，妊娠 36 周后疗效差。一般认为，FGR 的治疗原则是：积极寻找病因、补充营养、改善胎盘循环、加强胎儿监测、适时终止妊娠。常见的改善胎盘循环及补充营养的方法有卧床休息、静脉营养等，但治疗效果欠佳。

（1）一般治疗 卧床休息，均衡膳食，吸氧，一般建议孕妇左侧卧位，增加母体心输出量的同时，可能会使胎盘血流达到最大量。

（2）母体静脉营养 氨基酸是胎儿蛋白质合成的主要来源，为胎儿生长发育的物质基础，以主动运输方式通过胎盘到达胎儿；能量合剂有助于氨基酸的主动转运；葡萄糖是胎儿热量的来源，有利于胎儿生长。故临床上常通过静脉营养给予母体补充氨基酸、能量合剂及葡萄糖，但实际治疗效果并不理想。可能的原因是，在胎儿生长受限时，胎盘功能减退，胎盘绒毛内血管床减少，间质纤维增加，出现绒毛间血栓、胎盘梗死等一系列胎盘老化现象，子宫-胎盘供血不足，导致物质转换能力下降。

（3）药物治疗 β-肾上腺素激动剂能舒张血管、松弛子宫，改善子宫胎盘血流，促进胎儿生长发育，硫酸镁能恢复胎盘正常的血流灌注。丹参能促进细胞代谢、改善微循环、降低毛细血管通透性，有利于维持胎盘功能。低分子肝素、阿司匹林用于抗磷脂抗体综合征引起 FGR 者有效。预计 34 周前分娩的生长受限胎儿应该注射糖皮质激素，以促胎肺成熟。

3. 胎儿健康状况监测

胎儿健康状况监测包括无应激试验（NST）、胎儿生物物理评分（BPP）、胎儿血流监测如脐动脉彩色多普勒、大脑中动脉血流、静脉导管血流等。胎儿监护应遵循循

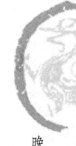

序渐进的流程。不可靠的胎心监护和<6分的生物物理评分在 FGR 的胎儿中往往迟发。脐血流舒张期缺失、倒置和静脉导管反向 A 波提示有较高的围产儿发病率与死亡率。胎儿的多普勒血流改变往往早于胎心电子监护或生物物理评分。因此，根据临床表现，胎儿监护应从确诊为 FGR 开始或在妊娠 28～30 周以后。在多普勒血流正常的胎儿中，只要监护结果可靠，监护的频率通常为每周 1 次。如果多普勒血流发现异常，需要更加严密的监护，应每周 2 次 NST 或 BPP，监护频率取决于病情发展，直至胎儿分娩。

4. 产科处理

（1）继续妊娠指征　胎儿状况良好，胎盘功能正常，妊娠未足月、孕妇无合并症及并发症者，可以在密切监护下妊娠至足月，但不应超过预产期。

（2）终止妊娠指征　①治疗后 FGR 无改善，胎儿停止生长 3 周以上；②胎盘老化，伴有羊水过少等胎盘功能低下表现；③NST、胎儿生物物理评分及胎儿血流测定等提示胎儿缺氧；④妊娠合并症、并发症病情加重，继续妊娠将危害母婴健康或生命者，均应尽快终止妊娠，一般在妊娠 34 周左右考虑终止妊娠，若孕周未达 34 周者，应促胎肺成熟后再终止妊娠。

（3）分娩方式选择　FGR 胎儿对缺氧耐受力差，胎儿胎盘储备不足，难以耐受分娩过程中子宫收缩时的缺氧状态，应适当放宽剖宫产指征。

1）阴道产：胎儿情况良好，胎盘功能正常，胎儿成熟，Bishop 宫颈成熟度评分≥7 分，羊水量及胎位正常，无其他禁忌者，可经阴道分娩；若胎儿难以存活，无剖宫产指征时予以引产。

2）剖宫产：胎儿病情危重，产道条件欠佳，阴道分娩对胎儿不利，应行剖宫产结束分娩。

四、预后

FGR 的近期及远期并发症发病率均较高。近期并发症主要有新生儿窒息、低体温、低血糖、红细胞增多症等；远期并发症主要有脑瘫、智力障碍、行为异常、神经系统障碍；成年后高血压、冠心病、糖尿病等心血管疾病及代谢性疾病的发病率较高，约为正常儿的 2 倍。FGR 治疗的关键取决于病因，由非整倍体、遗传综合征、病毒感染等原因导致的生长受限的结局无法通过产科治疗而改变。

第三节　早　产

早产（preterm labor，PTL）是指妊娠满 28 周（国外妊娠满 20 周）至不满 37 足周

（196～258 天）或新生儿出生体质量≥1000g 标准。早产分为自发性早产和治疗性早产，自发性早产包括早产和未足月胎膜早破后早产；治疗性早产为因妊娠并发症或合并症而需要提前终止妊娠者。

早产儿（preterm neonates）即早产时娩出的新生儿体重 1000～2499g，各器官发育不成熟，呼吸窘迫综合征、坏死性小肠炎、高胆红素血症、脑室内出血、动脉导管持续开放、视网膜病变、脑瘫等发病率增高。分娩孕周越小，出生体重越低，围生儿预后越差。国内早产儿占分娩总数的 5%～15%。

一、病因

高危因素包括：有晚期流产、早产史者；前次双胎早产；妊娠间隔时间过短；早孕期有先兆流产（阴道流血）；孕中期阴道超声发现子宫颈长度<25mm 的孕妇；有子宫颈手术史者；孕妇年龄≤17 岁或>35 岁；过度消瘦（体重指数<19），或孕前体重<50kg）；辅助生殖技术助孕者；胎儿及羊水量异常者（如多胎妊娠、羊水过多致子宫过度膨胀）；孕期长期站立；孕期高强度劳动；妊娠并发症或合并症者；有不良嗜好者；生殖系统发育畸形。常见诱因：①宫内感染，30%～40%的早产常伴胎膜早破、绒毛膜羊膜炎；②泌尿生殖道感染，B 族链球菌、沙眼衣原体、支原体致下生殖道感染、细菌性阴道病、无症状性菌尿、急性肾盂肾炎等。

二、临床表现

早产指妊娠满 28 周后至 37 周前出现规律宫缩，间隔时间 5～6min，持续时间达 30s 以上，同时宫颈管进行性缩短（宫颈缩短≥80%），伴有宫口扩张。

先兆早产指凡妊娠满 28 周后至 37 周前，孕妇虽有上述规律宫缩，但宫颈尚未扩张，经阴道超声测量宫颈长度（CL）≤20mm。

早产可分先兆早产和早产临产两个阶段。早产临产：凡妊娠满 28 周至不满 37 周符合下列条件：①出现规律宫缩（20min≥4 次或 60min≥8 次），伴有宫颈的进行性缩短；②宫颈扩张；③宫颈缩短≥80%。诊断早产应与妊娠晚期出现的生理性子宫收缩（braxton Hicks contractions）相区别。生理性子宫收缩一般不规则，无痛感，且不伴有宫颈管缩短和宫口扩张等改变。

三、治疗

治疗原则：若胎膜完整，在母胎情况允许时尽量保胎至 34 周。

1. 卧床休息

宫缩较频繁，但宫颈无改变，阴道分泌物胎儿纤维连接蛋白（FFN）阴性，不必卧

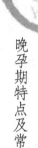

床和住院，只需适当减少活动的强度和避免长时间站立即可；宫颈已有改变的先兆早产者，需住院并相对卧床休息；已早产临产，应绝对卧床休息。

2. 促胎肺成熟治疗

妊娠＜34周，1周内有可能分娩的孕妇，应使用糖皮质激素促胎儿肺成熟。方法：地塞米松注射液 6mg 肌内注射，每 12h 一次，共 4 次。多胎妊娠治疗剂量同单胎妊娠。妊娠 32 周后选用单疗程治疗。糖皮质激素的不良反应：①孕妇血糖升高；②母儿免疫力降低。多疗程应用可能对胎儿神经系统发育产生一定影响，因此不推荐产前反复、多疗程应用。

3. 抑制宫缩治疗

先兆早产患者，通过适当抑制宫缩，能明显延长孕周；早产临产患者，宫缩抑制剂虽不能阻止早产分娩，但可能延长孕龄 3~7 日，为促胎肺成熟治疗和宫内转运赢得时机。

（1）β-肾上腺素能受体激动剂　子宫平滑肌细胞膜上的 β₂ 受体兴奋剂，可激活细胞内腺苷酸环化酶，促使三磷腺苷合成环磷腺苷（cAMP），降低细胞内钙离子浓度，阻止子宫肌收缩蛋白活性，抑制子宫平滑肌收缩。此类药物抑制宫缩的效果肯定，但在兴奋 β₂ 受体的同时也兴奋 β₁ 受体，其不良反应较明显，主要有母胎心率增快、心肌耗氧量增加、血糖升高、水钠潴留、血钾降低等，严重时可出现肺水肿、心力衰竭，危急母亲生命。故对合并心脏病、高血压、未控制的糖尿病和并发重度子痫前期、明显产前出血等孕妇慎用或禁用。用药期间需密切监测生命体征和血糖情况。常用药物有利托君（ritodrine），方法：100mg 加于 5% 葡萄糖 500mL 中静脉滴注，初始速度为 5 滴/分，根据宫缩情况进行调节，每 10min 增加 5 滴，最大量至每分钟 35 滴，待宫缩抑制后持续滴注 12h，停止静脉滴注前 30min 改为口服 10mg，每 4~6h 一次。用药期间需密切观察孕妇主诉及心率、血压、宫缩变化，并限制静脉输液量（每日不超过 2000mL），以防肺水肿。如患者心率＞120 次/分，应减滴数；如心率＞140 次/分，应停药；如出现胸痛，应立即停药并行心电监护。长期用药者应监测血钾、血糖、肝功能和超声心动图。

（2）硫酸镁　高浓度的镁离子直接作用于子宫平滑肌细胞，拮抗钙离子对子宫收缩活性，有较好抑制子宫收缩的作用。常用方法：25% 硫酸镁 16mL 加于 5% 葡萄糖 100mL 中，在 30~60min 内静脉滴注完，后以每小时 1~2g 的剂量维持，每日总量不超过 30g。用药过程中必须监测镁离子浓度，密切注意呼吸、膝反射及尿量。如呼吸＜16 次/分、尿量＜17mL/h、膝反射消失，应立即停药，并给予钙剂拮抗。因抑制宫缩所需的血镁浓度与中毒浓度接近，肾功能不良、肌无力、心肌病患者禁用。硫酸镁在早产临产前治疗至少 12h 对胎儿脑神经损伤有保护作用，可减少早产儿脑瘫的发生率。

（3）阿托西班（Atosiban）　一种缩宫素的类似物，通过竞争子宫平滑肌细胞膜上的缩宫素受体，抑制由缩宫素所诱发的子宫收缩，其抗早产的效果与利托君相似。但其

围产期及新生儿常见疾病的中西医结合治疗

不良反应少，在欧洲国家广泛使用。

（4）钙通道阻滞剂（calcium-channel blockers） 一类可选择性减少慢通道 Ca^{2+} 内流、干扰细胞内 Ca^{2+} 浓度、抑制子宫收缩的药物。常用药物为硝苯地平，其抗早产的作用比利托君更安全、更有效。用法：10mg 口服，每 6～8h 一次，应密切注意孕妇心率及血压变化。已用硫酸镁者慎用，以防血压急剧下降。

4. 控制感染

感染是早产的重要原因之一，应对未足月胎膜早破、先兆早产和早产临产孕妇做阴道分泌物细菌学检查，尤其是 B 族链球菌的培养。有条件时，可做羊水感染指标相关检查。阳性者应根据药敏试验选用对胎儿安全的抗生素，对未足月胎膜早破者，必须预防性使用抗生素。

5. 胎儿的监测

主要监护胎儿状态，包括羊水量、脐动脉血流监测及胎儿生物物理评分，及时发现胎儿窘迫，并可通过超声测量评价胎儿生长发育和估计胎儿体重。

6. 孕妇的监测

孕妇的监测包括生命体征的监测，尤其是体温和脉搏的监测，常可早期发现感染的迹象；定期复查血、尿常规及 C 反应蛋白等。

7. 终止早产的指征

有下列情况，需终止早产治疗：①宫缩进行性加强，经过治疗无法控制者；②有宫内感染者；③衡量母胎利弊，继续妊娠对母胎的危害大于胎肺成熟对胎儿的好处；④孕周已达 34 周，如无母胎并发症，应停用抗早产药，顺其自然，不必干预，只需密切监测胎儿情况即可。

8. 分娩期处理

大部分早产儿可经阴道分娩，临产后慎用吗啡、哌替啶等抑制新生儿呼吸中枢的药物；产程中应给孕妇吸氧，密切观察胎心变化，可持续胎心监护；第二产程可做会阴侧切开，预防早产儿颅内出血等。对于早产胎位异常者，在权衡新生儿存活利弊的基础上，可考虑剖宫产。

四、预防

积极预防早产是降低围产儿死亡率的重要措施之一。

1）定期产前检查，指导孕期卫生，积极治疗泌尿道、生殖道感染，孕晚期节制性生活，以免胎膜早破。对早产高危孕妇，应定期行风险评估，及时处理。

2）加强对高危妊娠的管理，积极治疗妊娠合并症及预防并发症的发生，减少治疗性早产率，提高治疗性早产的新生儿生存率。

3）已明确宫颈功能不全者，应于妊娠 14～18 周行宫颈环扎术。

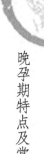

4）对怀疑宫颈功能不全，尤其是孕中、晚期宫颈缩短者，可选用：①黄体酮阴道制剂，100～200mg 每晚置阴道内，从妊娠 20～34 周，可明显减少 34 周前的早产率；②宫颈环扎术，曾有 2 次或 2 次以上晚期流产或早产史者，可在孕 14～18 周行预防性宫颈环扎术。如孕中期以后超声检查提示宫颈<25mm 者，也可行应激性宫颈环扎术。如宫颈功能不全在孕中期后宫口已开张，甚至宫颈外口已见羊膜囊脱出，可采用紧急宫颈环扎术作为补救，仍有部分患者可延长孕周。

第四节　妊娠期高血压疾病

妊娠期高血压疾病（hypertensive disorders complicating pregnancy）包括妊娠期高血压、子痫前期、子痫、慢性高血压并发子痫前期及妊娠合并慢性高血压，其中妊娠期高血压、子痫前期、子痫是妊娠期特有疾病。本病多发生于妊娠 20 周以后，以高血压、蛋白尿为主要特征，可伴全身多器官功能损害或功能衰竭；严重者可出现抽搐、昏迷，甚至死亡。我国妊娠期高血压疾病发病率为 9.4%～10.4%，国外为 7%～12%。妊娠期高血压疾病造成的孕产妇死亡率为 4.2/10 万，占死亡总数的 9.3%。该病严重威胁母婴健康，是导致孕产妇和围产儿发病率和死亡的重要原因之一。

一、病因与病机

妊娠期高血压疾病病因至今尚未完全阐明。目前国外学者多认为，子痫前期的发病可归纳为两个阶段：胎盘形成不良和胎盘氧化应激。后者释放一系列胎盘因子，引起血管内皮细胞受损和系统炎性反应，最终导致子痫前期的一系列临床症状和体征。

妊娠期高血压疾病具有遗传易感性，但其遗传方式尚未定论。

已发现多种营养缺乏，如低白蛋白血症、钙、镁、锌、硒等，与子痫前期发生发展有关。

二、病理生理变化

血管内皮细胞受损和系统炎性反应可引起血管痉挛，全身小动脉痉挛是子痫前期、子痫的基本病变。由于小动脉痉挛，外周阻力增大，血管内皮细胞损伤，通透性增加，体液及蛋白渗漏，表现为血压升高、水肿、蛋白尿及血液浓缩。脑、心、肺、肝、肾等重要脏器严重缺血可导致心、肝及肾衰竭，肺水肿及脑水肿，甚至抽搐、昏迷；胎盘梗死，出血而发生胎盘早剥及胎盘功能减退，危及母儿安全；血小板、纤维素沉积于血管内皮，激活凝血过程，消耗凝血因子，导致 DIC。

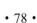

围产期及新生儿常见疾病的中西医结合治疗

三、临床表现

典型临床表现为妊娠 20 周后出现高血压、水肿、蛋白尿。视病变程度不同，轻者可无症状或有轻度头晕，血压轻度升高，伴水肿或轻微蛋白尿；重者出现头痛、眼花、恶心、呕吐、持续性右上腹疼痛等，血压明显升高，蛋白尿增多，水肿明显，甚至昏迷、抽搐。

根据临床表现分类如表 1。

表 1　妊娠高血压疾病的分类

分类	临床表现
妊娠期高血压	BP≥140/90mmHg，妊娠期出现，并于产后 12 周内恢复正常；尿蛋白（－）；患者可伴有上腹部不适或血小板减少。产后方可确诊
子痫前期	妊娠 20 周后出现 BP≥140/90mmHg，且尿蛋白≥300mg/24h 或（＋）。可伴有上腹部不适、头痛、视力模糊等症状
子痫	子痫前期孕产妇抽搐，且不能用其他原因解释
慢性高血压并发子痫前期	高血压女子于妊娠 20 周以前无蛋白尿，若孕 20 周后出现尿蛋白≥300mg/24h；或妊娠 20 周前突然出现尿蛋白增加、血压进一步升高、或血小板减少
妊娠合并慢性高血压	妊娠前或妊娠 20 周前检查发现血压升高，但妊娠期无明显加重；或妊娠 20 周后首次诊断高血压并持续到产后 12 周以后

重度子痫前期诊断见表 2。

表 2　重度子痫前期诊断

下列标准至少一条符合者可诊断为重度子痫前期
1）中枢神经系统异常表现：视力模糊、头痛、头晕；严重者神志不清、昏迷等
2）肝包膜下血肿或肝破裂的症状：包括上腹部不适或右上腹部持续性疼痛等
3）肝细胞损伤的表现：血清转氨酶升高
4）血压改变：收缩压≥160mmHg，或舒张压≥110mmHg
5）血小板减少：<100×10⁹/L
6）蛋白尿：≥5g/24h，或间隔 4h 两次尿蛋白（＋＋＋）
7）肺水肿
8）脑血管意外
9）血管内溶血：贫血、黄疸、或乳酸脱氢酶升高
10）少尿：24h 尿量<500mL
11）凝血功能障碍
12）胎儿生长受限或羊水过少

在妊娠中晚期，根据临床症状的表现不同，中医将其分为"子肿""子晕""子痫"。由于这三者在病机上有内在联系，病症可逐渐演变，故可作为一类疾病进行论述。妊娠中晚期，肢体面目发生肿胀者，称为"子肿"。根据妊娠肿胀的部位不同，分别有子气、子肿、皱脚、脆脚等名称。《医宗金鉴》云："头面遍身浮肿，小水短少者，属

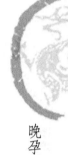

晚孕期特点及常见疾病

水气为病，名曰子肿；自膝至足肿，小水长者，属湿气为病，名曰子气；但两脚肿而肤厚者，属湿，名曰皱脚；皮薄者属水，名曰脆脚。"若出现头目眩晕，状若眩冒，甚者眩晕欲厥者，则称为"子晕"，亦称"妊娠眩晕""子眩"。若妊娠晚期、临产时，或新产后，突然发生眩晕倒扑，昏不知人，两目上视，牙关紧闭，四肢抽搐，全身强直，须臾醒，醒后复发，甚或昏迷者，称为"子痫"，亦称"妊娠痫证""子冒"。

子肿，始见于《金匮要略方论》"妊娠有水气，身重小便不利洒淅恶寒，起即头眩"，葵子茯苓散治之。《经效产宝》明确指出"脏气本弱，因产重虚，土不克水"的发病机制。《医学入门》指出"子肿"的病名沿用至今。《沈氏女科辑要》认为妊娠肿胀"不外有形之水病，与无形之气病而已"，将肿胀分为水病和气病，为该病的病因研究奠定了基础。《叶天士女科诊治秘方》指出"妊娠七、八月，突然卒倒僵仆，不省人事，顷刻即醒，名曰子晕"。《女科证治约旨》进一步明确指出子晕是由"肝火上升、内风扰动"或"痰涎上涌"所致。

子痫则首载于《诸病源候论》"……妊娠而发者，闷冒不识人。须臾醒，醒复发，亦是风伤太阳之经作痉也，亦名子痫，亦名子冒"。刘完素认为其病机是"肾水衰而心火旺，肝无所养所致"。《万氏女科》指出"子痫乃气虚夹痰夹火症也"。《沈氏女科辑要》曰："阴虚失纳，孤阳上逆，或痰滞经络，或肝阳内风暴动。"归纳诸家之说，子痫的发生，主要是阴虚为本，风、火、痰为标。

四、处理

妊娠期高血压疾病，尤以子痫前期，累及多器官损害，临床表现多样，病情轻重不一，故在临床处理中应根据病情进展的轻重缓急，个体化、综合诊治。临床处理包括疾病的早期防范、全程监控与积极治疗，其中防范与监控是妊娠期高血压疾病临床处理关键。

妊娠期高血压疾病治疗的基本原则是镇静、解痉、降压、利尿，适时终止妊娠。病情程度不同，治疗原则略有不同：①妊娠期高血压一般采用休息、镇静、对症等处理后，病情可得到控制，若血压升高，可予以降压治疗；②子痫前期除了一般处理，还要进行解痉、降压等治疗，必要时终止妊娠；③子痫需要及时控制抽搐的发作，防治并发症，经短时间控制病情后及时终止妊娠；④妊娠合并慢性高血压以降血压为主。

1. 一般处理

（1）休息　轻度的妊娠高血压可住院也可在家治疗，但子痫前期患者建议住院治疗。保证充足的睡眠，取左侧卧位，每日休息≥10h。左侧卧位可减轻子宫对腹主动脉、下腔静脉的压迫，使回心血量增加，改善子宫胎盘的血供。

（2）密切监护母儿状态　应询问孕妇是否出现头痛、视力改变、上腹不适等症状，每日测体重及血压，每日或隔日复查尿蛋白。定期监测血压、胎儿发育状况和胎盘功能。

（3）间断吸氧　可增加血氧含量，改善全身主要脏器和胎盘的氧供。

（4）饮食　应包括充足的蛋白质、热量，不限盐和液体，但对于全身水肿者应适当限制盐的摄入。

2. 镇静

轻度患者一般不需要药物治疗，对于精神紧张、焦虑或睡眠欠佳者可给予镇静剂。对于重度的子痫前期或子痫患者，需要应用较强的镇静剂，防治子痫发作。

（1）地西泮　具有较强的镇静、抗惊厥、肌肉松弛作用，对胎儿及新生儿的影响较小。用法：2.5～5mg 口服，每日 3 次，或 10mg 肌内注射或静脉缓慢注射（＞2min）。

（2）冬眠药物　可广泛抑制神经系统，有助于解痉降压，控制子痫抽搐。用法：①哌替啶 100mg，氯丙嗪 50mg，异丙嗪 50mg 加入 10%葡萄糖 500mL 内缓慢静脉滴注；②紧急情况下，可将三种药物的 1/3 量加入 25%葡萄糖 20mL 内缓慢静脉注射（＞5min），余 2/3 量加入 10%葡萄糖液 250mL 内静脉滴注。由于氯丙嗪可使血压急骤下降，导致肾及子宫胎盘血供减少、胎儿缺氧，且对母儿肝脏有一定的损害作用，现仅应用于硫酸镁治疗效果不佳者。

（3）其他镇静药物　苯巴比妥、异戊巴比妥、吗啡等具有较好的抗惊厥、抗抽搐作用，可用于子痫发作时控制抽搐及产后预防或控制子痫发作。由于该药可致胎儿呼吸抑制，分娩 6h 前慎用。

3. 解痉

解痉为治疗子痫前期和子痫的主要方法，可以解除全身小动脉痉挛，缓解临床症状，控制和预防子痫的发作。首选药物为硫酸镁，其作用机制：①抑制运动神经末梢与肌肉接头处钙和乙酰胆碱的释放，阻断神经肌肉接头间的信息传导，使骨骼肌松弛；②降低中枢神经系统兴奋性及脑细胞的耗氧量，降低血压，抑制抽搐发生；③降低机体对血管紧张素Ⅱ的反应；④刺激血管内皮细胞合成前列环素，抑制内皮素合成，从而缓解血管痉挛状态；⑤解除子宫胎盘血管痉挛，改善母儿间血氧交换及围生儿预后。

用药方案：静脉给药结合肌内注射。①静脉给药：首次负荷剂量 25%硫酸镁 10mL 加入 10%葡萄糖 20mL 中，缓慢静脉注入，5～10min 推完；继之 25%硫酸镁 60mL 加入 5%葡萄糖 500mL 中静脉滴注，滴速为 1～2g/h。②根据血压情况，决定是否加用肌内注射，用法为 25%硫酸镁 20mL 加 2%利多卡因 2mL，臀肌深部注射，每日 1～2 次。每日总量为 25～30g。用药过程中可监测血清镁离子浓度。

毒性反应：正常孕妇血清镁离子浓度为 0.75～1mmol/L，治疗有效浓度为 1.7～3mmol/L，若血清镁离子浓度超过 3mmol/L 即可发生镁中毒。首先表现为膝反射减弱或消失，继之出现全身肌张力减退、呼吸困难、复视、语言不清，严重者可出现呼吸肌麻痹，甚至呼吸、心跳停止，危及孕妇生命。

注意事项：用药前及用药过程中应注意以下事项：定时检查膝反射是否减弱或消失；呼吸≥16 次/分；尿量每小时≥25mL 或每 24h≥600mL；硫酸镁治疗时需备钙剂，

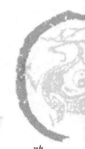

晚孕期特点及常见疾病

一旦出现中毒反应，立即静脉注射 10% 葡萄糖酸钙 10mL，因钙离子与镁离子可竞争神经细胞上的受体，从而阻断镁离子的作用。肾功能不全时应减量或停用，有条件时监测血镁浓度。

4. 降压

降压的目的为延长孕周或改变围产期结局。对于收缩压≥160mmHg，或舒张压≥110mmHg，或平均动脉压≥140mmHg 者，以及原发性高血压妊娠前已用降血压药者，须应用降压药物。降压药物选择原则：对胎儿无毒副作用，不影响心排血量、肾血流量及子宫胎盘灌注量，不致血压急剧下降或下降过低。

（1）肼屈嗪　妊娠期高血压疾病的常用药物。主要作用于血管中枢或直接作用于小动脉平滑肌，可降低血管紧张度，扩张周围血管而降低血压，并可增加心排血量，有益于脑、肾、子宫胎盘的血流灌注。其降压作用快、舒张压下降较显著。用法：每 15～20min 给药 5～10mg，直至出现满意反应（舒张压控制在 90～100mmHg）；或 10～20mg，每日 2～3 次口服；或 40mg 加入 5% 葡萄糖 500mL 内静脉滴注。不良反应为头痛、心率加快、潮热等。有心脏病或心力衰竭者，不宜应用此药。

（2）拉贝洛尔　α、β 肾上腺素受体阻断剂，可降低血压但不影响肾及胎盘血流量，并可对抗血小板凝集，促进胎儿肺成熟。该药显效快，不引起血压过低或反射性心动过速。剂量为 50～100mg，加入 5% 葡萄糖液中静脉滴注，5 日为 1 个疗程，血压稳定后改口服，每次 100mg，每日 2～3 次，2～3 日后根据需要加量，常用维持量为 200～400mg，每日 2 次，饭后服用。每日总剂量不超过 2400mg。不良反应为头皮刺痛及呕吐。

（3）硝苯地平　钙离子通道阻滞剂，可解除外周血管痉挛，使全身血管扩张，血压下降，由于其降压作用迅速，目前不主张舌下含化。用法：10mg 口服，每日 3 次，24h 总量不超过 60mg。其不良反应为心悸、头痛，与硫酸镁有协同作用。

（4）尼莫地平　亦为钙离子通道阻滞剂，其优点在于可选择性地扩张脑血管。用法：20～60mg 口服，每日 2～3 次；或 20～40mg 加入 5% 葡萄糖 250mL 中静脉滴注，每日 1 次，每日总量不超过 360mg。不良反应为头痛、恶心、心悸及颜面潮红。

（5）甲基多巴　可兴奋血管运动中枢的 α 受体，抑制外周交感神经而降低血压，妊娠期使用效果较好。用法：250mg 口服，每日 3 次。不良反应为嗜睡、便秘、口干、心动过缓。

（6）硝普钠　强有力的速效血管扩张剂，可扩张周围血管使血压下降。由于药物能迅速通过胎盘进入胎儿体内，并保持较高浓度，其代谢产物（氰化物）对胎儿有毒性作用，不宜在妊娠期使用。产后血压过高，其他降压药效果不佳时，方考虑使用。用法：50mg 加于 5% 葡萄糖 1000mL 内，缓慢静脉滴注。用药不宜超过 72h。用药期间应严密监测血压及心率。

（7）肾素血管紧张素类药物　可导致胎儿生长受限、胎儿畸形、新生儿呼吸窘迫综合征、新生儿早发性高血压，妊娠期应禁用。

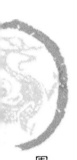

5. 扩容

一般不主张应用扩容剂，仅用于严重的低蛋白血症、贫血。可选用人血白蛋白、血浆和全血。

6. 利尿药物

一般不主张应用利尿剂，仅用于全身性水肿、急性心力衰竭、肺水肿、或血容量过多且伴有潜在性肺水肿者。常用利尿剂有呋塞米、甘露醇等。

7. 适时终止妊娠

终止妊娠是治疗妊娠期高血压疾病的有效措施。

（1）终止妊娠的指征　①重度子痫前期患者经积极治疗 24～48h 仍无明显好转者；②重度子痫前期孕周已超过 34 周者；③重度子痫前期孕龄不足 34 周，但胎盘功能减退，胎儿已成熟者；④重度子痫前期，孕龄不足 34 周，胎盘功能减退，胎儿尚未成熟者，可用地塞米松促胎肺成熟后终止妊娠；⑤子痫控制后 2h 可考虑终止妊娠。

（2）终止妊娠的方式

1）引产：适用于病情控制后，宫颈条件成熟者。先行人工破膜，羊水清亮者，可给予缩宫素静脉滴注引产，第一产程应密切观察产程进展状况，保持产妇安静和充分休息。第二产程应以会阴后侧切开术、胎头吸引或低位产钳助产缩短第二产程。第三产程应预防产后出血。产程中应加强母儿安危状况和血压监测，一旦出现头昏、眼花、恶心、呕吐等症状，病情加重，立即以剖宫产结束分娩。

2）剖宫产：适用于有产科指征者，宫颈条件不成熟，不能在短时间内经阴道分娩，引产失败，胎盘功能明显减退，或已有胎儿窘迫征象者。

产后子痫多发生于产后 24h 内，最晚可在产后 10 日发生，故产后应积极处理，防止产后子痫的发生。

8. 子痫的处理

子痫是妊娠期高血压疾病最严重的阶段，是妊娠期高血压疾病所致母儿死亡的最主要原因，应积极处理。子痫处理原则为控制抽搐，纠正缺氧和酸中毒，控制血压，抽搐控制后终止妊娠。

（1）控制抽搐　①5%硫酸镁 10mL 加入 25%葡萄糖 20mL 内静脉注射（＞5min），继之用以每小时 2g 的速度静脉滴注，维持血药浓度，同时应用有效镇静药物如地西泮，控制抽搐；②20%甘露醇 250mL 快速静脉滴注，以降低颅内压。

（2）控制血压　血压过高时给予降压药。

（3）纠正缺氧和酸中毒　间断面罩吸氧，根据二氧化碳结合力及标准碳酸氢值、实际碳酸氢值给予适量的 5%碳酸氢钠纠正酸中毒。

（4）终止妊娠　抽搐控制 2h 后可考虑终止妊娠。

（5）护理　保持环境安静，避免声光刺激；吸氧，防止口舌咬伤，防止窒息，防止坠地受伤，密切观察体温、脉搏、呼吸、血压、神志、尿量（应保留导尿管监测）等。

（6）密切观察病情变化　及早发现心力衰竭、脑出血、肺水肿、HELLP综合征、肾衰竭、DIC等并发症，并积极处理。

9. 慢性高血压的处理

（1）降压治疗指征　收缩压150～180mmHg或舒张压＞100mmHg；或伴有高血压导致的器官损伤的表现。血压为180/110mmHg时，需要静脉降压治疗，首选药物为肼屈嗪和拉贝洛尔。

（2）胎儿监护　超声检查，动态监测胎儿的生长发育：NST或胎儿生物物理监护，在妊娠28周开始每周1次；妊娠32周以后每周2次。

（3）终止妊娠　对于轻度、没有并发症的慢性高血压，可足月自然分娩；若慢性高血压并发子痫前期，或伴其他妊娠合并症（如胎儿生长受限、上胎死胎史等），应提前终止妊娠。

五、临床前沿

1）有学者将起病在孕32周前或孕34周前的重度子痫前期定义为早发型，在此后发病者为晚发型。但病因学研究显示，血栓形成倾向与发病于孕32周前的早发型重度子痫前期、HELLP综合征、胎盘梗死、不明原因胎死宫内、胎儿生长受限及复发性自然流产密切相关，可能共享某些病因和发病机制。早发型子痫前期和晚发型可能为两种不同的疾病，早发型者的胎盘功能明显异常，为胎源性疾病，伴有较高的胎儿生长发育受限发生率而晚发型者胎盘功能改变最小，为机体系统性疾病。

2）在重度子痫前期的发病过程中，不同个体所累及的器官是不同的，而且每个个体也并非各种器官同时均等受累。国内学者杨孜等研究提出个体疾病的发展不平行性，重度子痫前期有71.70%为单器官受累，明显高于两器官和多器官受累，在器官受累患者中，早发型重度子痫前期终末器官损害以胎盘损害（18.42%）、心肺损害（10.53%）和脑损害（10.53%）为主。胎盘损害发生率在早发型组比晚发型组有显著增高。两器官和多器官受累的胎儿及新生儿死亡率较单器官受累明显增高。

3）HELLP综合征：是在重度子痫前期基础上出现溶血、肝酶升高及血小板降低的综合征，被认为是重度子痫前期的一种表现形式。该病发生率占重度子痫前期患者的4%～14%，母儿病率和死亡率明显增高。近年有报道不合并重度子痫前期的HELLP综合征的发生。患者可发生肺水肿、急性肾炎、DIC、胎盘早剥、肝出血或肝衰竭、急性呼吸窘迫综合征、败血症和休克。其临床表现多样，报道的发病时间可早在中孕期也可晚到产后数日。患者出现右上腹疼痛或上腹痛，常伴恶心、呕吐、黄疸、头痛、全身出血倾向等，目前采用的实验室诊断标准并不统一。2004年Sibai提出的诊断标准为：①微血管内溶血，外周血涂片可见破碎或变形的红细胞，乳酸脱氢酶（LDH）升高＞600U/L，总胆红素水平＞1.2mg/dL；②肝酶异常，天冬氨酸氨基转移酶（AST）＞

70U/L；③血小板减少，血小板＜100×10⁹/L。溶血、肝酶升高、低血小板三项指标中任一项或两项异常，未全部达到上述标准的称为部分性 HELLP 综合征。

LDH 是诊断早期溶血的敏感指标，只有当 LDH 明显升高时，才会出现外周血涂片红细胞形态学改变，非结合胆红素可反映溶血的程度。应注意血小板数值，可反映溶血的严重程度和转归，当＜50×10⁹/L 时，提示预后差。

HELLP 综合征的治疗原则为在积极治疗子痫前期、子痫的基础上对症治疗、适时终止妊娠。对症治疗包括：①肾上腺皮质激素的应用；②预防出血，当血小板＜20×10⁹/L 及患者有明显出血倾向时，在准备剖宫产前应灌注新鲜的血小板悬液；③保护肝脏功能，肝功能明显异常时，可以应用保护肝脏的药物，如葡醛内酯、谷胱甘肽等。HELLP 综合征妊娠结局通常不良，包括分娩时孕周较小、剖宫产率高、需要输血、并发肾衰竭、胎盘早剥、产后出血和 DIC。由于 HELLP 综合征病情进展迅速，常发生病情的突然恶化。当妊娠周数已达 34 周，或出现多器官功能障碍、DIC、肝脏梗死或出血、肾衰竭、胎盘早剥、胎儿状况不良等情况下应立即终止妊娠。对于母体状况稳定而仅有血液实验室检查轻度异常，并且胎儿状况良好时的处理原则仍有分歧。一些学者建议，糖皮质激素促胎肺成熟后可终止妊娠；也有人建议可继续保守治疗，直至母亲或胎儿方面出现新的终止妊娠的指征，或妊娠至 34 周再终止妊娠。最根本的原则应视个案分析处理。

4）DIC：不是一种独立的疾病，而是在原发病症基础上病程进展的一个重要环节。子痫前期引起的 DIC 多为慢性，发生胎盘早剥等严重并发症时可呈现急性 DIC。DIC 的主要临床表现有出血、休克、栓塞和溶血，可以在尚无明显临床表现的情况下就已经显现实验室检查指标的异常，有的则在尚未意识到的情况下已进入凶险阶段。

诊断标准需同时具有以下三项或三项以上异常：①血小板＜100×10⁹/L 或进行性下降。②血浆 Fib＜1.5g/L。③3P 试验阳性或血浆 FDP＞20mg/L 或 D-二聚体水平升高。D-二聚体测定是一项特异性纤维蛋白降解产物的检查，是诊断 DIC 的特异性试验之一，能反映凝血酶原和纤溶酶原的活性。正常人未稀释血浆 D-二聚体测定为阴性（＜0.25mg/L），若＞0.5mg/L 对 DIC 高危患者具有极高的预测价值。④PT＞15s 或比对照延长 3s 以上，当形成凝血酶所必需的凝血物质明显减少时，当 Fib 低于危险水平（约＜1g/L）时或 FDP 明显增加时均可出现 PT 和 APTT 延长，故 PT 和 APTT 延长虽有一定意义，但并不一定代表 DIC 的发生。⑤AT-Ⅲ活性＜60%。⑥血浆纤溶酶原（PLG）＜300mg/L。⑦血浆内皮素-1（ET-1）＞80pg/mL 或凝血酶调节蛋白（TM）增高。

5）血管内外的胶体渗透压和流体静水压的平衡在重度子痫前期伴有严重低蛋白血症时被破坏，当产后回心血量增加时，胶体渗透压更进一步下降，此时最易发生心力衰竭和肺水肿。无论是在产前、产时还是产后，在心力衰竭控制平稳后，都可以给予人血白蛋白或血浆，以提高胶体渗透压来稳定微循环，但需要警惕循环血量增加而再次诱发心力衰竭的可能，重要的是，应用白蛋白或血浆时，应严密监测病情和先经静脉给予呋塞米。在分娩前注意逐步纠正低蛋白血症是稳定产时和产后微循环和防止心力衰竭发生的措施之一。

6）糖皮质激素与胎肺成熟：大量循证医学证据已证实，糖皮质激素对于孕龄＜34周早产胎儿有促进胎肺成熟的作用。糖皮质激素在早发型重度子痫前期的应用，可以明显降低新生儿呼吸窘迫的发生，同时降低新生儿脑室内出血、感染和死亡的发生，并且不增加母亲的并发症。可以地塞米松 6mg 肌内注射，每日 2 次，共 4 次或倍他米松 12mg 肌内注射，每日 1 次，共 2 次。

7）国内外学者研究显示，抗凝治疗可改善重度子痫前期患母儿的结局，尤其是早发型重度子痫前期，但关于药物如何选择、治疗剂量和持续时间没有统一的意见。对于重度子痫前期抗凝治疗，应在临床检查和检验结果指导下应用。重度子痫前期患者出现 PT、APTT、TT 明显缩短，Fib 明显增加，D-二聚体、FDP 含量增高，AT-Ⅲ 活性明显降低，血液黏度明显升高或子宫动脉、脐血流异常，严重胎儿生长发育受限，或具有遗传性或获得性血栓形成倾向和（或）抗心磷脂抗体阳性者，可给予抗凝治疗。目前常用药物为低分子量肝素（LMWH）。用法：达肝素（dalteparin）5000U，皮下注射，每日 1～2 次；依诺肝素（enoxaparin）40mg，皮下注射，每日 1～2 次。治疗过程中，若胎儿生长发育良好，与孕周相符，凝血、纤溶指标检测恢复正常，可考虑停用。但停药后必须每月复查凝血、纤溶指标及胎儿发育情况，有异常时可重新用药，必要时可维持整个孕期，一般在分娩前 24h 停止使用。LMWH 的不良反应包括过敏反应、出血、血小板减少和骨质疏松等。无论是 LMWH 或阿司匹林抗凝，其疗效均存在争议，关键是用药对象的有指征性和有选择性，了解每个个体的发病类型和发病相关因素，进行个体化治疗是取得治疗效果的根本原则。

第五节　妊娠期肝内胆汁淤积症

妊娠期肝内胆汁淤积症（intrahepatic cholestasis of pregnancy，ICP）是妊娠中晚期特有的并发症之一，至今病因尚未明确。临床以皮肤瘙痒、胆汁酸水平升高和黄疸为主要特征，常在分娩后自发地迅速改善。可导致急性胎儿缺氧、死胎、死产、早产等不良结局。发病率 0.1%～15.6%不等，有明显的地域和种族差异，智利、瑞典及我国长江流域等地发病率较高。祖国医学理论中，ICP 散见于 "妊娠黄疸（子黄）""妊娠身痒"篇中。如《妇科易知》载 "孕妇遍身瘙痒"。《临床指南》曰："胆液为湿所困，渍于脾，浸淫肌肉，溢于皮肤而致妊娠黄疸。"《妇科易知》载："孕妇遍身瘙痒，此风症也，不可服药，用樟脑油调擦即愈。"

黄疸是指由于感受湿热疫毒等外邪，导致湿浊阻滞，脾胃肝胆功能失调，胆液不循常道，随血泛溢引起的以目黄、身黄、尿黄为主要临床表现的一种肝胆病证。

一、病因

本病病因目前尚不清楚，可能与女性激素、遗传及环境等有关。

1. 女性激素

临床研究发现，ICP 多发生在妊娠晚期、双胎妊娠、卵巢过度刺激及既往使用口服复方避孕药者，以上均为高雌激素水平状态。雌激素可使 Na^+，K^+-ATP 酶活性下降，能量提供减少，导致胆汁酸代谢障碍；雌激素可使肝细胞膜中胆固醇与磷脂比例上升，胆汁流出受阻；雌激素作用于肝细胞表面的雌激素受体，改变肝细胞蛋白质合成，导致胆汁回流增加。有学者认为高雌激素水平不是 ICP 致病的唯一因素，可能与雌激素代谢异常及肝脏对妊娠期生理性增加的雌激素高敏感性有关。

2. 遗传因素

智利和瑞典等国的 ICP 发病率明显不同，且在母亲或姐妹中有 ICP 病史之妇女中发生率明显增高。ICP 的种族差异、地区分布性、家族聚集性和再次妊娠的复发率均支持遗传因素在 ICP 发病中的作用。

3. 环境因素

流行病学研究发现，ICP 发病率与季节有关，冬季高于夏季。近年研究发现智利妊娠妇女血硒浓度与 9 年前相比增加，且夏季妊娠妇女血硒水平明显升高，硒是一种微量元素，是谷胱甘肽过氧化酶的活性成分。这可能与近年来智利 ICP 发生率下降及夏季 ICP 发生率降低有关。

二、ICP 对母儿的影响

1. 对孕妇的影响

ICP 患者伴发明显的脂肪痢时，脂溶性维生素 K 的吸收减少，致使凝血功能异常，导致产后出血。

2. 对胎婴儿的影响

由于胆汁酸的毒性作用使围产儿发病率和死亡率明显升高。可发生胎儿窘迫、早产、羊水胎盘胎粪污染。此外，尚有不能预测的胎儿突然死亡、新生儿颅内出血等。

三、临床表现

ICP 属黄疸之"阳黄"。临床可见：皮肤瘙痒，巩膜及皮肤黄染，口干欲饮，小便短黄如浓茶，大便干结，舌质暗红，苔黄厚而腻，脉滑数而弦。若湿热下注则尿短黄而赤痛，带下色黄，黏稠或有气味；湿热留于四肢则倦怠乏力；湿热中阻则纳呆、呕恶、腹泻；湿热伤络则鼻衄、齿龈出血。

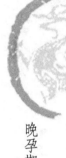

1. 瘙痒

无皮肤损伤的瘙痒是 ICP 的首发和主要症状，约 80%的患者在妊娠 30 周后出现，也有妊娠早期就出现，可早至妊娠 6 周出现。瘙痒程度不一，常呈持续性，白昼轻，夜间加剧。但瘙痒症与病情不成正比。瘙痒一般始于手掌和脚掌，后渐向肢体近端延伸甚至可发展到面部，这种瘙痒症状常出现在实验室检查异常结果之前平均约 3 周，亦有达数月者，多于分娩后 24～48h 缓解，少数在 1 周或 1 周以上缓解，再次妊娠可复发。一般认为，瘙痒症的原因可能为胆盐潴留于皮肤深层，刺激皮肤感觉神经末梢所致。

2. 黄疸

10%～15%的患者出现轻度黄疸，一般不随孕周的增加而加重。ICP 孕妇有无黄疸与胎儿预后关系密切，有黄疸者羊水粪染、新生儿窒息及围产儿死亡率均显著增加。

3. 皮肤抓痕

四肢皮肤出现因瘙痒所致的条状抓痕。

4. 其他症状和体征

一般无明显消化道症状，少数孕妇出现上腹不适、食欲不振、恶心、乏力、呕吐、轻度脂肪痢等症状，可能是由于脂溶性物质吸收障碍引起。

四、诊断

根据典型临床症状和实验室检查结果，ICP 诊断并不困难。

1. 临床表现

孕晚期出现皮肤瘙痒、黄疸等不适。

2. 实验室检查

1）血清胆汁酸测定：血清总胆汁酸（TBA）测定是诊断 ICP 的最主要实验证据，也是监测病情及治疗效果的重要指标。无诱因的皮肤瘙痒及血清 TBA＞10μmol/L 可作 ICP 诊断，血清 TBA≥40μmol/L 提示病情较重。

2）肝功能测定：大多数 ICP 患者的门冬氨酸转氨酶（AST）、丙氨酸转氨酶（ALT）轻至中度升高，为正常水平的 2～10 倍，一般不超过 1000U/L，ALT 较 AST 更敏感；部分患者血清胆红素轻至中度升高，很少超过 85.5pmol/L，其中直接胆红素占 50%以上。

3）病理检查：在诊断不明而病情严重时可行肝组织活检。ICP 患者肝组织活检见肝细胞无明显炎症或变性表观，仅肝小叶中央区胆红素轻度淤积、毛细胆管胆汁淤积及胆栓形成。电镜切片发现毛细胆管扩张合并微绒毛水肿或消失。

4）影像学检查：ICP 患者的肝脏常缺乏特征性改变，即使是某些胆汁淤积严重的 ICP 患者亦如此。放射学、超声等检查对 ICP 诊断意义并不大，但对排除妊娠女性有无肝胆系统疾病具有重要意义。

5）分娩后瘙痒症状消失，肝功能恢复正常。

围产期及新生儿常见疾病的中西医结合治疗

五、鉴别诊断

ICP 需与非胆汁淤积所引起的瘙痒性疾病，如皮肤病、妊娠特异性皮炎、过敏反应、尿毒症性瘙痒等鉴别。妊娠早期应与妊娠剧吐，妊娠晚期应与病毒性肝炎、肝胆石症、急性脂肪肝、子痫前期和 HELLP 综合征等鉴别。中医方面可与以下病证鉴别诊断：

1. 萎黄

黄疸与萎黄均有身黄，故需鉴别。黄疸的病因为感受时邪，饮食所伤，脾胃虚弱，砂石、积块瘀阻等；萎黄的病因为大失血，久病脾虚等。黄疸的病机是湿浊阻滞，脾胃肝胆功能失调，胆液不循常道，随血泛溢；萎黄的病机是脾虚不能化生气血，或失血过多，致气血亏虚，肌肤失养。黄疸以目黄、身黄、小便黄为特征；萎黄以身面发黄且干萎无泽为特征，双目和小便不黄，伴有明显的气血亏虚证候，如眩晕耳鸣、心悸少寐等。两者的鉴别以目黄的有无为要点。

2. 黄胖

黄胖多与虫证有关，诸虫尤其是钩虫居于肠内，久之耗伤气血，脾虚生湿，致肌肤失养，水湿渐停，而引起面部肿胖色黄，身黄带白，但眼目不黄。《杂病源流犀烛·诸疸源流黄胖》对此论述颇详："黄胖宿病也，与黄疸暴病不同。盖黄疸眼目皆黄，无肿状；黄胖多肿，色黄中带白，眼目如故，或洋洋少神。虽病根都发于脾，然黄疸则由脾经湿热郁蒸而成；黄胖则湿热未甚，多虫与食积所致，必吐黄水，毛发皆直，或好食生米茶叶土炭之类。"两者的鉴别也以目黄的有无为要点。

六、治疗

治疗目标是缓解瘙痒症状，改善肝功能，降低血胆汁酸水平，加强胎儿状况监护，延长孕周，改善妊娠结局。

（一）一般处理

适当卧床休息，取侧卧位以增加胎盘血流量，给予吸氧、高渗葡萄糖、维生素类及能量，既保肝又可提高胎儿对缺氧的耐受性。定期复检肝功能、血胆汁酸了解病情。

（二）药物治疗

药物治疗能使孕妇临床症状减轻，胆汁淤积的生化指标和围产儿预后改善，常用的有：

（1）熊去氧胆酸（UDCA）　一种亲水、非细胞毒性二羟胆酸，为 ICP 治疗的一线用药。在缓解瘙痒症、降低血清学指标、延长孕周、改善母婴预后方面具有优势。常用治疗剂量为每日 1g 或 15mg/（kg·d）。治疗期间每 1～2 周检查 2 次肝功能，监测生

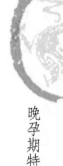

化指标的改变。

（2）S-腺苷甲硫氨酸（SAMe）　ICP 临床二线用药或联合治疗药物，其常规用法为每日 1g，静脉滴注；或 500mg，每日 2 次，口服。

（3）地塞米松　能通过胎盘减少胎儿肾上腺素脱氢表雄酮的分泌，降低雌激素水平，减轻胆汁淤积，同时可以促进胎肺成熟，避免早产儿发生呼吸窘迫综合征。但其不良反应较多，长时间大量用药会影响患者糖代谢、免疫功能和胎儿发育，故不提倡地塞米松作为 ICP 的首选药物，主要适用于妊娠 34 周前，估计 7 日内分娩者。一般用量为每日 6mg，肌内注射，每 12h 一次，共 4 次。

（三）辅助治疗

（1）护肝治疗　在降胆酸治疗的基础上使用护肝药物，葡萄糖、维生素 C、肌苷等保肝药物可改善肝功能。

（2）改善瘙痒症状　炉甘石液、薄荷类、抗组胺药物对瘙痒有缓解作用。

（3）维生素 K 的应用　当伴发明显的脂肪痢或凝血酶原时间延长时，为预防产后出血，应及时补充维生素 K_1 每日 5～10mg，口服或肌内注射。

（四）中医治疗

妊娠胆汁淤积症，属中医"妊娠瘙痒"或"黄疸"范畴，其病机多为孕后阴血聚以养胎，血虚益甚，血虚生风而症见皮肤瘙痒；气血同源，血虚气无以化生则气虚湿滞，气机不畅，湿邪内蕴，内扰肝胆，使肝气失疏，胆液不循常道外泄白睛，肌肤而见黄疸，正如《妇科指归》认为其病是"皮毛中风湿"。《金匮要略》曰："黄家所得，从湿得之。"故本病的治疗以益气化湿，养血祛风退黄为主。

1. 阴虚血燥型

主要证候：妊娠期间，周身皮肤瘙痒干燥，或伴有轻度黄疸，口干咽燥，心烦夜寐不安，舌质红，苔薄白或少苔，脉细滑数。

治则：滋阴养血，疏风止痒，佐以安胎。

方药：加味四物汤（《医宗金鉴》）加减。当归、白芍、生地黄、川芎、丹参、生山楂、荆芥、防风、蝉蜕、僵蚕、黄芩。

方中四物汤滋阴养血。丹参清血热，活血祛瘀，除烦安神；生山楂善入血分，为化瘀血之要药，据现代药理研究，山楂含有黄酮物质，有抗过敏作用，但两药需重用，乃为治胆瘀之主药。荆芥、防风两药相须为用，加强祛风止痒之功。蝉蜕、僵蚕祛风解痉，增强祛风止痒之功效。黄芩清热安胎。

2. 湿热内蕴型

主要证候：妊娠期间，皮肤瘙痒，巩膜及皮肤发黄，胃纳不佳，脘腹胀满，恶心呕吐，体倦乏力，小便黄赤，苔黄腻，脉弦滑细数。

治则：清热利湿，退黄止痒。

围产期及新生儿常见疾病的中西医结合治疗

方药：茵陈蒿汤（《伤寒论》）合四物汤（《太平惠民和剂局方》）加减。茵陈、栀子、当归、白芍、生地黄、川芎、丹参、生山楂、蝉蜕、僵蚕、黄芩、生麦芽。

方中四物汤补血调血；茵陈除湿退黄之要药，配以栀子清泄三焦湿热；黄芩清热安胎燥湿；丹参、生山楂活血化瘀，除烦安神；蝉蜕、僵蚕祛风止痒；生麦芽疏肝理气。

3. 脾虚湿郁型

主要证候：多见于黄疸久郁者。症见身目俱黄，黄色较淡而不鲜明，胁肋隐痛，食欲不振，肢体倦怠乏力，心悸气短，食少腹胀，大便溏薄，舌淡苔薄白，脉濡细。

治则：健脾益气，祛湿利胆。

方药：六君子汤（《太平惠民和剂局方》）加茵陈、柴胡、黄芩。党参、白术、茯苓、甘草、半夏、陈皮、生姜、大枣、茵陈、柴胡、黄芩。

方中人参、茯苓、白术、甘草健脾益气；陈皮、半夏健脾燥湿；茵陈、柴胡利湿疏肝利胆；黄芩清热安胎。诸药合用，共奏健脾益气、疏肝利胆、祛湿退黄之功。

血虚者可加当归、地黄养血；湿重苔腻者可少加佩兰、泽泻。

（五）产科处理

加强胎儿监护，把握终止妊娠时机，对降低围产儿死亡率有重要意义。

1. 产前监护

从妊娠 34 周开始每周行 NST 试验，必要时行胎儿生物物理评分，及早发现隐性胎儿缺氧，病情严重者，提前入院待产。但 NST 对 ICP 患者预测胎死宫内的价值有局限性。

2. 适时终止妊娠

ICP 不是剖宫产指征。但因 ICP 容易发生胎儿急性缺氧及死胎，目前尚无有效的预测胎儿缺氧的监测手段，多数学者建议 ICP 妊娠 37～38 周引产，积极终止妊娠，产时加强胎儿监护。对重度 ICP 治疗无效，合并多胎、重度子痫前期等，可行剖宫产终止妊娠。

第六节　妊娠期急性脂肪肝

妊娠期急性脂肪肝（acute fatty liver of pregnancy，AFLP）是一种少见的妊娠中晚期严重影响产妇并具有致死性的疾病。特征为黄疸、凝血障碍、肝肾衰竭等表现及肝组织学具有明显的肝细胞脂肪浸润，多合并其他脏器严重功能障碍。

一、病因

本病与线粒体内脂肪酸 β 氧化酶缺陷有关，属人常染色体隐性遗传性疾病。

二、早期临床表现

本病可在晚孕期任何时间发病，常好发于妊娠30～38周，也有在妊娠中期（23周）发病的报道，主要是孕妇肝细胞短期内脂肪变性而发病。初期表现为非特异性症状，包括恶心、呕吐、尿黄、上腹部疼痛、乏力。可有高血压、蛋白尿和踝部水肿。黄疸进行性加深，凝血功能障碍后很快出现DIC，消化道、泌尿生殖道大出血。较早出现情绪不稳，计数障碍，嗜睡、昏迷等肝性脑病表现，少尿、无尿、氮质血症等肾衰竭早期表现。

三、早期辅助检查

1. 实验室检查

白细胞明显升高＞10×10^9/L，凝血酶原时间和部分凝血酶时间延长，血小板减少，抗凝血酶Ⅲ下降，3P试验阳性，纤维蛋白原和凝血因子Ⅴ、Ⅶ、Ⅷ下降。血清转氨酶轻中度升高，通常＜1000U/L，且AST/ALT＞1，提示细胞损害。碱性磷酸酶轻中度升高。血尿酸增高，早期即出现，与组织破坏和乳酸性酸中毒，以及肾小管功能失常，尿酸盐清除减少有关。明显高胆红素血症，以直接胆红素为主。空腹及随机血糖降低。

2. 影像学检查

B超检查提示肝区弥漫性点状高回声，呈雪花状，强弱不均，即"明亮肝"。患者一旦出现消化道症状时应首选超声检查，可排除肝内胆汁淤积症诊断，同时有助于AFLP的诊断。CT扫描可显示肝脏缩小、肝脏脂肪浸润、肝实质密度减弱。

3. 病理学检查

肝脏大体框架结构无明显变化。光镜下肝小叶结构无破坏，早期无或较少的肝细胞坏死。肝细胞胞浆中有脂肪小滴，为弥漫性微滴性脂肪变性。中、重度可合并肝细胞坏死。分娩后肝组织学迅速改善，不会发展为肝硬化。脂肪性变可累及多个脏器，出现肾小管、胰腺、心脏、子宫等脂肪浸润。

四、鉴别诊断

1. HELLP综合征

HELLP综合征是妊娠期高血压疾病的严重并发症，患者可出现溶血、乳酸脱氢酶和血清转氨酶升高，以及血小板减少，常表现为高血压，很少出现DIC，血糖亦基本正常，凝血酶原时间延长不明显。病理检查提示门脉周围出血、肝细胞局灶性坏死、出血和纤维蛋白沉积毛玻璃样改变。

2. 妊娠合并暴发型病毒性肝炎

妊娠合并暴发型病毒性肝炎特别是妊娠晚期合并急性暴发型病毒性肝炎与AFLP临

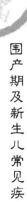

床表现极其相似，两者可能会突然出现并可能进展为肝衰竭，但病毒性肝炎血清病毒标志物表现为阳性，丙氨酸转氨酶、天冬氨酸转氨酶早期升高明显，晚期表现为胆-酶分离，血尿酸、白细胞正常，肝脏病理组织表现为肝细胞广泛坏死，但肝小叶无急性脂肪变。

3. 妊娠期肝内胆汁淤积症

妊娠期肝内胆汁淤积症是孕中晚期特有的并发症，以全身瘙痒性黄疸为临床特征，消化道症状表现轻，肝功能转氨酶多正常或轻度升高，总胆汁酸升高明显，凝血功能多正常，无多器官功能障碍综合征等表现，分娩后很快好转，患者预后良好。与 AFLP 不同的是本病很少有腹痛、恶心、呕吐、肝衰竭和 DIC，瘙痒很少见于 AFLP。

五、治疗与产科处理

AFLP 的治疗需要产科、ICU、感染科、麻醉科、新生儿科等多学科专业人士的合作共同完成。目前尚未见到产前治愈的报道。

1. 产科处理

一旦确诊或高度怀疑时，无论病情轻重，病程早晚，均应尽快终止妊娠。分娩方式的选择原则为缩短产程，尽量避免产程中不必要的消耗。阴道分娩可加速患者肝肾功能损害，并易发生宫缩乏力及产后出血，如果短期内不能经阴道分娩，一般首选剖宫产。因剖宫产时间短，可减少产程中的体力消耗，减轻肝脏、肾脏负担。手术麻醉最好选择硬膜外麻醉或局部麻醉，慎用全身麻醉，以免加重肝脏负担。对于出现凝血功能障碍者，术前应输冰冻血浆、血小板、冷沉淀或纤维蛋白原，降低产后出血的发生率，减少子宫切除。

2. 综合治疗

由于多数 AFLP 患者出现严重的肝肾衰竭、DIC、肝性脑病，综合治疗是抢救成功的关键。一般综合治疗包括加强抗感染（使用对肝肾功能损伤小的广谱抗生素）及支持治疗；密切监测凝血功能，及时补充凝血物质；纠正低血糖和低蛋白血症；防止水、电解质、酸碱平衡紊乱；改善微循环，提供充足热量，保肝治疗等。

3. 特殊治疗

若经产科积极处理和综合治疗，病情继续发展，合并多脏器功能衰竭，需行专科性极强的特殊治疗，包括肾衰竭行血液透析、肝功能衰竭行人工肝治疗。

第七节　妊娠合并支气管哮喘

支气管哮喘（bronchial asthma，简称哮喘）是呼吸系统的常见病、多发病，属于中医学"哮症""哮病"等范畴。从季节来看,本病多发于秋冬,夏季则变轻或缓解。支气管哮喘是嗜酸粒细胞、肥大细胞和 T 淋巴细胞等多种炎性细胞参与的气道慢性非特异性炎症。妊娠合并支气管哮喘的发生率为 0.4%~1.3%。

一、病因

哮喘的病因复杂,一般以遗传和环境因素为主。

1. 目前认为哮喘是一种多基因遗传病

其遗传度在 70%~80%,目前哮喘的相关基因尚未完全明确,有研究表明可能存在哮喘特异基因、IgE 调节基因和特异性免疫反应基因。

2. 环境因素

环境因素包括特异性变应原或食物,感染直接损害呼吸道上皮,致呼吸道反应性增高,某些药物如阿司匹林类药物等,大气污染、烟尘、运动、冷空气刺激,精神刺激,以及社会、家庭、心理等因素均可诱发哮喘。

中医学认为,哮喘一症,病位在肺。主要是外感、饮食、体质等因素,造成宿痰内伏,痰气相持,壅塞气道,肺失宣降而喘,反复发作,气阴两伤,则导致肺脾肾俱衰。

二、临床分期

根据临床表现哮喘可分为急性发作期、慢性持续期和临床缓解期。慢性持续期是指每周均不同频度和(或)不同程度地出现症状(喘息、气急、胸闷、咳嗽等);临床缓解期是指经过治疗或未经治疗症状、体征消失,肺功能恢复到急性发作前水平,并维持 3 个月以上。

三、诊断标准

1)反复发作喘息、气急、胸闷或咳嗽,多与接触变应原、冷空气、物理、化学性刺激,以及病毒性上呼吸道感染、运动等有关。

2)发作时在双肺可闻及散在或弥漫性,以呼气相为主的哮鸣音,呼气相延长。

3)上述症状和体征可经治疗缓解或自行缓解。

4)除外其他疾病所引起的喘息、气急、胸闷和咳嗽。

5)临床表现不典型者(如无明显喘息或体征),应至少具备以下一项试验阳性:①支气管激发试验或运动激发试验阳性;②支气管舒张试验阳性,FEV_1 增加≥12%,且 FEV_1 增加绝对值≥200mL;③呼气流量峰值(PEF)日内(或 2 周)变异率≥20%。

符合 1)~4)条或 4)、5)条者,可以诊断为哮喘。

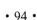

围产期及新生儿常见疾病的中西医结合治疗

四、哮喘与妊娠的相互影响

哮喘的严重程度是决定孕期预后的重要因素。轻症哮喘发作对母儿影响不大，急性重症哮喘可并发机体衰竭、进行性低氧血症、呼吸性酸中毒、肺不张、气胸、纵隔气肿、奇脉、心力衰竭及药物过敏，妊娠高血压综合征发病率高，从而使孕产妇病死率增高，对胎儿的影响则主要为低血氧及因子宫血流减少使胎儿体重低下，严重者胎死宫内，缺氧诱发子宫收缩，故早产率高，此外，用药可引起胎儿畸形，故围生儿死亡率和发病率皆高。

五、西医治疗

1. 哮喘发作的处理

哮喘发作的处理包括应用支气管扩张药物治疗和对症治疗。

（1）β_2 肾上腺素能受体兴奋剂　有极强的支气管舒张作用，是控制哮喘的一线药物。该类药物与 β 受体结合，促进 cAMP 合成，使支气管平滑肌松弛，并且能稳定肥大细胞膜减少细胞介质释放。常用的 β_2 受体兴奋剂有特布它林（terbutaline），2.5mg，口服，每日 2～3 次；沙丁胺醇（salbutamol），2～4mg，口服，每日 3 次；沙丁胺醇气雾剂喷吸，每日 2～3 次。妊娠合并高血压者禁用有 α、β 受体兴奋作用的制剂，如麻黄碱、肾上腺素等。

（2）茶碱类药物　也能使支气管痉挛松弛，治疗哮喘有效。氨茶碱 0.1g，口服，每日 3 次，或 0.25g 加入 10%葡萄糖 30mL 内缓慢静脉注射，每日总量不超过 1.2～1.5g。

（3）抗胆碱类药物　阿托品虽然有利于平滑肌松弛，扩张支气管，但由于其不良反应是抑制腺体分泌，导致痰黏稠不易咳出、瞳孔散大等，故孕期不宜使用。

（4）对症治疗　患有支气管哮喘的孕妇，常表现为精神紧张、烦躁不安，可适当给予抑制大脑皮质功能的药物，如苯巴比妥（鲁米那）、安定等。但应避免使用对呼吸有抑制功能的镇静剂和麻醉药，如吗啡、哌替啶（度冷丁）等，以防加重呼吸功能衰竭和对胎儿产生不利影响。必要时静脉补充液体，注意纠正水、电解质紊乱和酸中毒。为预防或控制呼吸道感染，可做痰培养加药敏试验，选用有效且对胎儿无不良影响的广谱抗生素。

哮喘发作，支气管痉挛时，支气管分泌物增多，如不及时清除，就会阻塞气道，加重缺氧和二氧化碳潴留，使炎症介质产生增多，加重病情的发展，因此促进排痰、保持呼吸道通畅至关重要，用雾化吸入法，使痰变稀薄，易于咳出，必要时可用导管机械性吸痰，禁用麻醉性止咳剂。碘化钾可影响胎儿甲状腺功能，故不宜使用。

2. 重度哮喘和持续状态的处理

由于严重缺氧，可引起早产主要证候、胎死宫内必须紧急处理。首先使患者半卧位，气管插管正压给氧[氧压不宜超过 1.96kPa（20cmH₂O）]以减轻缺氧症状，除按上述方法给予支气管扩张药物外，给予肾上腺皮质激素可迅速有效地控制哮喘持续状态。

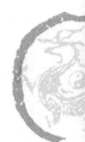

肾上腺皮质激素具有松弛平滑肌、改善支气管毛细血管通透性、减少组胺形成、防止炎性介质的产生及抑制过敏反应等缓解哮喘的作用。一般可用氢化可的松 100～300mg 加入 5%葡萄糖 500mL 内静脉滴注，或用地塞米松 10～20mg 加入 50%葡萄糖液 20mL 内静脉注射，每日用量视病情而定，一般可重复 2～4 次。也可口服泼尼松（强的松），每日 40mg，连服 5～10 日。

六、辨证论治

发作时治标，缓解时治本为首要原则。发作时攻邪为主，需区分寒热，寒痰宜温化宣肺，热痰当清化肃肺，表证明显者兼以解表。缓解时治本时当分阴阳，阳气虚者当温补，阴虚者则予滋养。

1. 疏风散寒，宣肺平喘

主要证候：喘咳气促，胸部胀闷，痰多色白而清稀，初起恶风寒发热、面白、舌苔薄白，脉浮紧。

方药：麻黄汤（《伤寒论》）加减。麻黄 6g，桂枝 4g，炙甘草 3g，杏仁 9g。

方中麻黄、桂枝宣肺平喘，散寒解表；杏仁助麻黄降肺气而平喘，且能宣散外邪；炙甘草调和诸药。四药相合，共奏发汗解表、宣肺平喘之功。

若寒痰阻肺，痰气不利者加二陈汤化痰利气；若属支饮复感外寒而喘咳，痰多清稀者，可用小青龙汤外散表寒，内化痰饮。此方适用于风寒型。

2. 清热宣肺，化痰平喘

主要证候：咳逆喘息气粗，喉中痰鸣如吼，胸高胁胀，呛咳阵作，痰黄黏稠，溲黄便干，口渴欲饮，舌暗红、苔黄，脉滑数。此证多见于婴幼儿和儿童哮喘。

方药：麻杏石甘汤（《伤寒论》）加味。麻黄 5g，杏仁 9g，炙甘草 6g，石膏 18g。

方中麻黄为君药，宣肺开表以使里热得以外达，但麻黄性温，故配伍辛甘大寒之石膏为臣药，以清泄肺胃，兼透热生津；君臣相合，温寒相制，且石膏用量大于麻黄，可使宣通肺气而不助热，杏仁降气，佐麻黄宣降肺气以止咳平喘；炙甘草益气和中，调和诸药。四药相配，共奏清肺平喘之功。

3. 降气平喘，健脾化痰

主要证候：气喘咳嗽持续性哮鸣，痰多，黏腻色白，咳吐不利，胸满闷室，兼有呕恶，纳呆，苔白厚腻，脉滑。

方药：二陈汤（《太平惠民和剂局方》）合三子养亲汤（《韩氏医通》）。半夏 15g，陈皮 15g，茯苓 9g，炙甘草 5g，白芥子 6g，苏子 9g，莱菔子 9g。

二陈汤燥湿化痰，药用半夏、陈皮化痰降气，茯苓健脾利湿，炙甘草和中；三子养亲汤豁痰降气平喘，两方合用气顺痰消，哮喘自止。

4. 补肺益气，固卫平喘

主要证候：自汗、怕风、常易感冒，每因气候变化而诱发，发前打喷嚏、鼻塞流

清涕，气短声低、面白、气短、咳嗽，舌苔薄白，脉浮或细弱。

方药：玉屏风散（《医方类聚》）加减。黄芪 20g，白术 9g，防风 10g，五味子 6g，桂枝 6g，白芍 6g，乌梅 10g，炙甘草 10g。

自汗畏风严重者加人参，重用黄芪、防风；形寒肢冷、哮喘频作，易于感冒者，加制附子、干姜；盗汗腰膝酸软者加何首乌、枸杞子、杜仲；小儿过敏性哮喘多属肺脾气虚，合用参苓白术散。

5. 肺、脾、肾同时兼顾，补益脾肾，助阳通窍

主要证候：短息气粗，往往因饮食不当而诱发，倦怠乏力，动则尤甚，常伴有耳鸣、自汗畏风、纳差腹胀、腰膝酸软、面色不华，舌质或淡或红，苔薄滑，脉细虚或细数。

治则：补肾敛肺健脾，温阳通窍。

方药：玉屏风散合左归饮（肾阴虚）或右归饮（肾阳虚）（《景岳全书》）。黄芪 15g，白术 10g，防风 6g，细辛 3g，炙升麻 3g，墨旱莲 30g，五味子 10g，鹿角胶（炒珠）6g，熟地黄 10g，山药 6g，桂枝 9g，炙甘草 10g。

肾阳不足者加杜仲、附子等；肾阴虚为防止补阳过燥加枸杞子、桑寄生、桑椹；血虚风燥者加当归、生地黄、地骨皮、刺蒺藜、泽泻、牡丹皮；肺、脾、肾气虚明显者加百合、当归、麦冬、乌梅、五味子；脾虚便溏者加薏苡仁、茯苓；肾虚加重者加淫羊藿、补骨脂、肉苁蓉；反复发作日久气血凝滞、湿浊内阻者加赤芍、川芎、当归尾等。

七、产科处理

1. 分娩期

孕妇临产后，首先应尽量使产妇保持精神安静状态。为防止哮喘发作，临产后肌内注射可的松（醋酸可的松）100～200mg，12h 后重复 1 次。为避免产妇用力使用腹压，减少体力消耗，可用低位产钳或胎头吸引器助产以缩短第二产程。

哮喘病不是剖宫产的指征，若合并其他产科情况，需行剖宫产者，可于手术前 1～2h 静脉注射地塞米松 5mg 或氢化可的松 100mg，术后再给维持量，以预防哮喘发作。

手术麻醉以硬膜外麻醉为宜，应避免全麻，因全麻气管插管时可诱发支气管痉挛发作。硫喷妥钠有使哮喘恶化的可能，不宜使用。术后加强监护，氧气吸入，勿食易致过敏的食物，保持呼吸道通畅，适当给予支气管扩张剂和给予抗生素预防感染。

2. 产褥期

由于分娩时体力消耗，精神紧张，大脑皮质功能失衡，通过丘脑兴奋迷走神经，易诱发哮喘发作。因此产后要充分休息，减少哺乳次数。重症哮喘患者不宜哺乳。

3. 关于终止妊娠问题

一般认为哮喘病不是终止妊娠的指征，但是长期反复发作的慢性哮喘，且伴有心肺功能不全的孕妇，应考虑终止妊娠。

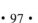

第八节　妊娠合并泌尿系统疾病

一、妊娠合并泌尿系统感染

泌尿系统感染是妊娠期常见的一种合并症，可造成早产、败血症，甚至诱发急性肾衰竭。本病发病率约占孕妇的 7%。其中以急性肾盂肾炎最常见。

（一）妊娠期易患泌尿系统感染的因素

1）妊娠期胎盘分泌大量雌激素、孕激素。雌激素使输尿管、肾盂、肾盏及膀胱的肌层增生、肥厚，孕激素使输尿管平滑肌松弛，蠕动减弱，使膀胱对张力的敏感性减弱而发生过度充盈，排尿不完全，残余尿增多，为细菌在泌尿系统繁殖创造条件。

2）增大的子宫于骨盆入口处压迫输尿管，形成机械性梗阻，肾盂及输尿管扩张。因子宫多为右旋，故以右侧为重。

3）增大的子宫和胎头将膀胱向上推移变位，易造成排尿不畅、尿潴留或尿液反流入输尿管。

4）妊娠期常有生理性糖尿，尿液中氨基酸及水溶性维生素等营养物质增多，有利于细菌生长，有使无症状菌尿症发展为急性肾盂肾炎的倾向。致病菌多数（90%左右）为大肠杆菌，在尿液中培养出肺炎杆菌、变形杆菌、绿脓杆菌、粪链球菌、链球菌、葡萄球菌者较少见。

（二）泌尿系统感染对妊娠的影响

急性泌尿系统感染所致的高热可引起流产、早产及死胎，高热若发生在妊娠早期，还可使胎儿神经管发育障碍，无脑儿发生率较正常妊娠者明显增高。妊娠期急性肾盂肾炎有 3%可能发生中毒性休克，急性肾盂肾炎在非妊娠妇女一般不影响肾功能，但妊娠期可引起明显的肾小球滤过率下降，血肌酐、血尿素氮升高，合并妊娠高血压综合征者较无肾盂肾炎者高。慢性肾盂肾炎发展为妊娠期高血压疾病的危险性是正常孕妇的 2 倍。

（三）临床表现及诊断

根据临床表现的不同，泌尿系感染可分为无症状菌尿症、急性膀胱炎、急性肾盂肾炎和慢性肾盂肾炎。

（1）无症状菌尿症　又称隐匿型菌尿，是一种隐匿型尿路感染，常见于妊娠妇女、产妇及女孩。在普查妊娠妇女中，发现细菌尿的发病率为 4.5%，而其中82%为无症状性细菌尿。在这些无症状性细菌尿患者中，约有 50%是肾盂肾炎。无症状性菌尿无泌尿道感染表现，仅偶有轻度发热、乏力，但多次尿细菌培养阳性。其确诊要依据清洁中段尿细菌培养菌计数，杆菌细菌数多≥10^5/mL 及球菌细菌数≥200/mL 有诊断意义。若低于上述标准应重复检测。无症状菌尿症发生率为 2%～10%，是早产和低体重儿出生的高危因素。

（2）急性膀胱炎　表现为膀胱刺激征（尿频、尿急及尿痛），尤以排尿终末时明显，下腹部不适，偶有血尿。多数不伴有明显的全身症状。清洁中段尿白细胞增多，亦可有红细胞。尿培养细菌超过正常值。培养阴性者应行衣原体检查，衣原体也是引起泌尿生殖道感染的常见病原体。

（3）肾盂肾炎　分为急性与慢性两种。

急性肾盂肾炎是妊娠期最常见的泌尿系统合并症。起病急骤，常有寒战、高热，可达 40℃以上，也可低热，全身不适，疲乏无力，食欲减退，恶心呕吐，甚至腹胀、腹痛或腹泻。如高热持续不退，多提示并存尿路梗阻、肾脓肿或败血症。肾盂肾炎多由上行感染所致，故多伴有膀胱炎，患者出现尿频、尿急、尿痛等尿路刺激症状。一侧或两侧肾区疼痛，肋腰点有压痛及叩击痛，上输尿管点及中输尿管点均有深压痛。

实验室检查：①尿色一般无变化，如为脓尿则呈浑浊；尿沉渣可见白细胞满视野，白细胞管型，红细胞每高倍镜视野可超过 10 个，细菌培养多数为阳性；②血白细胞计数变动范围很大，白细胞计数可以从正常到高达 17×10^9/L 或 >17×10^9/L；③血清肌酐在约 20%急性肾盂肾炎孕妇中可升高，而同时有 24h 尿肌酐清除率下降；④有些患者出现血细胞比容下降；⑤血培养，对体温超过 39℃者须做血培养，如阳性应进一步做分离培养及药敏试验，对血培养阳性者应注意可能发生败血症休克及 DIC；⑥B 超检查，可了解肾脏大小、形状，肾盂肾盏状态，以及有无肾积水。

慢性肾盂肾炎临床表现多不典型，常复杂多变。易复发是慢性肾盂肾炎的特点。常见的有下列五型：①复发型，常多次急性发作，发病时可有全身感染症状、尿路刺激症状及尿液改变等，类似急性肾盂肾炎，尿细菌培养阳性；②低热型，以长期低热为主要表现，可伴乏力、腰酸、食欲不振、体重减轻等，无尿路刺激症状，但有菌尿；③血尿型，少数以阵发性血尿为主要表现，呈镜下或肉眼血尿，发病时伴腰痛、腰酸和尿路刺激症状，尿细菌培养阳性；④隐匿型，无任何全身或局部症状，仅有尿液变化，尿细菌培养阳性，又称无症状性菌尿；⑤高血压型，在病程中出现高血压，偶可发展为急进性高血压，常伴贫血，但无明显蛋白尿、水肿及尿路刺激症状等。除上述类型外，少数病例尚可出现失钠性肾病、失钾性肾病、肾小管性酸中毒和肾功能不全等。

实验室检查：①尿常规，可有间断性脓尿或血尿，急性发作时与急性肾盂肾炎的表现相同。②尿细胞计数，近年多应用 1h 尿细胞计数法，其评判标准：白细胞>30 万/h 为阳性，<20 万/h 为阴性，20 万～30 万/h 需结合临床判断。③尿细菌学检查，可间歇出现真性细菌尿，急性发作时，与急性肾盂肾炎相同，尿培养多为阳性。④血常规，红细胞计数和血红蛋白可轻度降低，急性发作时白细胞计数和中性粒细胞比例可增高。⑤肾功能检查，可出现持续肾功能损害、肾浓缩功能减退，如夜尿量增多，晨尿

渗透压降低；酸化功能减退，如晨尿 pH 增高、尿 HCO_3^- 增多、尿 NH_4^+ 减少等；肾小球滤过功能减退，如内生肌酐清除率降低，血尿素氮、肌酐增高等。

（四）鉴别诊断

1. 高热

本病须与上呼吸道感染及产褥感染等鉴别，前者有明显的呼吸道症状，全身肌肉酸痛，病毒感染时白细胞计数及中性粒细胞分类均降低；后者可有恶露异常，子宫或宫旁有压痛等，两者均无脊肋角叩痛及尿检查的异常发现。

2. 腹痛

本病须与急腹症鉴别，肾盂肾炎发生持续性腹痛及血尿提示泌尿道破裂的可能，应与下述急腹症鉴别：

（1）急性阑尾炎　初起时有低热，并有转移性右下腹痛。

（2）胆绞痛　常有胆石症史，疼痛位于右上腹，可向右肩部放射及伴有黄疸、发热，影像学检查胆囊或胆管能发现结石。

（3）急性胃肠炎　有发热、恶心及吐、泻，常有饮食不洁史。

（4）子宫肌瘤变性　多有低热、腹痛，影像学检查能发现变性的肌瘤。

（5）胎盘早期剥离　可有腹痛、阴道出血、子宫敏感或局限性压痛，可伴有胎心变化，病史中有外伤史或并发妊娠期高血压疾病，后者有血压增高及蛋白尿。

以上种种除有各自的特征外，通常无寒战、高热及脊肋角叩痛，尿沉渣检查亦无明显异常可兹鉴别。

3. 胁痛

本病须与急性肾、输尿管积水鉴别，急性肾及输尿管积水多有反复发作的胁痛，与姿势、体位有关，疼痛向腹股沟放射，左侧卧位或膝胸卧位时症状缓解；尿检查有少数红细胞，甚或无红细胞，反复中段尿培养阴性为其特点。

（五）治疗

1. 西医治疗

（1）无症状菌尿症　以往认为此为一良性过程，无需治疗。现经大量研究证实，长期的无症状性菌尿亦会损害肾功能，故治疗应与有症状的尿路感染相同。妊娠期无症状菌尿症不会自行消失，20%～40%将发展为急性泌尿系统感染。确诊者均应采用抗生素治疗。孕期抗生素的应用原则：尽可能选用细菌敏感的药物并注意药物对母儿的安全性。首选氨苄西林 0.5g，每日 4 次，口服。妊娠中期可应用磺胺甲噁唑 1g，每日 4 次，口服。孕晚期磺胺类药物可引起新生儿高胆红素血症，应避免使用。需治疗 2 周，停药后定期复查做尿培养。

（2）急性膀胱炎　治疗原则与无症状菌尿症相同，多饮水，禁止性生活。

（3）急性肾盂肾炎

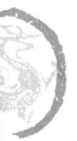

1）急性肾盂肾炎均应住院治疗。孕妇应卧床休息，并取侧卧位，以左侧卧位为主，减少子宫对输尿管的压迫，使尿液引流通畅。

2）持续高热时要积极采取降温措施，妊娠早期发病可引起胎儿神经系统发育障碍，无脑儿发生率远较正常妊娠者发生率高；控制高热也减少了流产、早产的危险。

3）鼓励孕妇多饮水以稀释尿液，每日保持尿量达 2000mL 以上；但急性肾盂肾炎患者，多数有恶心、呕吐、脱水，并且不能耐受口服液体及药物，故应给予补液及胃肠外给药。

4）监护母儿情况，定期检测母体生命体征，包括血压、呼吸、脉搏及尿量，监护宫内胎儿情况、胎心及 B 超生物物理评分。

5）抗生素治疗：应给予有效的抗生素治疗。经尿或血培养发现致病菌和药敏试验指导合理用药。目前已不建议单用氨苄西林（氨苄青霉素），许多尿路致病菌，如大肠杆菌对氨苄西林是耐药的，庆大霉素或其他的氨基糖苷类抗生素也应慎用，虽然这些抗生素对胎儿的毒害作用很低，但易引起暂时性的肾功能障碍。选用头孢菌素类及较新的广谱青霉素治愈率可达 85%～90%，一般应持续用药 10～14 日。疗程结束后每周或定期做尿培养。

（4）慢性肾盂肾炎

1）全身支持疗法：注意适当休息，增进营养，纠正贫血。

2）加强抗感染治疗：抗生素的选择应根据尿细菌培养和药物敏感试验结果，选择最有效且毒性小的抗生素，至少维持 2～3 周，此后需口服小剂量抗生素，有时需维持数月。治疗期间需反复检查尿液中的白细胞和细菌培养。

3）监护母儿情况：定期检测母体生命体征，包括血压、呼吸、脉搏及尿量，监护宫内胎儿情况、胎心及 B 超生物物理评分。

2. 中医治疗

（1）膀胱湿热型

主要证候：由于湿热蕴结下焦，膀胱气化失司故见尿意频频、小便短数、灼热刺痛。湿热邪气侵犯于肾则见腰痛；湿热内蕴正邪相争，可见恶寒发热、口苦、呕恶，或大便秘结，舌红、苔薄黄或黄腻，脉濡数或滑数。

治则：清热利湿通淋。

方药：用八正散（《太平惠民和剂局方》）加减。瞿麦、通草、甘草梢、扁蓄、灯心草、熟大黄、滑石、车前子、石韦等。

伴寒热、口苦、呕恶者可合小柴胡汤和解少阳，如加柴胡、黄芩、法半夏、太子参；脐实者熟大黄改生大黄，加枳实；湿热并重者可用八正散加苍术、茯苓。

（2）肝郁气滞型

主要证候：由于情志怫郁，肝失条达，气郁化火，见面红目赤、胁痛口苦；气机郁结，膀胱气化不利，则见尿热尿急、尿频涩滞、淋沥不尽、少腹满痛、舌红、苔黄腻、

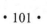

脉弦数。

治则：疏肝解郁，清利湿热。

方药：龙胆泻肝汤（《医方集解》）。龙胆草、柴胡、泽泻、车前草、通草、生地、当归、黄芩、栀子。

兼少腹胀者可加川楝子、牛膝、王不留行。

（3）脾肾气虚型

主要证候：见尿频尿热，小便赤涩但不甚，或尿色混浊，腰膝酸软，神疲乏力，少腹坠胀，舌淡红，苔薄白，脉沉细。

治则：健脾益肾清利。

方药：如脾气虚明显，可用补中益气汤（《脾胃论》）加味。生黄芪、炙甘草、太子参、知母、黄柏、当归、茯苓、陈皮、升麻、柴胡、白术、滑石（包）、通草等。如肾虚下元不固，可用程氏萆薢分清饮（《丹溪心法》）加味。萆薢、菟丝子、黄柏、石菖蒲、茯苓、白术、莲子心、丹参、车前子、滑石等。

（4）肾阴亏虚型

主要证候：肾阴亏虚，虚火灼络。症见头晕耳鸣，五心烦热，咽干唇燥，腰痛腰酸，尿频尿急，尿痛尿热，甚则血尿淋涩，舌红少苔，脉细数。

治则：滋肾清利。

方药：知柏地黄汤（《医宗金鉴》）。知母、黄柏、生地黄、山药黄、山萸肉、牡丹皮、茯苓、泽泻、女贞子、旱莲草、滑石、通草等。

如血尿明显，刺涩疼痛者，可加瞿麦、扁蓄、大小蓟、牛膝、王不留行等。

二、妊娠合并肾小球肾炎

妇女在妊娠期间，出现浮肿、蛋白尿、血尿、高血压等症者，大多为并发肾小球肾炎（以下简称肾炎）。临床一般区分为妊娠合并急性肾炎与慢性肾炎，前者多见于妊娠早期和年轻的孕妇，常于扁桃体炎、鼻窦炎、猩红热及疖病后10～20天内出现高血压、水肿和血尿。患者主诉乏力、头痛、恶心及呕吐，可进一步合并急性肺水肿、急性肾衰竭或高血压脑病。后者在临床虽然较为常见，但据现代医案报道也仅占分娩总数的0.027%～0.1%。两者的发病原因均与非妊娠妇女相同。前者是由于溶血性链球菌、肺炎球菌及其他感染后引起的免疫反应，抗原-抗体复合物在肾小球内沉积，而肾脏的肾小球发生弥漫性炎症病变，后者是由于原有急性肾炎时或由于各种原因引起的原发于肾小球的免疫性炎症性疾病。妊娠合并肾炎，多是在妊娠前就已有肾炎病史，妊娠时期，妇女免疫功能等内环境失去稳态，往往使肾炎复发或加重，这在临床应引起特别注意。

（一）病因

西医学认为肾小球肾炎的发病原因尚不清楚，除感染是最常见的诱因外，尚与免

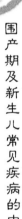

疫、遗传、代谢及中毒等因素有关。感染后致病抗原进入体内刺激免疫系统，经 1～2 周后，体内产生相应抗体。若抗原多于抗体，即形成可溶性抗原-抗体复合物，免疫复合物易停滞在肾小球滤过膜、补体乃与之结合沉淀，并吸引吞噬细胞吞噬免疫复合物，继之吞噬细胞破坏其溶酶体释放出溶酶，引起肾小球炎症性病变。免疫反应激活凝血系统，导致肾小球毛细血管内血液凝固，促使产生大量激肽，加剧肾小球损伤。

《内经》云："邪之所凑，其气必虚""两虚相得乃客其形"。妊娠合并肾炎正是因为外邪侵袭，内伤脾肾所致，其病机是肺、脾、肾三脏功能失调，使体内水津输布化生障碍，气化不及，或孕后之血注冲任以养胎元而致母体阴血不足，脏腑失于濡养，如外邪侵袭而使肺气失宣，不能通调水道，下输膀胱以致风水相搏于肌肤。本病在病程发展中，又可内外因相互影响，因果转化为患。外感风邪，可致脾肾两虚；内伤脾胃，脏腑虚损，又易感受外邪而使病情加重。但其基本外因终不离风、湿、毒，而内因又与肺脾肾关系密切；当风湿毒邪伤及肺、脾、肾三脏，首先肺失宣降，不能通调水道，则气机不升，脾失转输，则气化不利，肾失开阖则关门不固，以及三焦水道失畅，膀胱气化无权，水湿毒邪大量内聚，水谷精微失于敷布而大量流失见本病诸证。

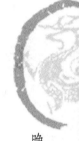

（二）妊娠对母婴的影响

妊娠合并肾炎对胎儿的影响，主要与肾炎的程度有关。如果在发病早期，孕妇只有蛋白尿，而没有高血压、血清肌酐也不超过 1.4mg/dL 时，肾炎对胎儿的影响就比较小，但如果肾炎病程长致使胎盘功能减退，就可影响胎儿在宫内的生长，出现发育迟缓甚至宫内死亡。孕妇如有高血压、氮质潴留、肌酐＞1.4mg/dL 时，肾功能恶化的概率明显增高，出现流产、死胎、死产的机会也随之增多。总之，血压越高、肌酐水平越高，母婴的危险性越大。

（三）临床表现

1. 急性肾炎

（1）心力衰竭　常发生于起病后的第 1～2 周内，起病缓急、轻重不一。少数严重病例可以急性肺水肿而突然起病，左心房压力仅需 1.33kPa（10mmHg）即可引起肺水肿。X 线检查发现，早期即可有心影增大，有时也可见少量胸腔及心包积液。心力衰竭病情常危急，但经积极抢救后可迅速好转，扩大的心脏可完全恢复正常。

（2）高血压脑病　一般在第 1～2 周内发生，起病较急，发生抽搐、头痛、恶心、呕吐，有不同程度的意识改变，可有视觉障碍。部分重证患者有脑疝征象，如瞳孔变化、呼吸节律紊乱等。

（3）急性肾衰竭　重者每日血尿素氮上升 3.6mmol/L，每日血肌酐增加 44.2μmol/L，血肌酐可＞309.4μmol/L，出现急性肾衰竭。

2. 慢性肾炎

通常将慢性肾炎分为三型。

（1）I型为蛋白尿型　有浮肿而无高血压，肾功能正常。此型孕妇发生并发症者较少，约30%发生妊娠高血压综合征，胎儿预后较好。

（2）II型为高血压型　以蛋白尿和高血压为主要表现，肾功能正常，但孕妇在妊娠过程易发生妊娠高血压综合征，症状出现早且严重，肾功能易受损，围产儿死亡率增高。

（3）III型为氮质血症型　有蛋白尿、高血压和明显肾功能损害及氮质血症，对母儿预后极不利，威胁母儿生命。此型患者不宜妊娠。

（四）鉴别诊断

1. 西医鉴别诊断

（1）妊娠高血压综合征　本病患者也会出现蛋白尿、水肿等症状，但不同的是这种情况在怀孕前并无水肿及蛋白尿，一般到了怀孕20周以后才发病，发病时先有不同程度的水肿及高血压，而后才出现尿蛋白，而且尿蛋白的量不定，尿中一般不出现管型。血中尿酸水平增高，这点也与慢性肾炎不同。

（2）妊娠合并肾病综合征　两者均有高血压、蛋白尿、血尿、浮肿，尤其是妊娠合并慢性肾炎有肾功能不全的表现者，但妊娠合并肾病综合征以高度水肿、高蛋白尿、高脂血症、低蛋白血症为特征。

（3）妊娠合并慢性肾炎、肾盂肾炎　怀孕合并肾盂肾炎也会有尿蛋白，但不同的是肾盂肾炎的尿检查以白细胞增多为主，很少见有管型，尤其是颗粒管型。尿蛋白一般不超过（＋＋），24h尿蛋白定量在1～2g，这一点与慢性肾炎的尿蛋白明显不同。另外，肾盂肾炎常有寒战、高热、尿频等症状，培养尿液可以发现病菌。

2. 中医鉴别诊断

（1）子淋　本病与子淋均有腰痛、少尿及血尿。但子淋以妊娠而兼小便淋漓涩痛为其特征，或伴有发热及尿细菌培养阳性；而妊娠合并肾炎则有肾炎史或链球菌感染史，并以浮肿、蛋白尿、高血压为主要临床表现。

（2）子肿　妊娠合并肾炎临床以水肿为主要临床表现的要与子肿相鉴别。子肿是因孕而发，孕终自退，且浮肿一般从踝部逐渐向上延及全身，无高血压、蛋白尿等证候。而本病一般在妊娠前即有肾炎史，且浮肿首发于眼睑部并有尿液、血液、肾功能及眼底等病理改变。

（五）治疗

1. 西医治疗

（1）休息　急性肾炎应完全卧床休息，避免受寒受湿，以免寒冷引起肾小动脉痉挛，加重肾脏负担。

（2）饮食控制　①蛋白质摄入原则上应以维持氮平衡，又不超过肾排氮功能为宜。对肾功能不全者应进低蛋白饮食，目的是使血尿素氮降低，但要给予丰富的必需氨基酸。②低磷饮食，降低血清磷酸盐水平，可减轻肾小球的高灌注、高压、高滤过状态，防止

肾小球硬化。③低盐饮食，减少钠的摄入，可减轻血压升高。④应补充多种维生素，特别是 B 族维生素及维生素 C。

（3）控制感染 选用无肾毒性的抗生素如头孢菌素类预防感染，是防止病情发展的重要措施。

（4）对症治疗 ①控制血压是防止本病恶化的关键。当血压＞160/110mmHg 时应用降压药，首选甲基多巴和肼屈嗪，但降压过程不宜太快，防止肾血浆流量骤减。②水肿严重时可用呋塞米等利尿剂，治疗中防止低血钾。③纠正贫血和水、电解质紊乱及酸碱失衡。

（5）改善肾功能 妊娠期间给予丹参 6g 加 10%葡萄糖液 500mL 静脉滴注，每日 1 次，7～10 日为 1 个疗程。

（6）产科处理 急性肾炎患者轻症者可以继续妊娠，如果病变继续发展持续 2 周以上则应终止妊娠。急性肾炎后 3 年内患者如怀孕，则妊娠期高血压疾病的发生率和早产率可能增加。因此患者在急性肾炎体征消失后至少 1 年再怀孕为宜。

对于妊娠合并慢性肾炎的患者，血清尿素氮及肌酐值是判定其预后和指导处理的重要指标。若血清肌酐＜132.6mmol/L，在妊娠期不继续升高，可继续妊娠，妊娠后期加强监护。定期监测 24h 尿蛋白总量、血浆蛋白含量、肾脏功能，以了解病情的程度和变化。密切监测胎儿在宫内的发育情况，定期复查胎儿 B 超、NST 检查、脐血流情况。若病情危重，要及时终止妊娠。

2. 中医治疗

（1）风邪侵袭型

主要证候：妊娠期突发眼睑浮肿，渐及面部、四肢及全身，小便短赤不利，伴有恶风发热，四肢酸痛，咽红肿痛，咳嗽，气急，舌质红，苔薄白，脉浮或浮数。

治则：祛风行水，佐以安胎。

方药：越婢汤（《金匮要略》）。麻黄、石膏、生姜、甘草、大枣。

原方主治由风水恶风一身悉肿，脉浮不渴，续自汗出，无大热。若热重咽痛者可加金银花、黄芩、连翘。无内热者可去石膏。

（2）湿毒壅盛型

主要证候：妊娠期间皮肤湿疹、反复发作或疮生成脓，咽喉红肿疼痛。继而肢体浮肿，发热口渴，尿短赤，血尿，头痛身热，便结，舌苔黄腻，脉濡数。

治则：清热利湿，凉血解毒，佐以安胎。

方药：五味消毒饮（《医宗金鉴》）。金银花、野菊花、蒲公英、紫花地丁、紫背天葵子。

本方原有清热解毒，消散疔疮功能。加用茯苓、冬瓜皮、赤小豆、白茅根清热利湿消肿。

（3）水湿浸渍型

主要证候：妊娠期间肢体浮肿日剧，按之凹陷不起，小便短少，身体沉重困倦，胸闷纳呆便溏，面色浮黄，苔白腻，脉沉缓。

治则：健脾化湿，通阳利水。

方药：胃苓汤（《丹溪心法》）。猪苓、泽泻、白术、茯苓、桂枝、苍术、厚朴、陈皮、甘草。

方中桂枝温阳化气；苍术、陈皮、厚朴健脾去湿，消胀除满；茯苓、猪苓、泽泻利水消肿；白术健脾益气而运化水湿，益血之源以安胎。并可酌加杜仲、补骨脂固肾安胎。

若汗出身重可加黄芪、防己、防风。

（4）脾肾阳虚型

主要证候：妊娠期间周身高度浮肿，按之如泥，腰以下尤甚，面色㿠白，食欲减退，神疲乏力，心悸气急，畏寒肢冷，腰膝酸痛，足跟痛，尿少色清，便溏，舌胖嫩有齿痕，脉沉细无力。

治则：温补脾肾，利水消肿，佐以安胎。

方药：实脾散（《重订严氏济生方》）。附子、干姜、甘草、厚朴、白术、木瓜、木香、草果仁、茯苓、大腹皮、生姜、大枣。

本方原治阴水缘于脾肾阳虚，阳不化水，水气内停所致。群药相伍，齐奏温暖脾肾、行气利水之效，用于偏脾阳虚者。但附子辛热有毒，为孕妇禁忌，可以补骨脂代之。呕恶者加半夏、吴茱萸。神疲气短者酌加人参、黄芪等。加杜仲、菟丝子以固肾安胎。

（5）阴虚肝旺型

主要证候：妊娠期间浮肿、头痛、头晕、眼花目眩，面色潮红，盗汗，手足心热，咽干，耳鸣，胸胁胀痛，肢体麻木震颤，舌红少苔，脉弦数。

治则：滋阴潜阳，佐以安胎。

方药：羚角钩藤汤（《通俗伤寒论》）。羚角片、桑叶、川贝母、生地黄、钩藤、菊花、茯神木、生白芍、生甘草、淡竹茹。

本方原治邪热传入厥阴，肝经热盛热极动风之证。方中羚角片、钩藤为君，清热凉肝息风，有标本兼顾之义；配合桑叶、菊花为臣以加强息风之效。风火相煽，最易耗阴灼液，故用生白芍、生地黄养阴增液，以柔肝舒筋；川贝母、淡竹茹清热化痰，热扰心神又以茯神木平肝宁心安神，俱为佐药。生甘草调和诸药为使，与生白芍相配又能酸甘化阴舒筋缓急。对于肝阳上亢引起的头痛、头晕、震颤等，用本方凉肝息风亦甚合适。

第九节　妊娠期贫血

妊娠期贫血是较为常见的内科合并症，据 WHO 资料显示，全球 80% 以上的国家妊娠期贫血的发病率＞20%。中国作为发展中国家，妊娠合并贫血的患病率为 50% 左右，

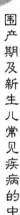

城市孕妇为34%。按血红蛋白水平将贫血分为：轻度贫血，血红蛋白100～109g/L；中度贫血，血红蛋白70～99g/L；重度贫血，血红蛋白<70g/L；极重度贫血，血红蛋白<40g/L。妊娠期血容量的增加与血浆及红细胞的增加不成比例是妊娠期贫血多发的重要原因。妊娠期贫血的分类很多，包括缺铁性贫血（iron deficiency anemia，IDA）、巨幼红细胞性贫血（megaloblastic anemia，MA）、急性失血致贫血、地中海贫血及再生障碍性贫血等。大量研究表明，贫血对母体、胎儿和新生儿可造成近期和远期影响，可使妊娠期高血压-子痫前期、胎膜早破、胎儿生长受限、早产、产褥期感染发病风险增加。妊娠是妇女的特殊生理时期，妊娠期血容量的增加与血浆及红细胞的增加不成比例，以及对铁、叶酸及维生素B_{12}的需求增加导致营养性贫血高发。特别是IDA，预防性补铁可以增加铁储备，减少IDA的发生。对于地中海贫血，虽在孕期贫血中所占比例不多，但重型地中海贫血的病死率高，必须加以重视，特别是产前基因诊断，阻止该病重症高危儿的出生，是目前预防本病行之有效的方法。因此，作为产科医师，提高对妊娠期贫血的病因识别，加强早期预防，对其后续的处理具有重要的意义。

一、缺铁性贫血

在非疟疾流行地区，贫血孕妇超过50%是缺铁性贫血（IDA），其表现为小细胞低色素性贫血，即血红蛋白<110g/L，红细胞平均体积<80 fL，平均红细胞血红蛋白量<27pg，红细胞平均血红蛋白浓度<32%，白细胞和血小板计数均正常。血清铁蛋白浓度（serum ferritin，SF）<20μg/L提示铁缺乏。按储存铁检验指标，将妊娠期缺铁和IDA分为三期：第一期，铁减少期（iron depletion，ID），体内储存铁下降，血清铁蛋白<20μg/L，血红蛋白及转铁蛋白饱和度正常；第二期，细胞生成缺铁期（iron deficient erythropoiesis，IDE），红细胞摄入铁降低，血清铁蛋白<20μg/L，转铁蛋白饱和度<15%，血红蛋白正常；第三期，IDA期，红细胞内血红蛋白明显减少，血清铁蛋白<20μg/L，转铁蛋白饱和度<15%，血红蛋白<110g/L。在我国，孕妇ID、IDA患病率分别为42.6%、19.1%，在孕晚期高达51.6%、33.8%。

（一）病因

正常情况下，铁的吸收和排泄保持着动态平衡，人体一般不会发生铁缺乏，只有在铁摄入不足、吸收障碍或丢失过度的情况下，长期铁的负平衡才会发生铁缺乏，进而发生IDA。妊娠期孕妇发生IDA的原因主要有：

1）妊娠期早孕反应如恶心、呕吐或择食、厌食等，影响铁的摄入。妊娠期胃肠蠕动减弱，胃酸缺乏，影响铁的吸收，若母体无适量的铁储备，易发生IDA。

2）孕期血容量的增加与血浆及红细胞的增加不成比例，其中血浆平均增加40%～45%，红细胞生成增加18%～25%，血液相对稀释而出现生理性贫血。

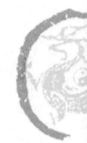

晚孕期特点及常见疾病

3）正常年轻妇女体内储存铁约 300mg，而整个妊娠期总需求铁约 1000mg，其中 500mg 用于妊娠期的血液的增加，300mg 主动向胎儿和胎盘运输，200mg 通过正常的途径丢失。所以，若不增加孕期的铁摄入量，即使铁储备正常的孕妇也可能发生 IDA。

4）孕妇对胎儿的供铁是逆浓度梯度的主动运输，所以即使出现 IDA 也并不会停止对胎儿供应铁。

（二）治疗

应该对有铁缺乏高危因素的非贫血孕妇进行血清铁蛋白的测定，高危因素包括曾患过贫血的女性、多次妊娠或在 1 年内连续妊娠及素食者。一旦被诊断为 IDA，应及时治疗，治疗的方法主要包括：

（1）口服铁剂治疗　常作为轻中度妊娠期 IDA 首选治疗方法。对血红蛋白＞90g/L 的妊娠早、中期 IDA 通常首先采用口服铁剂治疗，剂量一般为每日 100～200mg（以元素铁含量计），继续增大剂量不良反应增加。亚太地区专家组推荐治疗血红蛋白含量为 100～104g/L 的妊娠期 IDA，口服铁剂量为每日 80～100mg。常用的口服铁剂有硫酸亚铁、富马酸亚铁、葡萄糖酸铁、多聚麦芽糖铁等。口服铁剂的缺点是其效能有限及容易发生一些不良反应，如常见上腹部不适、恶心、呕吐、腹泻或便秘等胃肠道不良反应。

（2）注射铁剂治疗　包括肌内注射和静脉注射。在血红蛋白升高水平、铁储存量增加方面及血红蛋白恢复速度方面，注射铁剂疗效优于口服铁剂，但注射铁剂可能产生严重过敏反应、静脉血栓形成等威胁孕妇生命的严重不良反应，所以一般只在患者不能耐受口服铁剂治疗或口服铁剂治疗无效时才考虑注射铁剂治疗。注射铁剂的剂量取决于孕妇体重和血红蛋白水平，目标是使血红蛋白达到 110g/L。现在临床应用的静脉注射用铁剂有低分子右旋糖酐铁、葡萄糖酸铁、蔗糖铁等。现在应用的新型注射铁剂如蔗糖铁安全有效，不良反应较少，疗效较好，孕妇也易耐受。

（3）输血治疗　只有在注射铁剂治疗无效或病情极为危重时，作为治疗妊娠期 IDA 的最后对策，才考虑输血治疗。对静脉注射铁剂无反应的血红蛋白＜90g/L 的妊娠期 IDA，或妊娠晚期特别是临近分娩时仍然存在的危及母婴生命的严重贫血才采取输血治疗较为适宜。

（4）维生素 C　可以促进铁剂的吸收和利用。因此，患有贫血的孕妇建议每日坚持食用一些含维生素 C 丰富的新鲜蔬菜和水果，如芥菜、胡萝卜、番茄、黄瓜、豌豆、食用木耳、牛乳等。

（三）预防

IDA 的高发病率及其对母儿的不良影响使得对 IDA 的预防非常重要，预防措施主要如下：

1）增强营养，注意营养均衡，多食含铁丰富的食物。

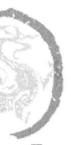

2）加强围产期保健，对所有孕妇在首次产检（最好在孕 12 周以内）筛查血常规，以后每 8～12 周重复筛查。血常规测定是确定贫血的初筛试验，有条件者可检测血清铁蛋白、血清铁及转铁蛋白饱和度等，有助于诊断 IDA。

3）所有的月经期妇女每周补充 60mg 的硫酸亚铁可以使其在妊娠前有充足的铁储备。

4）在妊娠期 IDA 高发地区，所有的孕妇建议尽早每日补充 60mg 元素铁及 400μg 叶酸，并且维持至产后 6 个月以确保充足的铁储备。

5）由于铁储备过多会引起胃肠道不适的不良反应，远期补铁效果可能并不佳，同时高血红蛋白特别是血红蛋白>135g/L 可以导致妊娠期高血压、子痫前期、小于胎龄儿、低出生体重儿、低 Apgar 评分等发生的风险增加，所以孕妇每周口服补充元素铁及叶酸被认为是和每日补铁同样有效的更佳选择。

6）不同经济发展水平、不同国家地区及不同人种发生 IDA 的情况不同，所以，应根据地域和人群特异性的大型临床研究，制订出适宜当地孕妇的科学的营养指南。

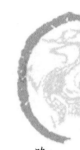

二、巨幼红细胞性贫血

巨幼红细胞性贫血（MA）是仅次于 IDA 的营养缺乏性贫血，在各国的发病率相差很大，在发达国家已经很少见；在我国高发于山西、陕西、河南等地。MA 是由于叶酸及维生素 B_{12} 缺乏引起脱氧核糖核酸合成障碍而发生的一组贫血，其中 95%是由叶酸缺乏引起的。

（1）叶酸缺乏引起的 MA　大部分 MA 由叶酸缺乏引起，但随着人们生活水平的提高及对孕期增补叶酸可预防胎儿开放性神经管缺陷的认识，由叶酸所致 MA 逐步减少。正常非妊娠妇女每日叶酸需要量为 50～100μg，妊娠期叶酸推荐量为 400～800μg/d。在叶酸需求量显著增加的情况下，如多胎妊娠或溶血性贫血、镰刀形红细胞疾病，则需增加叶酸的补充。有证据表明，以往分娩过神经管畸形新生儿的妇女，如果本次妊娠前和早孕期每日摄入 4mg 叶酸，则其复发率降低。叶酸缺乏引起的 MA 的治疗应包括补充叶酸、营养饮食和铁剂。每日至少口服 1mg 叶酸可产生显著的血常规指标变化。治疗 4～7 日后，网织红细胞计数明显增加，白细胞减少和血小板减少迅速得到纠正。在开始治疗前，必须对所有孕妇排除维生素 B_{12} 缺乏引起的 MA，因为补充叶酸虽可以纠正维生素 B_{12} 缺乏引起的 MA，但会引起神经精神症状。

（2）维生素 B_{12} 缺乏引起的 MA　主要是由于消化系统疾病（慢性萎缩性胃炎、胃肠道手术后等）及素食主义，恶性贫血较少。维生素 B_{12} 缺乏增加了新生儿神经管畸形的风险，有研究表明维生素 B_{12} 缺乏孕妇新生儿神经管畸形的风险是正常孕妇的 2.5～3 倍。富含维生素 B_{12} 的饮食习惯是最佳的预防方法，如维生素 B_{12} 缺失严重，可根据情况每日 1 次肌内注射 100～200μg 维生素 B_{12}。

三、地中海贫血

地中海贫血（thalassemia）即珠蛋白生成障碍性贫血，是一组性质相似的遗传性疾病。由于常染色体的遗传缺陷，一种或几种组成珠蛋白的肽链合成减少或不能合成，造成血红蛋白分子结构异常，使血红蛋白合成不足而发病。按珠蛋白肽链缺陷不同，地中海贫血可分为 α、β、δ、δβ 和 γδβ 等不同类型，其中 α 和 β 地中海贫血是最重要的类型。本病最初发生于地中海地区，以后世界各地都有发现。本病高发于我国的两广地区、长江流域及东南亚等地区。α 地中海贫血分为静止型、标准型、血红蛋白 H 病（Hb H）和血红蛋白 Bart 胎儿水肿综合征。静止型、标准型地中海贫血患者常无症状，无需治疗；Hb H 患者出现轻度或中度贫血，伴肝脾肿大或黄疸，少数表现为重度贫血，需输血治疗。β 地中海贫血分为轻型、中间型及重型。轻型、中间型 β 地中海贫血患者一般不需治疗，但重型 β 地中海贫血患者在出生后贫血进行性加重，有黄疸、肝脾肿大，需要输血治疗。妊娠期地中海贫血多为 β-珠蛋白生成障碍性贫血的轻型患者，对妊娠多无影响。重型者因贫血严重，红细胞形态改变显著，绝大多数患者于儿童期死亡，在妊娠期极为少见。若夫妻双方均为同类型地中海贫血，则需采取有创产前诊断方法对胎儿进行地中海贫血基因诊断，目前临床较为常用的有创产前诊断方法包括绒毛穿刺（孕10～12周）、羊水穿刺（孕 18～22周）和脐静脉穿刺（孕 24周以后）。

妊娠期对于轻微的地中海贫血没有特异的治疗方法，目前治疗重症地中海贫血的方法有：

（1）规范性长期输血和去铁治疗 仍是本病最主要的治疗方法，输血指征包括：①应确诊患儿为重型 β 地中海贫血；②两次血常规检查（间隔＞2 周）血红蛋白＜70g/L者，并排除感染等因素影响；③血红蛋白＞70g/L 但伴有明显面容骨骼改变、生长发育障碍及髓外造血的表现。由于长期高量输血，骨髓无效红细胞生成及胃肠道铁的吸收增加，导致体内铁超负荷，损伤心、肝、肾和内分泌系统，甚至发生血色病。尽早长期使用铁螯合剂能明显防止铁负荷并发症，延长患者的生存期，改善其生活质量。目前临床应用最为广泛而且最有效的是去铁胺（DFO）。

（2）造血干细胞移植 目前根治地中海贫血的唯一方法，包括骨髓移植（BMT）、外周血造血干细胞移植（PBSCT）和脐血移植（UMBT）。

（3）诱导产生胎儿血红蛋白（fetal hemoglobin，Hb F）来替代 α/β 珠蛋白比例失调 被认为是治重症 β 地中海贫血的新策略。羟基脲是最常用的 Hb F 诱导剂。

（4）其他的治疗方法 包括造血干细胞定向基因转移、脾切除及脾动脉栓塞等。

第十节　妊娠合并血小板减少症

妊娠合并血小板减少（PT）可由多种内科合并症和妊娠并发症引起，如妊娠相关性血小板减少症（PAT）、妊娠合并特发性血小板减少性紫癜（ITP）、妊娠期高血压疾病（HDCP）、系统性红斑狼疮（SLE）、血栓性血小板减少性紫癜（TTP）、病毒感染等。其中PAT、ITP和妊娠期高血压疾病是其主要原因。

一、妊娠合并血小板减少症的病因和诊断

（1）妊娠相关性血小板减少症（PAT） 即妊娠期血小板减少症（gestational thrombocytopenia，GT），因其症状温和，母婴结局相对良好又称良性血小板减少症，指妊娠前无血小板减少的病史，妊娠期首次发现血小板计数低于正常参考范围值（$<100 \times 10^9$/L）。抗血小板抗体阴性，肝肾功能及凝血功能正常。其特点为只发生于妊娠期间，多于妊娠中晚期发病，一般血小板减少的程度轻，妊娠结束后数周症状消失。PAT是妊娠期仅次于妊娠贫血的第二大妊娠血液系统疾病。有超过26 000例孕妇的大样本研究发现，血小板计数$<150 \times 10^9$/L者占6.6%～11.6%，血小板计数$<100 \times 10^9$/L仅占1%。多数患者没有任何症状和体征，追踪其胎儿、新生儿血小板计数均正常；血常规除血小板减少外余无异常，肝肾功能、凝血功能亦正常；产后血小板计数恢复正常。目前，PAT的病因不明，可能与孕期血液稀释、胎盘循环中血小板破坏过多、激素对巨核细胞生成的抑制有关。国外有文献报道，PAT患者血小板计数多在70×10^9/L以上，低于70×10^9/L者很少。轻度PAT通常不需特殊处理，但需要严格的随访，定期复查凝血相关指标，当发现病情变化则要进行鉴别诊断或者对严重PAT进行治疗。国内报道的PAT患者血小板计数大部分$>50 \times 10^9$/L，文献将血小板计数$<50 \times 10^9$/L作为剖宫产及内科处理的指标之一。对大多数PAT孕妇，血小板减少在产后可以自行恢复正常，故不需要输入血小板。有学者认为，血小板输注的指征应该结合血小板数目和患者的出血倾向综合评估决定，对于血小板减少较严重，血小板$<20 \times 10^9$/L及有出血倾向的患者，可以在分娩当日短时间内输注血小板10～12U。有学者认为，经阴道分娩时胎儿脑部受阴道挤压，可能增加颅内出血的风险，故主张剖宫产。另有学者认为，可对血小板$<50 \times 10^9$/L的患者施行剖宫产术。但多数学者认为，在严密观察下的PAT孕妇除非有产科指征，应尽量阴道分娩。因为血小板减少的孕妇面临产道损伤和手术切口的出血，阴道分娩较剖宫产损伤小，故为首选，但在分娩过程中，由于血小板数目减少而阴道壁血运丰富，可能加重阴道壁创面的伤口出血、渗血，故产程中应注意防止产程延长或急产，尽量避免手术助产和软产道损伤，仔细检查，彻底止血。

（2）妊娠合并特发性血小板减少性紫癜（ITP） 一种自身免疫性疾病，属于免疫性血小板减少性紫癜，是妊娠早期血小板减少最常见的原因，常致妊娠期中重度血小板减少。目前公认的发生机制是巨噬细胞的Fc受体与附着于血小板膜糖蛋白上的血小板抗体的Fc片段结合，继而血小板被吞噬，尤其是被脾脏所破坏，血小板的寿命缩短，故随孕周增加血小板呈进行性下降趋势，存在着潜在出血倾向。ITP的发生可能与雌激素

有关。临床上 ITP 有三种诊断途径：①原有 ITP 病史；②妊娠期偶然发现血小板计数＜100×10^9/L；③妊娠期突发出血症状。其确诊主要靠实验室检查，如反复的血小板计数、骨髓象检查、血小板相关免疫球蛋白（PAIgG、抗 GP 抗体）的测定等。但有学者认为，PAIgG 缺乏特异性，且有假阳性和假阴性，其检测结果不能作为确诊 ITP 的依据，而抗 GP 抗体升高，对 ITP 诊断更可靠。母体 PAIgG 阳性的意义在于其增高值与血小板计数和血小板寿命呈负相关关系，当血小板计数＜50×10^9/L 时，90%的患者 PAIgG 检测结果阳性。PAIgG 有助于鉴别免疫性与非免疫性血管内减少。虽然骨髓穿刺对于妊娠合并 ITP 的确诊有意义，但其毕竟是有创伤性的检查，孕妇难以接受。1997 年美国血液病学会提出用排除法诊断，主要是与妊娠期间其他原因引起的血小板减少症相鉴别，如获得性贫血、重度子痫前期、严重的产科出血、DIC、SLE 所致的出血等。因此，详细询问病史，仔细进行体格检查及完善相关辅助检查，排除其他原因引起的血小板减少更为重要。妊娠是否会使 ITP 患者的病情恶化，依然存在不同的意见。有报道显示，ITP 患者妊娠的流产、早产率不增加。亦有报道未经治疗的重症 ITP 患者自发流产率达 17%～33%，亦可导致胎盘早剥，胎死宫内，分娩期出血，产后出血，产道损伤部位出血、血肿，剖宫产切口出血、血肿等，其产后出血率较正常产妇高 5 倍。有文献认为妊娠时 ITP 的加重与用药是否及时有关，未治疗者病死率可高达 7%～11%，维持和提升血小板计数是改善母儿结局的最重要措施。PAT 与 ITP 是妊娠合并血小板减少的常见原因，两者之间有时不易鉴别。最新的一项研究提示，妊娠 28 周前出现血小板减少和孕期最初发现血小板减少时的血小板计数＜50×10^9/L 可以作为 ITP 诊断的两个独立的非常重要的预测指标。

（3）系统性红斑狼疮（SLE） 一种多系统多脏器损害并伴多种免疫学指标异常的自身免疫性疾病。SLE 好发于育龄期妇女，临床提示和实验证明，性激素与 SLE 密切相关。大多数学者认为，妊娠与产后可使 SLE 病情加重，恶化率高达 17%～55%，特别是 SLE 肾型者，且 SLE 患者妊娠期高血压疾病的发生率很高，胎儿丢失率和早产率分别为 29%和 15%。SLE 对妊娠的影响主要与狼疮性肾炎（LN）、抗磷脂抗体（APA）改变及低补体血症等引起的胎盘血管功能障碍有关。血液学异常是 SLE 常见的并发症，主要表现为血细胞减少。此外，SLE 患者常伴有骨髓增生不良和脾功能亢进，亦可导致血小板减少。大多数学者主张用可的松预防 SLE 恶化和控制 SLE 活动，可的松在治疗SLE 中的疗效是肯定的，但有一点需注意，分娩时可的松的用量应加大。孕期应尽量避免应用免疫抑制剂如环磷酰胺，因其可导致胎儿畸形和流产。由于 SLE 孕妇免疫异常产生的自身抗体可以透过胎盘损伤胎儿，新生儿可发生类狼疮综合征或新生儿红斑狼疮（NLE），临床上以狼疮皮疹、血小板减少为特征。此外，新生儿先天性心脏畸形、阻塞性黄疸、颅内出血的发生率亦增高。

（4）血栓性血小板减少性紫癜（TTP） 一种罕见的微血管血栓-出血综合征，其主要特征为发热、血小板减少性紫癜、微血管性溶血性贫血、中枢神经系统和肾脏受累等，称为五联征，若只有前三者称为三联征。本病病情多数凶险，死亡率高达 54%，年轻妇女稍多，且好发于育龄期，故可在妊娠期并发。病理检查显示广泛的末梢动脉和毛细血管血栓，几乎累及所有脏器。实验室检查显示：血小板减少，出现红细胞碎片等血管内溶血表现。TTP 的发病原因目前尚不清楚，有报道血小板膜 GP 特异自身抗体的产生是 TTP 发病的重要环节。多数学者认为根据三联征（微血管病性贫血、血小板减少和精神神经症状）即可诊断 TTP。但也有认为必须具备五联征（加发热及肾脏损害）才能诊断 TTP。Cutterman 等的诊断标准如下：①主要表现，溶血性贫血，末梢血片可见红细胞碎片和异形红细胞。血小板计数$<100\times10^9$/L。②次要表现，发热，体温超过38.3℃，特征性神经系统症状。肾脏损害，包括血肌酐$>177\mu mol$/L 和（或）尿常规检查发现血尿、蛋白尿、管型尿。若有 2 个主要表现加上任何一个次要表现，诊断即可成立。实验室诊断中 100%的患者均有贫血表现，1/3 的患者血红蛋白$<60g$/L，血常规中变形红细胞及碎片者占 95%，并可见球形红细胞。骨髓象显示红细胞系统显著增生，巨核细胞数正常或增高，多数为幼稚巨核细胞，呈成熟障碍。一般无典型 DIC 的实验室变化。溶血指标的检查显示直接 Coombs 试验阴性，继发性者少数可呈阳性。脑脊液压力与蛋白质轻度增高，细胞数正常，蛛网膜下腔出血少见。脑电图正常，或有弥漫性双侧皮质异常或局限性节律异常。皮肤活检为最安全的病理诊断方法，瘀点区 1/2 病例阳性。骨髓凝块切片 60%阳性。尸体解剖病理检查仅 44%阳性，故阴性不能排除本病。

（5）病毒感染　根据中国医学科学院血液病研究所统计的血液病构成中，血小板减少性紫癜占出血性疾病的 70%左右，其中 80%的急性型患者常发生于病毒感染性疾病之后，即病毒感染相关性血小板减少。患者血液中可检测出抗血小板抗体，故被称为自身免疫性血小板减少性紫癜。目前发现多种病毒与血小板减少性紫癜的发病有关。其中包括肝炎病毒、EB 病毒、风疹病毒、疱疹病毒、麻疹病毒、巨细胞病毒、HIV、人类微小病毒 B19、流行性腮腺炎病毒等。病毒感染引起的血小板减少性紫癜机制复杂，尚处于研究之中。现在多数学者认为早期病毒感染引起的血小板减少性紫癜是骨髓抑制的结果，感染晚期引起的血小板减少性紫癜是由免疫机制所介导的。

二、妊娠合并血小板减少的处理

（1）严密监测　对血小板减少孕妇要加强产前监护，积极防治合并症和并发症，预防重度血小板减少所致的出血倾向，至少每 2 周检查 1 次血常规，动态观察血小板变化。根据孕龄及血小板计数，血小板计数$\geq50\times10^9$/L，或妊娠早期血小板计数为（30～50）$\times10^9$/L，无出血倾向者，常不需特殊治疗，可给予维生素 B、维生素 C、芦丁、叶酸、铁剂辅助治疗，同时注意预防感染，防止病情恶化。妊娠早期血小板减少伴有出血，尤其是血小板计数$<30\times10^9$/L，应用糖皮质激素疗效不佳者可考虑终止妊娠。血小板计数$<20\times10^9$/L、临床有出血倾向，或妊娠中、晚期血小板计数$<50\times10^9$/L 时，

尤其分娩前或预期有出血危险（如手术、麻醉等）时应积极治疗。

（2）糖皮质激素治疗　主要机制如下。

1）抑制单核巨噬系统的吞噬作用，延长血小板的寿命。

2）抑制抗体生成，抑制抗原抗体反应，减少血小板的破坏。

3）改善毛细血管的脆性。

4）刺激骨髓造血：糖皮质激素是治疗 ITP、SLE、抗磷脂综合征及部分再生障碍性贫血（再障）的首选药物。常用剂量：泼尼松 1mg/（kg·d），分 3 次口服；或 10mg，每日 3 次。使用 3～7 日后血小板计数上升，出血停止，以后视病情逐渐减至 5～10mg/d 维持量。有资料显示，妊娠期大量长期应用糖皮质激素，可致过期妊娠、胎儿生长受限，对胎儿产生免疫抑制，增加感染、胎膜早破、妊娠期高血压疾病的发生率。但是泼尼松在通过胎盘进入胎儿循环前，87%的有效成分经胎盘内 11-B 脱氢酶作用而灭活，所以妊娠期给予一般剂量的泼尼松，对胎儿尚属安全。

（3）免疫球蛋白　可抑制抗体产生及与血小板结合，减少或避免血小板被吞噬，可用于单纯糖皮质激素治疗无效或效果欠佳者，以及重度血小板减少有出血倾向时。常用剂量：400 mg/（kg·d），连续 3～5 日，约 75%的患者血小板可上升，50%可达到正常水平，但停药后可有反跳现象。一般患者考虑先用激素，无效者再用大剂量丙种球蛋白，因为两者效果相当，但丙种球蛋白价格昂贵。如果情况紧急，或单纯激素治疗效果欠佳时，也可考虑两者同时应用。

（4）血小板制剂　血小板抗体和人类白细胞抗原（HLA）抗体是血小板输注无效的主要原因，而抗体的产生与输注次数呈正比关系。因此，血小板输注的效果是暂时性的，而且易产生抗血小板抗体，使以后的血小板输注无效。临床上我们根据患者血小板计数和有无出血倾向，在临产前或剖宫产时进行血小板输注，以发挥其最大作用。但 ITP 患者体内血小板只能存活 48～230min（正常人血小板可存活 8～12 日），输入的血小板迅速被体内的抗体破坏，故可在术前 1h 内一次性输注。由于血小板的迅速破坏，特别是 ITP 患者，术后必须随访血小板的消长，并注意出血症状，必要时再次输注。非常值得注意的是对于 TTP 孕妇而言，禁用血小板的输注，因血小板输注可增加血栓形成的进程，加速病情的恶化。因此在免疫治疗和激素治疗的同时，可以选用抗血小板聚集剂如吲哚美辛、阿司匹林（每日 600～2400mg）、双嘧达莫（潘生丁）、右旋糖酐 40（500mL，每日 2 次，共 14 日）等。有人认为至少部分患者抗血小板药物对 TTP 初次缓解和维持缓解起重要作用。因此，抗血小板药在综合治疗中起辅助作用，取得缓解后可作为维持治疗，疗程需长达 6～18 个月，停药过早易复发。单用时疗效较差，常与糖皮质激素合用。对于治疗 TTP，脾切除的方法目前意见仍不统一，多数人认为不宜单独行脾切除治疗本病，若病程 7 日内临床和生化表现不能改善，可及早考虑脾切除。

（5）血浆置换疗法　一种对 TTP 疗效显著的治疗手段。自 1976 年开始采用本法治疗 TTP 后疗效迅速提高，达 67%～84%，使 TTP 预后大为改观。对于 PAIgG 不增高或经用大剂量激素无效的重症患者可考虑本法，特别适用于有心功能不全者，不宜用冷沉淀物作为血浆交换，以免大量 vWF 因子促发血管内血小板聚集。

三、妊娠合并血小板减少的产科管理

妊娠合并血小板减少的分娩方式尚有争议。主张剖宫产者认为经阴道分娩可引起新生儿颅内出血，并且母体加用腹压时可能导致中枢及外周静脉压升高，有诱发脑出血及消化道出血的危险。但也有学者认为，妊娠合并血小板减少的新生儿颅内出血发生率为 0.2%，新生儿严重血小板减少性紫癜发生率亦较低，剖宫产并不减少新生儿颅内出血的危险，新生儿颅内出血与分娩方式无关，而且大多数母体的并发症见于剖宫产而非阴道分娩。因此，剖宫产只应用于有产科指征的患者。对于妊娠合并血小板减少的分娩方式，目前比较一致的意见是：①足月妊娠，血小板计数 $>50\times10^9$/L，特别是已有产兆时，如无产科情况，可考虑经阴道试产。但要严密观察产程进展，尽量避免急产和滞产。分娩时常规行会阴侧切术，尽量不用胎头吸引术和产钳助产术，侧切口严密止血，仔细缝合，防止会阴血肿形成。②足月及存活可能性较大的早产儿，血小板计数 $<50\times10^9$/L，并有出血倾向时，可考虑剖宫产，术前备血，充分准备血源，术前 1h 输入血小板悬液，尽可能使血小板计数达 50×10^9/L 以上，必要时术中、术后再次输注，以保持短期血小板升高，防止术时或术后发生腹部切口出血、子宫出血、颅内出血及脏器出血。无论是阴道分娩还是剖宫产，均应在胎儿娩出后立即给予缩宫素，确保子宫收缩良好，减少产后出血的发生。术后亦应严密监测血小板值。总之，妊娠发生血小板减少的病因是多样的，临床上，找出血小板减少的原因，根据不同病因的发病特点采取不同的个体化治疗方案是改善母婴结局的关键。

正常产程及产时适宜技术

第一节 产妇的生理变化

一、定义

妊娠期是胚胎和胎儿在母体内发育成熟的过程，即从妇女卵子受精开始至胎儿及其附属物自母体排出之间的一段时间。妊娠期通常从末次月经的第一天算起，约为 280 天（40 周）。

二、妊娠期生理变化

妊娠期母体为适应胎儿生长的需要，并为分娩准备条件，各个系统和器官均发生一系列的变化，主要如下：

1. 生殖器官

生殖器官的变化最为明显，具有共性：组织增生、肥大、充血、水肿、松软及呈紫蓝色。

（1）子宫　妊娠时子宫变化最大。肌纤维肥大、变长、增生致宫体逐渐增大。妊娠末期，由未孕期时的 40～50g 增至约 1000g，容量增加约 500 倍。血流量逐渐增加，足月妊娠时每分钟达 500～700mL。

妊娠 3 个月后，子宫峡部不断伸展，至妊娠末期可达 7～10cm。峡部的肌纤维增生，但不如子宫体明显。分娩时，峡部继续伸展，成为软产道的一部分，称"子宫下段"。

（2）子宫颈　由于血管及淋巴管的增加及结缔组织的增生水肿等，致宫颈肥大变软，内膜增厚，腺体增生，黏液分泌量增多，在颈管内形成黏液塞，可防止细菌进入宫腔。

（3）阴道　肌纤维及弹力纤维增生，易于扩张。黏膜变厚，充血，呈紫蓝色，分泌物增多，呈酸性，可抑制致病菌生长。

（4）输卵管　血运增加，组织变软，黏膜有时呈类似蜕膜样变。

（5）卵巢　略增大，不排卵。在一侧卵巢中有妊娠黄体继续生长并分泌雌激素和孕激素。妊娠黄体一般在妊娠 3 个月后开始萎缩，由胎盘替代卵巢分泌激素。

（6）会阴　会阴皮肤色素沉着，血管增多、充血，淋巴管扩张，结缔组织变软，故伸展性增大，有利于分娩时胎儿娩出。

（7）乳房　妊娠最早几周感乳房发胀，或有刺痛感及触痛，妊娠 8 周后乳房明显增大。由于雌激素及孕激素的增加，乳房腺管与腺体皆增生，脂肪沉积，乳头很快增大、着色，乳晕着色，出现散在的皮脂腺肥大隆起。妊娠后期可由乳头挤出少量黄色液体，称"初乳"。

2. 血液及循环系统

（1）血液系统

1）血容量：从孕 6 周起开始增加，至妊娠 32～34 周达高峰，约增加 35%，平均增加约 1500mL，维持此水平至分娩。血容量增加包括血浆及红细胞增加，血浆增加多于红细胞增加，血浆约增加 1000mL，红细胞容量约增加 500mL，出现血液稀释。

2）血液成分

A. 红细胞：妊娠期骨髓不断产生红细胞，网织红细胞轻度增生。由于血液稀释，红细胞计数约为 $3.6×10^{12}$/L，血红蛋白值为 110g/L，血细胞比容降至 31%～34%。孕妇储备铁约 500mg，为适应红细胞增生及胎儿成长和孕妇各器官生理变化的需要，容易缺铁，应在孕晚期补充铁剂，以防血红蛋白值下降。

B. 白细胞：从孕 7 周起开始增加，至妊娠 30 周时达高峰，约 $10×10^9$/L，有时可达 $15×10^9$/L，主要为中性多核细胞增加，淋巴细胞增加不多，而单核细胞和嗜酸粒细胞几乎无改变。

C. 凝血因子：妊娠期血液处于高凝状态。凝血因子Ⅱ、Ⅴ、Ⅶ、Ⅸ、Ⅹ均增加，仅凝血因子Ⅺ、Ⅻ降低。血小板略有减少。妊娠晚期凝血酶原时间、部分孕妇凝血活酶时间轻度缩短，凝血时间无明显变化。血浆纤维蛋白原比非孕期增加约 50%，孕末期可达 400～500mg/dL。红细胞表面负电荷改变，出现红细胞线串样反应，故红细胞沉降率加快。妊娠期纤维蛋白溶酶增加，优球蛋白溶解出现延长，表明纤溶活性降低，分娩后纤溶活性迅速增高。

（2）循环改变　由于新陈代谢和循环血量的增加，以及为了适应胎盘循环的需要，母体心脏负担加重。每分钟心搏出量自妊娠第 10 周开始增加，至妊娠 28 周左右达最高峰，较正常增加 30%～50%。心率逐渐增加，最高较未孕时约增加 10 次/分。妊娠后期，因子宫增大，横隔上升，可使心脏向左前方移位，大血管轻度扭曲，心尖部可产生收缩期杂音及肺动脉瓣第二亢进音，但心电图正常。正常心脏具有代偿功能，故能胜任孕期的负担。但心脏病患者在妊娠、分娩或产后各期，均可出现不同程度的心功能代偿不全。

因妊娠子宫压迫盆腔静脉，使下肢血液回流受阻，股静脉压升高，致妊娠后期常出现足踝及小腿浮肿，少数可出现下肢或会阴部静脉曲张。血压一般无变化。若比原有水平升高 3kPa（约 20mmHg）以上或达 17.4/12kPa（130/90mmHg）以上者，则为病理现象。

3. 消化系统

早孕期常有食欲不振、恶心、呕吐、选食及唾液分泌增多等现象，数周后多自愈。

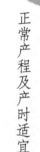

因胃液分泌减少，胃酸减少，可影响铁的吸收，故孕妇易患贫血。胃肠道蠕动减弱，易引起胃肠胀气与便秘。妊娠后期子宫压迫直肠，可加重便秘，并可因静脉血流郁滞而出现痔疮。

4. 泌尿系统

妊娠时，由于母子代谢产物的排泄量增多，增加了肾脏的负担，肾脏血液量及肾小球滤过率均增加，至足月时比孕前可增加30%～50%。

早孕时增大的子宫及妊娠末期下降的胎头，可压迫膀胱而引起尿频。妊娠中期以后，在孕激素的影响下，输尿管蠕动减弱，加以输尿管常在骨盆入口处受妊娠子宫的压迫，致尿流迟缓，易引起泌尿系感染。

5. 皮肤

皮肤常有色素沉着，在面部、脐下正中线、乳头、乳晕及外阴等处较显著。色素沉着原因不明，可能和垂体前叶分泌的促黑色素细胞激素增加有关。皮脂腺及汗腺功能亢进，分泌增多。由于伸展过度，腹壁、乳房及大腿处侧面和臀部的皮肤可因弹力纤维断裂出现斑纹，称"妊娠纹"。新的妊娠纹为紫红色，见于初孕妇；陈旧性妊娠纹呈白色，多见于经产妇。妊娠纹并非妊娠所特有，在任何皮下脂肪沉积较快或皮肤过度伸展的情况下皆可出现。

6. 骨骼系统

孕期因骨盆关节及椎骨间关节松弛，孕妇可感腰骶部、耻骨联合及（或）肢体疼痛不适，这可能和松弛素有关，对此目前还不够了解。

7. 体重变化

早孕期因反应及食欲不振，体重可下降，随着妊娠月份的增长、胎儿的发育、体内水分的潴留、血液总量的增加及蛋白质和脂肪的储存等，孕妇体重逐渐增加。一般从妊娠第5个月开始，每周增加约0.5kg，到足月时共增加约10kg。如体重增加过快，应考虑有病理情况。

8. 矿物质代谢变化

铁是血红蛋白及多种氧化酶的组成部分，与血氧运输和细胞内氧化过程关系密切。孕期母体储存铁供不应求，不补充外铁易发生缺铁性贫血。

胎儿骨骼及胎盘形成需较多的钙，孕末期体内含钙25g，磷14g。绝大多数在孕末2个月储存，因此在孕末期需补充钙及维生素D。

9. 水代谢变化

孕妇体内钠盐潴留较多，除供胎儿需要外，也分布在母体的细胞外液内。随着钠的潴留，体内水分亦相应增加。钠与水的潴留与体内醛固酮及雌激素有关，而其排出则与孕激素及肾脏功能有密切关系。潴留的水分，产后迅速以尿及汗液形式排出。

第二节　正常分娩及观察

妊娠 28 周以后，胎儿及其附属物由母体经产道娩出的过程，称为分娩。孕期满 37 周至不满 42 周间分娩者，称为足月产；孕期满 28 周至不满 37 周间分娩者，称为早产；孕 42 周或超过 42 周分娩者，称为过期产。

一、分娩动因

分娩发动的确切原因至今尚不清楚，可能是多方面因素相互作用的结果，目前认为与下列因素有关：

1. 内分泌控制理论

（1）肾上腺皮质激素　胎儿肾上腺皮质能分泌大量皮质醇及 C_{19} 类固醇，随着妊娠的发展胎儿肾上腺不断增大，产生的皮质醇及 C_{19} 类固醇亦相应增多，这些物质经胎儿、胎盘单位合成的雌三醇含量亦源源上升，高浓度的非结合型雌三醇可促使蜕膜内 $PGF_{2\alpha}$ 的合成增加，从而激发子宫收缩。

（2）前列腺素　子宫平滑肌对前列腺素具有高度敏感性，随着妊娠的进展，羊水及母血中含量增高，子宫壁张力逐渐加大，临产前蜕膜中储存大量前列腺素前身物质，加之内分泌的变化，均有利于前列腺素的合成。它可能是引起宫缩，促使分娩发动的因素。

（3）催产素　妊娠过程中胎先露下降，宫颈受压，通过神经反射刺激丘脑下部，作用于脑垂体后叶，使之释放催产素。前列腺素亦能通过丘脑下部使垂体后叶释放催产素。催产素释放速度随产程进展而增加，目前认为催产素对维持产程进展有更重要的意义。

（4）雌激素　能使子宫肌肉对催产素的敏感性增强，产生规律性宫缩。妊娠期雌激素主要由胎儿、胎盘共同产生。随着妊娠的进展，雌激素逐渐增加，孕激素相对减少，当雌、孕激素比值改变达到一定程度后，子宫肌肉对催产素的敏感性进一步增加而发生宫缩。此外，雌激素尚能使子宫肌肉合成 $PGF_{2\alpha}$，对分娩发动产生作用。

（5）孕激素　来自胎盘，分娩前未见血中浓度下降，推测可能是蜕膜内孕激素含量的局部降低，雌孕激素比值改变而引起宫缩。

2. 神经介质理论

子宫肌肉层有 α、β 肾上腺素能受体。兴奋 α-受体可刺激子宫收缩，兴奋 β-受体可抑制子宫收缩，去甲肾上腺有兴奋 α-受体的作用，这些内源性物质的释放，可能与分娩发动有关。

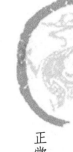

正常产程及产时适宜技术

3. 子宫膨胀理论

妊娠末期胎儿生长迅速，子宫腔内压力增加，使子宫壁过度膨胀，子宫肌纤维受到机械性伸展。胎先露下降，子宫下段及子宫颈受压通过神经反射刺激丘脑下部，作用于垂体后叶，释放催产素，引起宫缩。临床上羊水过多、双胎妊娠等多易发生早产。采用宫颈扩张及胎膜剥离进行引产，也是依据这个理论。

二、决定分娩的三个因素

决定分娩的三个因素是产力、产道及胎儿。这三个重要因素既相互联系，又都有它的特殊性，各因素间始终存在着矛盾，如能相互适应，矛盾不断转化统一，分娩则能顺利进行。

1. 产力

产力指将胎儿及其附属物从子宫内逼出的力量，包括子宫收缩力、腹肌及膈肌收缩力和肛提肌收缩力。

（1）子宫收缩力（简称宫缩）　临产后的主要力量，能迫使宫颈短缩、子宫颈口扩张，胎先露下降及胎儿、胎盘娩出。宫缩从分娩开始一直持续到分娩结束，临产后正常宫缩具有以下特点：

1）节律性：宫缩具有节律性是临产的重要标志之一。宫缩是具有节律的阵发性收缩，每次阵缩由弱渐强（进行期），并维持一定时间（极期），随后再由强渐弱（退行期），直到消失进入间歇期。宫缩时子宫壁血管受压，胎盘血液循环暂时受到一定干扰，两次宫缩间歇，子宫肌肉基本放松，胎盘血液循环恢复。此节律性对胎儿有利。阵缩如此反复出现，直到分娩全过程结束。临产开始时宫缩持续 30s，间歇期为 5～6min。随着产程进展，子宫阵缩时间延长，间歇期渐短，当宫口开全之后，子宫收缩持续可达 60s，间歇期可短至 1～2min。宫缩强度随产程进展也逐渐增加，宫腔压力于临产初期可升高至 3.3～4.0kPa（25～30mmHg），于第一产程末可增至 5.3～8.0kPa（40～60mmHg），于第二产程期间可达 13.3～20.0kPa（100～150mmHg），而间歇期宫腔压力则为 0.8～1.6kPa（6～12mmHg）。

2）对称性和极性：正常宫缩起自两侧子宫角部（受起搏点控制），以微波形式迅速向子宫底中线集中，左右对称，然后以每秒约 2cm 的速度向子宫下段扩散，约 15s 均匀协调地遍及整个子宫，此为子宫收缩的对称性。子宫收缩力以子宫底部最强最持久，向下则逐渐减弱，子宫底部收缩力几乎是子宫下段的 2 倍，此为子宫收缩的极性。

3）缩复作用：子宫平滑肌与其他部位的平滑肌和横纹肌不同。子宫体部为收缩段，子宫收缩时，其肌纤维短缩变宽，收缩之后肌纤维虽又重新松弛，但不能完全恢复到原来的长度，经过反复收缩，肌纤维越来越短，这种现象称为缩复作用。随着产

围产期及新生儿常见疾病的中西医结合治疗

程进展，缩复作用使子宫腔内容积逐渐缩小，迫使胎先露下降及子宫颈管逐渐展平。

（2）腹肌膈肌收缩力　第二产程时娩出胎儿的重要辅助力量。当宫口开全后，胎先露已下降至阴道。每当宫缩时，胎先露部或前羊水囊压迫骨盆底组织及直肠，反射性地引起排便动作，产妇主动屏气。此时产妇喉头紧闭向下用力，腹肌及膈肌强力收缩使腹内压增高。腹肌及膈肌收缩力（腹压）在第二产程，特别是第二产程末期配以宫缩时运用最有效，否则不但无益，反易使产妇疲劳、宫颈水肿，致使产程延长。腹肌及膈肌收缩力在第三产程还可促使胎盘娩出。

（3）肛提肌收缩力　有协助胎先露在骨盆腔内旋转的作用。当胎头枕骨露于耻骨弓下缘时，还能协助胎头仰伸及娩出。胎儿娩出后，胎盘降至阴道时，肛提肌收缩力也有助于胎盘娩出。

2. 产道

产道是胎儿娩出的通道，分为骨产道与软产道两部分。

（1）骨产道　通常指真骨盆，是产道的重要部分。骨产道的大小、形状与分娩关系密切。

1）骨盆各平面径线：为便于了解分娩时胎先露部通过骨产道的过程，将骨盆分为三个假想平面。

A. 骨盆入口平面：有四条径线。

入口前后径：也称真结合径。耻骨联合上缘中点至骶岬前缘正中的距离，平均值约为11cm。该径线是胎先露部进入骨盆入口的重要径线，其长短与分娩关系密切。

入口横径：两髂耻线间的最大距离，平均值约为13cm。

入口斜径：左右各一。左骶髂骨关节至右髂耻隆突间距离为左斜径。右骶髂关节至左髂耻隆突间的距离为右斜径，平均值约为12.5cm。

B. 中骨盆平面：是骨盆腔内的最窄平面，有两条径线。

中骨盆前后径：耻骨联合下缘中点，通过坐骨棘连线中点，至骶骨下端连线间的距离，平均值约为11.5cm。

中骨盆横径：也称坐骨棘间径。在两坐骨棘之间的距离，平均值约10cm，是重要的径线。

C. 骨盆出口平面：有四条径线。

骨盆出口平面由两个以坐骨结节间径为其共同底线的三角面组成。前三角的顶为耻骨联合下缘，两侧边为耻骨的降支；后三角的顶为尾骨尖，两侧边为骶骨结节韧带。

出口前后径：耻骨联合下缘至尾骨尖间距离为9.5cm，分娩时尾骨尖可向后移1.5～2cm，使前后径伸长至11～11.5cm。

出口横径：即坐骨结节间径，平均约9cm，是出口的重要径线。

前矢状径：由耻骨联合下缘至坐骨结节间径的中点距离，平均长约6cm。

后失状径：骶尾关节至坐骨结节间径的中点距离，平均值约为9cm。

若出口横径稍短，而出口后矢状径较长，两径相加大于 15cm 时，一般大小胎儿可通过后三角区经阴道娩出。临床上单纯出口平面狭窄少见，多同时伴有骨盆中平面狭窄。

两侧耻骨降支在耻骨联合下方形成一接近直角的结构，称耻骨弓。

2）骨盆轴与骨盆倾斜度

A. 骨盆轴：为连接骨盆各假想平面中点的曲线，又称产道轴。此轴上段向下向后，中段向下，下段向下向前，具有一定屈度，分娩时胎儿即沿此轴娩出。

B. 骨盆倾斜度：妇女直立时，骨盆入口平面与地平面所形成的角度，称骨盆倾斜度。一般为 60°。若角度过大，常影响胎头衔接。

（2）软产道　由子宫下段、子宫颈、阴道及骨盆底软组织构成的管道。

1）子宫下段的形成：子宫下段由子宫峡部形成。非孕期时长约 1cm 的子宫峡部，于孕 12 周后逐渐扩展成为宫腔的一部分，至孕末期子宫峡部被拉长、变薄，形成子宫下段。临产后宫缩进一步使子宫下段拉长，达 7～10cm，构成软产道的一部分。由于子宫肌纤维的缩复作用，子宫上段的肌层越来越厚，子宫下段被牵拉扩张越来越薄。由于子宫上下段的肌壁厚薄不同，在两者之间的子宫内面有一环状隆起，称生理性缩复环。

2）子宫颈的变化

A. 子宫颈管消失：临产前的子宫颈管长约 2cm，初产妇较经产妇稍长些。临产后的规律宫缩，牵拉子宫颈内口的子宫肌及周围韧带的纤维，加之胎先露部支撑前羊水囊呈楔状，致使子宫颈内口向上外扩张，子宫颈管形成漏斗形，此时子宫颈外口改变不大。随后，子宫颈管逐渐变短直至消失，成为子宫下段的一部分。初产妇多是子宫颈管先消失，子宫颈外口后扩张；经产妇则多是子宫颈消失与子宫颈外口扩张同时进行。

B. 子宫颈口扩张：临产前，初产妇的子宫颈外口仅容一指尖，经产妇则能容纳一指。临产后，子宫颈口扩张主要是子宫收缩及缩复向上牵引的结果。此外，胎先露部衔接使宫缩时前羊水不能回流，由于子宫下段的蜕膜发育不良，胎膜易与该处蜕膜分离而向子宫颈突出，形成前羊水囊，以助子宫颈口扩张。胎膜多在子宫颈口近开全时破裂。破膜后，胎先露部直接压迫子宫颈，扩张子宫颈口作用进一步加强。随着产程进展，子宫颈口开全时，足月妊娠胎头方能通过。

3）骨盆底、阴道及会阴的变化：前羊水囊及胎先露部先将阴道上部撑开，破膜后先露下降直接压迫骨盆底，使软产道下段形成一个向前弯曲的长筒，前壁短后壁长，阴道外口向前上方，阴道黏膜皱襞展平使腔道加宽。肛提肌向下及向两侧扩张，肌束分开，肌纤维拉长，使会阴体变薄以利胎儿通过。阴道及骨盆底的结缔组织和肌纤维，妊娠期增生肥大，血管变粗，血运丰富，故临产后会阴可承受一定压力。但分娩时如保护会阴不当，也易造成损伤。

3. 胎儿

胎儿能否顺利通过产道，除产力和产道因素外，还取决于胎儿大小、胎位及有无畸形。

（1）胎儿大小　在分娩过程中，胎儿大小是决定分娩难易的重要因素之一。胎儿较大致胎头径线亦大，或胎儿过熟时颅骨变硬，即使骨盆径线大小正常，但因儿头过大或颅骨较硬不易变形，亦可引起相对性头盆不称而造成难产。因为胎头是胎体的最大部位，也是胎儿通过产道最困难的部分。

1）胎头颅骨：由顶骨、额骨、颞骨各两块及枕骨一块构成。颅骨间缝隙称为颅缝，两颅缝交会处较大空隙称囟门。颅缝与囟门均有软组织遮盖，使骨板有一定活动余地，胎头具有一定的可塑性。在临产过程中，通过颅缝的轻微重叠，使头颅变形缩小，有利于胎头的娩出。

2）胎头径线：主要有四条。

双顶径：为两顶骨隆突间的距离，平均值约为 9.3cm。临床上常以 B 型超声测此值判断胎儿大小。

枕额径：又称前后径，为鼻根至枕骨隆突的距离，平均值约为 11.3cm，以此径衔接。

枕下前囟径：又称小斜径，为前囟中央至枕骨隆突下方的距离，平均值约为 9.5cm，胎头以此径通过产道。

枕颏径：又称大斜径，为颏骨下方中央至后囟顶部的距离，平均值约为 13.3cm。

（2）胎位　头位时，胎头先通过产道，需查清矢状缝及前后囟，以便确定胎位。两顶骨之间的颅缝为矢状缝，是确定胎位的重要标志。顶骨与额骨之间的颅缝为冠状缝。两额骨之间的颅缝为额缝。枕骨与顶骨之间的颅缝为人字缝。位于胎头前方由矢状缝在冠状缝及额缝汇合而成呈菱形的囟门为大囟门或称前囟门；位于胎头后方由矢状缝与人字缝汇合而成呈三角形的囟门为小囟门或称后囟门。臀位时，胎臀先娩出，因比胎头周径小，阴道不能充分扩张，胎头娩出时因无变形机会而致娩出困难。横位时，胎体纵轴与骨盆轴垂直，足月活胎不能通过产道，对母儿威胁极大。

三、分娩机转

分娩机转是指胎儿通过产道娩出时，为了适应产道各个部分的大小及形状，以及骨盆轴的走向，必须进行一系列的转动动作，也就是胎儿、产道、产力矛盾交替转化统一的过程。临床上枕先露占 95%，又以枕左前位最多见，故以左前位的分娩机转为例。

1. 衔接

胎头双顶经进入骨盆入口平面，胎头颅骨最低点接近或达到坐骨棘水平，称为衔接。胎头进入骨盆入口时呈半俯屈状态，以枕额径衔接，由于枕额大于骨盆入口前后

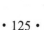

径，胎头矢状缝坐落在骨盆入口右斜径上，胎儿枕骨在骨盆前方。经产妇多在分娩开始后胎头衔接，小部分初产妇可在预产期前 1～2 周内胎头衔接。若初产妇分娩已开始而胎头仍未衔接，应警惕有无头盆不称。

2. 下降

胎头沿骨盆轴前进的动作，称下降。下降贯穿在整个分娩过程中，与其他动作相伴随。下降动作是间歇的，促使胎头下降的因素有：宫缩时通过羊水传导的压力，由胎体传至胎头；宫缩时子宫底直接压迫胎臀；腹肌收缩；胎体伸直伸长。初产妇胎头下降速度较经产妇慢，系因子宫颈扩张缓慢及软组织阻力大的缘故。临床上观察胎头下降的程度，可作为判断产程进展的重要标志之一。胎头在下降过程中，受骨盆底的阻力发生俯屈、内旋转、仰伸、复位及外旋转等动作。

3. 俯屈

当胎头以枕额径进入骨盆腔后，继续下降至骨盆底，即骨盆轴弯曲处时，处于半俯屈状态的胎头枕部遇到肛提肌的阻力，借杠杆作用进一步俯屈，变胎头衔接时的枕额径（11.3cm）为枕下前囟径（9.5cm），以适应产道的最小径线，有利于胎头进一步下降。

4. 内旋转

胎头为适应骨盆纵轴而旋转，使其矢状缝与中骨盆及骨盆出口前后径相一致，称内旋转。胎头于第一产程末完成内旋转动作。内旋转使胎头适应中骨盆及骨盆出口前后径大于横径的特点，有利于胎头进一步下降。枕先露时，胎头枕部位置最低，枕左前位时遇到骨盆肛提肌阻力，肛提肌收缩将胎儿枕部推向阻力小、部位宽的前方，胎枕自骨盆左前方向右旋转45°至正枕前位，小囟门转至耻骨弓下方。

5. 仰伸

胎头完成内旋转后，到达阴道外口时，子宫收缩力、腹肌及膈肌收缩力继续迫使胎头下降，而骨盆肛提肌收缩力又将胎头向前推进，两者共同作用（合力）使胎头沿骨盆轴下降向下前方向转向上，胎头的枕骨下部达到耻骨联合下缘时，以耻骨弓为支点，使胎头逐渐仰伸，胎头顶、额、鼻、口、颏相继娩出。当胎头仰伸时，胎儿双肩径进入骨盆入口左斜径或横径上。

6. 复位及外旋转

胎头娩出时，胎儿双肩径沿骨盆左斜径下降。胎头娩出后，为使胎头与胎肩成正常关系，枕部向左旋转 45°时，称为复位。胎肩在盆腔内继续下降，前（右）肩向前向中线转动 45°时，胎儿双肩径转成与骨盆出口前后径相一致的方向，枕部需在外继续向左转 45°，以保持胎头与胎肩垂直关系，称外旋转。

7. 胎儿娩出

胎头完成外旋转后，前肩（右）在耻骨弓下娩出。继之，后肩（左）从会阴道缘娩出。两肩娩出后，胎体及下肢随之顺利娩出。

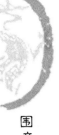

围产期及新生儿常见疾病的中西医结合治疗

四、正常分娩的临床经过及处理

正常分娩是从子宫有规律收缩开始至胎盘娩出为止的生理过程。分娩发动前，往往出现一些预示孕妇不久将临产的症状，称为分娩先兆。

1. 分娩先兆

（1）不规律宫缩　分娩尚未发动，孕妇常出现不规律宫缩，其特点是收缩力弱，持续时间短，常少于 30s，且不规律，强度也不逐渐增加。常在夜间出现，清晨消失。宫颈管不随宫缩而消失及扩张，给予镇静剂能抑制其发生。

（2）上腹轻松感　初产妇多有上腹轻松感，进食增多，呼吸轻快，系因胎先露进入骨盆入口，使子宫底下降的缘故。

（3）血性分泌物　在分娩开始前 24~28h，因子宫颈内口附近的胎膜与该处的子宫壁分离，毛细血管破裂而经阴道排出少量血液，又由于宫颈管开始开大，子宫颈管内原有的黏液栓与少量血液相混而排出，称为见红，是分娩即将开始的一个比较可靠的征象。

2. 临产

开始的重要标志为有规律且逐渐增强的子宫收缩，持续 30s 以上，间歇 5~6min，同时伴随进行性子宫颈管展平、子宫颈口扩张和先露部下降。

3. 产程分期

分娩全过程是从规律宫缩开始至胎儿胎盘娩出为止，简称总产程。临床上一般分三个阶段。

（1）第一产程（宫颈扩张期）　指从间歇 5~6min 的规律宫缩开始，到子宫颈口开全。初产妇的子宫颈较紧，扩张较慢，需 11~12h；经产妇的子宫颈松，扩张较快，需 6~8h。

（2）第二产程（胎儿娩出期）　指从子宫颈口开全到胎儿娩出，初产妇需 1~2h，经产妇一般数分钟即可完成，但也有长达 1h 者。

（3）第三产程（胎盘娩出期）　指从胎儿娩出后到胎盘娩出，需 5~15min，通常不超过 30min。

4. 产程的临床经过及处理

（1）第一产程

1）规律宫缩：产程开始时，子宫收缩力弱，间歇期较长，为 5~6min，持续时间较短，约 30s。随着产程进展，间歇渐短，为 2~3min，持续时间渐长，为 50~60s，且强度不断增加。当宫口近开全时，宫缩间歇仅 1min 或稍长，持续时间可达 1min 以上。

2）宫颈扩张：当宫缩渐频且不断增强时，可通过肛查或阴道检查，来确定宫颈扩张程度。宫颈管在宫缩的牵拉及羊膜囊或胎先露部向前向下突进的作用下，逐渐短缩、展平、扩张，成为子宫下段的一部分。当宫口开大后扩张速度加快。当宫口开大

10cm 左右，即宫口开全，进入第二产程，子宫颈口边缘消失。

（2）第二产程

1）胎头下降：通过肛查或阴道检查以判断胎头最低点的部位，胎头下降程度成为决定能否经阴道分娩的重要项目。

2）破膜：宫缩时，子宫腔内的压力增高，胎先露部下降，将羊水阻断为前、后两部分，在先露部前面的羊水量不多，约 100mL，称前羊水，形成前羊水的囊称胎胞。当宫缩继续增强时，前羊水囊的压力增加到一定程度，胎膜破裂称破膜。破膜多发生在子宫颈口近开全时。

5. 观察产程进展及处理

应根据产妇情况缓急作如下处理：宫缩较紧者应先查胎位，后做直肠指检，以了解子宫中开大的情况及先露部的高低，同时要了解胎、产次及既往分娩情况和健康状况等。然后决定待产还是准备接生。一时尚不会分娩者，应做比较全面的检查：如测血压、查心肺、进一步查清胎位、听胎心、必要时测骨盆等。一般初产妇宫口未开全，经产妇宫口开大在 4cm 以内者，均按待产处理。

（1）第一产程　待产。

1）血压：第一产程，宫缩时血压常升高 0.65～1.3kPa（5～10mmHg），间歇期恢复。应每 4～6h 测量一次。出现血压增高，应增加测量次数，并给予相应处理。

2）排便：临产后，应鼓励产妇每 2～6h 排尿 1 次，以免膀胱充盈影响子宫收缩及胎头下降。因胎头压迫引起排尿困难者必要时予以导尿。

3）饮食：分娩消耗体力较大，鼓励产妇少量多次进高热量、易于消化的食物，并注意摄入足够水分。不能进食者必要时静脉输液。

4）活动与休息：临产后，宫缩不强，未破膜，可在室内活动，能促进产程进展。若初产妇宫口近开全，经产妇宫口开大 4cm，应卧床待产，可左侧卧位。如产程长，产妇休息不佳，应给镇静剂，以保证充沛精力和体力。

5）清洁外阴：剃净阴毛。

6）产程观察

A. 子宫收缩：简易法是由助产人员用手放于孕妇腹壁上，宫缩时子宫体部隆起变硬，间歇期松弛变软。定时连续观察宫缩时间、强度、规律性及间歇时间，并予以记录。用胎儿监护仪描记的宫缩曲线，可以看出宫缩强度、频率和每次宫缩持续时间，是较全面的反映宫缩的客观指标。宫缩时孕妇精神紧张，喊叫不安，应指导孕妇在宫缩时做深呼吸，或双手轻揉下腹部，以减轻不适感。

B. 胎心：反映胎儿在宫内的情况。产程开始后，潜伏期每 1～2h 听一次胎心，进入活跃期每 15～30min 听一次，听胎心应在子宫收缩间歇期听诊。正常胎心率每分钟 120～160 次。若胎心率低于 120 次/分或高于 160 次/分，均提示胎儿窘迫。用胎儿监护仪描记的胎心曲线，可以看出胎心率及其与子宫收缩时有关系。

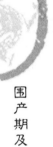

C. 宫颈扩张及胎头下降：第一产程分潜伏期和活跃期。潜伏期是指从临产后规律宫缩开始至宫颈扩张 3cm。此期平均每 2～3h 开大 1cm，约需 8h，最大时限为 16h，超过 16h 称为潜伏期延长。活跃期是指宫口开大 3cm 至宫口开全，此期约需 4h，最大时限 8h，超过 8h 称活跃期延长。活跃期又分三个阶段：最初是加速阶段，是指从宫颈扩张 3～4cm，需 1.5～2h；接着是最大倾斜阶段，是指从宫颈扩张 4～9cm，在产程图上显示倾斜上升曲线，约 2h；最后是减缓阶段，是指从宫颈扩张 9～10cm，需 30min，然后进入第二产程。宫颈扩张与先露下降速度可通过直肠指检或阴道检查来确定其程度。

（2）第二产程　即宫口开全后，宫缩紧而强，胎膜往往在此时自然破裂。若胎膜仍未破，进行人工破膜。前羊水流出，先露下降，宫缩较前增强，可持续 1min 以上，间歇 1～2min，先露部降至骨盆出口时压迫盆底组织及直肠，产妇产生便意，肛门渐放松张开，尤其宫缩时更加明显。宫缩时向下用力屏气，腹压增加，协同宫缩迫使胎儿进一步下降。随着产程进展，会阴膨隆并变薄，胎头宫缩露出阴道口，在间歇期，胎头又缩回阴道内，称拨露，当胎头双顶骨园凸露于阴道口间歇期不再回缩，称着冠。此后会阴极度扩张，再经 1～2 次宫缩胎头复位和外旋转，前肩后肩胎体相继娩出，随后羊水流尽，子宫迅速缩小，宫底降至平脐。经产妇的第二产程，上述临床经过不易截然分开，有时仅需几次宫缩，即可完成胎头娩出。

观察产程进展及处理：

1）严密监测胎心率：第二产程宫缩频而强，需注意胎儿有无急性缺氧，应勤听胎心，一般 5～10min 听一次，必要时用胎儿监护仪监测。如有异常，应设法迅速结束分娩。

2）指导产妇屏气：宫口开全后，指导产妇宫缩期屏气，增加腹压。防止用力不当，消耗体力，影响产程进展。若第二产程延长，应寻找原因，尽快采取措施结束分娩，防止胎头过度受压。

3）接产准备：初产妇宫口开全，经产妇宫口扩张至 4～5cm，应将产妇送至产床，做好接产准备。宫缩紧，分娩进展较快者，应适当提前做好准备。

4）接产：保证胎儿安全娩出，防止产道损伤。接产要领是：保护会阴的同时，协助胎头俯曲，让胎头以最小径线（枕下前囟径）在宫缩间歇期缓慢通过阴道口。接生时助产者站在产妇右侧。当胎头部分露于阴道口时，若胎膜未破可用血管钳夹破胎膜。当胎头拨露使阴唇后联合展开时，应开始保护会阴。保护会阴方法是：在会阴部盖上一块消毒巾，接产者的右肘支撑在产床上，拇指与其余四指分开，利用虎口顶住会阴部。每当宫缩时应向上托压，同时左手应轻轻下压胎头枕部，协助胎头俯屈和缓慢下降。宫缩间歇期保护会阴的右手稍放松，以免压迫过久引起会阴水肿。当胎头枕骨在耻骨弓下露出时，左手应协助胎头仰伸。此时若宫缩强，应嘱产妇张口哈气解释腹压作用，让产妇在宫缩间歇期稍向下屏气，使胎头缓慢娩出。胎头娩出后，右手仍应注意保护会阴，不要急于娩出胎肩。先以左手自鼻根向下颏挤压，挤出口鼻内的黏液和羊水。然后协助胎头复位及外旋转，使胎儿双肩径与骨盆出口前后径相一致。左手将胎儿颈部向下轻压，使前肩自耻骨弓下先娩出，继之再向上托胎颈，使后肩从会阴前缘缓慢娩出。双肩娩出后，右手方可放松，最后双手协助胎体及下肢相继以侧位娩出。当胎头娩出时，若脐带绕颈1周且较松，可用手将脐带顺胎肩推下或从胎头滑下。若脐带绕颈过紧或绕2周以上，可先用两把血管钳将其一端夹住从中剪断脐带，注意不要伤及胎儿颈部，再松解脐带后协助胎肩娩出。

5）会阴切开术：初产妇会阴较紧，对胎儿娩出阻力较大，有时可发生严重外伤。必要而适时地切开会阴既有利于胎儿的娩出，还可防止因会阴创伤所造成的盆底松弛等后遗症。切开的伤口边缘齐整，较裂伤易于对合，愈合也较好。

A. 切开指征：①会阴紧，不切开将发生会阴严重撕裂者；②第二产程宫缩乏力或胎儿宫内窒息须迅速娩出者；③臀位初产、手术产（如产钳术）、早产（以减少颅内损伤）等。

B. 切开部位：多行侧切，有时行正中切开。

会阴侧切开：自会阴后联合向左侧或右侧坐骨结节方向（与会阴正中切线成45°～60°）剪开，切口长3～4cm。

会阴正中切开：在会阴正中线切开，切口长2～3cm。优点是缝合简便、愈合良好，但如保护不好，有向下延伸造成三度会阴撕裂的危险。

C. 手术步骤：麻醉，用双侧局部浸润及阴部神经阻滞麻醉。较小的会阴切开，局部浸润即可。

术者以一手的示、中二指在阴道内触摸坐骨棘，另一手持接上20～22号长针头的针筒，由坐骨结节与肛门连线中位处皮肤刺入，先做一皮丘。然后向坐骨棘方向进针，直达其内下方，注入利多卡因溶液10mL，再向切口周围皮肤、皮下组织及肌层做扇形浸润麻醉。必要时可从阴道内进针，较易达到坐骨棘。

切开：切开时间应在胎头露出会阴部5～6cm直径时进行。切开过早可造成不必要的失血，过迟则失去切开的意义。术者以左手示、中二指插入胎儿先露部与阴道壁之间，二指略展开，使会阴稍隆起，然后用绷带剪（或普通剪）剪开。剪开后用纱布压迫止血，必要时结扎止血。

缝合：用左手两指分开阴道，找到切口创缘的顶端上约0.5cm处开始缝合。先将阴道黏膜及黏膜下组织以0号铬制肠线做连续"锁边"缝合或间断缝合至阴道口（以处女膜为标志），然后将深部组织做2～3层间断缝合，最后用丝线缝皮或用肠线做皮内连续缝合。缝合注意将组织对齐，不要过紧但不能留有无效腔，以免出血或形成血肿。

6）新生儿处理

A. 呼吸道处理：胎儿娩出后，将胎儿置于平台上，及时用新生儿吸痰管清除新生儿口腔及鼻腔内的黏液和羊水，以免发生吸入导致新生儿窒息和新生儿肺炎。当呼吸道黏液和羊水确已吸净而仍无啼哭时，可用手轻拍新生儿足底促其啼哭。新生儿大声啼哭，表示呼吸道已畅通。

B. 脐带处理：在清理呼吸道之后，用两把止血钳夹住脐带，在两钳之间剪断。用75%乙醇在脐根部消毒，用粗丝线在脐轮上 0.5cm 先扎一道，然后再扎一道。注意要扎紧，以防滑脱出血，但也不宜用力过大，以免将脐带勒断。最后在距结扎 0.5cm 处将脐带切断，断面涂以 2.5%碘酊及乙醇，或涂 20%高锰酸钾溶液，注意勿涂到周围皮肤上，以免烧伤。干后用纱布覆盖，用脐带布包扎。

C. 预防眼结膜炎：可用 0.5%金霉素眼膏、涂眼，或用 0.25%氯霉素或 5%蛋白银溶液滴眼，预防新生儿眼结膜炎，尤其是淋菌性结膜炎。

D. Apgar 评分及其意义：新生儿 Apgar 评分法（表3）用以判断有无新生儿窒息及窒息的严重程度，是以出生后 1min 时的心率、呼吸、肌张力、喉反射、皮肤颜色五项体征为依据，每项为 0～2 分。满分 10 分，属正常新生儿。7～9 分为轻度窒息，需一般处理。4～7 分为中度窒息，需清理呼吸道、吸氧等治疗。4 分以下为重度窒息，需紧急抢救。7 分以下应在出生后 5min 再评分。

表3　新生儿 Apgar 评分法

体征	分数		
	0分	1分	2分
每分钟心率	0	少于100次	100次及以上
呼吸	0	浅慢且不规则	佳
肌张力	松弛	四肢稍屈	四肢活动
喉反射	无反射	有些动作	咳嗽、恶心
皮肤颜色	口唇青紫、全身苍白	躯干红，四肢紫	全身红润

E. 入新生儿室前及入室处理：擦净新生儿足跟打足印及指印于新生儿病历上，系已标明新生儿性别、体重、出生时间、母亲姓名和床号的手腕带及包被，并进行体格检查。

（3）第三产程　胎儿娩出后，子宫腔容积突然明显缩小，胎盘不能相应缩小而与子宫壁发生错位、剥离。剥离面出血，形成胎盘后血肿。由于子宫继续收缩，增加剥离面积，致使胎盘完全剥离而排出。

1）协助娩出胎盘：正确处理胎盘娩出，可以减少产后出血的发生率。按产者切忌在胎盘尚未完全剥离之前，用手按揉、下压子宫底、或牵拉脐带，以免引起胎盘部分剥离而出血或拉断脐带，甚至造成子宫内翻。胎盘胎膜娩出后，按摩子宫刺激其收缩，减少出血。如宫缩不佳，可注射宫缩剂。测量出血量。

2）检查胎盘胎膜：将胎盘辅平，母体面向上，注意各叶能否对合，有无缺损。

然后将胎膜提起，检查是否完整，同时注意有无异常血管通过胎膜，如有血管断端者，说明可能有"副胎盘"残留在宫内。如胎盘不完整或大部分胎膜残留，须在严密消毒下，徒手或用器械进入宫腔取出，以防产后出血或感染。如有小部分胎膜残留，可于产后使用宫缩剂促其自然排出。

3）会阴裂伤的处理：会阴裂伤易发生于急产或手术助产。产后应检查会阴、阴道及宫颈有无裂伤，如有裂伤，应立即缝合。

（4）产后观察

1）预防产后出血：正常分娩出血量多不超过 300mL。遇有产后出血史或易发生宫缩乏力的产妇（如分娩次数≥5 次的多产妇、双胎妊娠、羊水过多、滞产等），可在胎儿前肩娩出后静脉注射麦角新 0.2mg，或缩宫素 10U 加入 25%葡萄糖 20mL 内静脉注射，也可在胎儿娩出后立即经胎盘部脐静脉快速注入生理盐水 20mL 加缩宫素 10U，均能促使胎盘迅速剥离以减少出血。若胎盘未全剥离而出血多时，应行手取胎盘术。若胎儿已娩出 30min，胎盘仍未排出，出血不多时，应注意排空膀胱，再轻轻按压子宫及静脉注射缩宫素仍不能使胎盘排出时，再行手取胎盘术。若胎盘娩出后出血多时，可经下腹部直接注入宫体肌壁内或肌内注射麦角新碱 0.2～0.4mg，并将缩宫素 20U 加入 5%葡萄糖 500mL 内静脉滴注。

2）观察产后的一般情况：产后应在分娩室观察 2h，测量血压及脉搏。注意子宫收缩、子宫底高度、膀胱充盈否、阴道流血量、会阴及阴道有无血肿等，发现异常情况及时处理。产后 2h，将产妇和新生儿送回病房。

第三节　异　常　分　娩

异常分娩又称难产，主要特征为产程进展缓慢或延长。引起异常分娩的因素包括产力、产道、胎儿及产妇精神心理因素。产程延长会增加分娩期母儿并发症，严重者可直接危及母儿生命。

分娩过程是产力、产道及胎儿等因素相互适应的动态进展过程。任何一种或两种及两种以上因素发生异常，均可导致分娩异常。及时、准确发现产程进展的异常情况，给予适时、适当的处理，以保障母儿安全是处理异常分娩的关键。

一、原因

最常见的原因有产力、产道及胎儿单项因素或复合异常。

（1）产力异常　包括子宫收缩力异常、腹肌及膈肌收缩力异常和肛提肌收缩力异

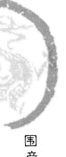

常，其中主要是子宫收缩力异常。子宫收缩力异常又分为子宫收缩乏力（协调性子宫收缩乏力及不协调性子宫收缩延长或停滞乏力）及子宫收缩过强（协调性子宫收缩过强及不协调性子宫收缩过强）。子宫收缩乏力可导致产程；子宫收缩过强可引起急产或严重的并发症。

（2）产道异常　有骨产道异常及软产道异常，临床上以骨产道狭窄多见。骨产道狭窄可导致产力异常或胎位异常。骨产道过度狭窄，即使正常大小的胎儿也难以通过（头盆不称），导致分娩异常。

（3）胎儿异常　包括胎位异常（头先露异常、臀先露异常及肩先露等）及胎儿相对过大。

二、临床表现及诊断

（1）母体方面的变化

1）一般情况：产程延长可使产妇烦躁不安、乏力、进食减少。检查可见口干唇裂、齿垢舌苔黄厚，甚至伴有体温升高；严重者可出现肠胀气或尿潴留。

2）产科情况：产力异常时，在宫缩高峰指压宫底部肌壁可出现凹陷或子宫收缩过强、过频；宫颈水肿或宫颈扩张缓慢、停滞；胎先露部下降延缓或于宫缩时胎先露部不下降。严重时，子宫下段极度拉长，出现病理缩复环并伴局部压痛。

（2）胎儿方面的变化

1）胎头水肿或血肿：产程进展缓慢或停滞可使胎头先露部位软组织长时间受到产道挤压，出现胎头水肿（又称产瘤）；或胎头在产道中被挤压、牵拉使骨膜下血管破裂，发生胎头血肿。

2）胎儿颅骨缝过度重叠：分娩过程中，通过颅骨缝轻度重叠使头颅变形，缩小头颅体积，有利于胎头娩出。但骨产道相对狭窄，产程延长时，胎儿颅骨缝可能过度重叠，表明存在明显头盆不称，不宜经阴道分娩，应选择剖宫产结束分娩。

3）胎儿窘迫：产程延长特别是第二产程延长可出现胎儿窘迫。

（3）产程时间延长　常见以下七种情况，可以单独存在，也可以并存。

1）潜伏期延长：指潜伏期超过16h。

2）活跃期延长：指活跃期超过8h。当活跃期宫口扩张速度初产妇<1.2cm/h、经产妇<1.5cm/h时，常提示活跃期延长。

3）活跃期停滞：指活跃期宫口停止扩张达2h以上。

4）第一产程延长：指初产妇第一产程超过2h（硬膜外麻醉无痛分娩时以超过3h为标准）、经产妇第一产程超过1h。

5）胎头下降延缓：在宫颈扩张减速期及第二产程时，胎头下降最快。此阶段胎头下降速度初产妇<1.0cm/h、经产妇<2.0cm/h，称为胎头下降延缓。

6）胎头下降停滞：指减速期后胎头下降停止 1h 以上。

7）滞产：总产程超过 24h。

临产后应密切观察产程进展，认真绘制产程图。一旦产程图中出现上述产程进展异常情况，应积极寻找导致产程异常的原因，根据原因做出相应的处理。

三、处理

异常分娩的处理原则应以预防为主，尽可能做到产前预测充分，产时诊断准确及时，针对原因适时处理。无论出现哪种产程异常，均需仔细评估子宫收缩力、胎儿大小与胎位、骨盆狭窄程度及头盆是否相称等，综合分析决定分娩方式。

（1）经阴道分娩的处理　若无明显的头盆不称，原则上应给予每个产妇阴道试产的机会。随着对现代分娩动因及产程受阻病因的认识，对不同产程异常的处理也不同。

1）潜伏期延长：因不易前瞻性地确定临产的精确时间而使潜伏期的处理较困难。疑有潜伏期延长时，首选治疗性休息，如用哌替啶 100mg 或吗啡 10mg 肌内注射。镇静治疗可使假临产者的宫缩消失。绝大多数潜伏期宫缩乏力产妇经充分休息后自然进入活跃期，仅有不足 5% 的潜伏期宫缩乏力者需用缩宫素加强产力。

2）活跃期延长及停滞：在排除头盆不称的前提下，可行人工破膜，配合缩宫素静脉滴注等处理，试产 2～4h。在试产过程中应保持有效宫缩（如宫缩持续 30～50s，强度适中，间隙期 3min）。若试产顺利，宫颈扩张速度达 ≥1～2cm/h。试产过程中需严密观察胎心率及产程进展。若发现枕后位等胎位异常，可通过指导产妇改变体位促进胎头枕部向前旋转，必要时可手转胎头矫正胎位。若宫缩有效，经试产 2～4h 宫颈扩张无进展，说明头盆不称，应及时行剖宫产结束分娩。

3）第二产程延长：第二产程胎头下降延缓或胎头下降停滞时，要高度警惕头盆不称可能，应立即行阴道检查。在及时查清胎方位及有无骨盆狭窄的同时，应进一步检查胎头颅骨重叠程度、胎先露部位置、胎头是否衔接、有无产瘤及复合先露等。在充分判定头盆相称程度的基础上，应指导产妇配合宫缩加腹压用力缩短第二产程；也可静脉滴注缩宫素加强产力。若为持续性枕横位或枕后位，可徒手转至枕前位，S>+3、胎头双顶径已越过中骨盆横径时，可行胎头吸引器或产钳助产。结合产力、胎位及胎心率等综合因素决定分娩方式，避免第二产程延长。

通过上述处理，有可能纠正因头盆可能不称导致的继发性宫缩乏力，避免产程延长及停滞，并使胎儿经阴道自然娩出或手术助产娩出。

（2）难以经阴道分娩的处理　产程中一旦发现胎头呈高直后位、前不均倾位、额后位及额先露时，均应终止阴道试产，行剖宫产结束分娩。骨盆绝对性狭窄或胎儿过大，明显头盆不称或肩先露及臀先露尤其是足先露时，均应行择期剖宫产术。产力异常发生病理缩复环时，无论胎儿是否存活，应立即制止宫缩的同时尽早行剖宫产。

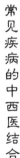

围产期及新生儿常见疾病的中西医结合治疗

四、小结

分娩过程是产力、产道及胎儿等因素相互适应的动态进展过程，任何一种或两种及两种以上因素发生异常均可导致分娩异常。发生异常分娩时，可发生母体和胎儿两方面的变化，出现产程延长，表现为七种产程异常情况，这些情况可单独存在，也可并存。异常分娩的处理原则以预防为主，针对原因适时处理。

第四节　产科分娩镇痛

分娩镇痛俗称无痛分娩，是指使用各种方法使分娩时的疼痛减轻甚至消失，有药物性和非药物性。

药物性有麻醉药、镇痛药，非药物性有针刺镇痛、经皮电神经刺激法、导乐、拉玛泽呼吸法、水中分娩等。药物性镇痛效果明显，可控性强，适用于中重度疼痛；非药物性镇痛对产程和母婴影响极小，镇痛效果不如药物性，适用于轻中度疼痛。

一、腰硬复合麻醉

1. 机制

分娩时，第一产程的疼痛是由宫颈的扩张和子宫收缩所引起，而且是通过 T_{11} 和 T_{12} 脊神经，以及 T_{10} 和 L_1 脊神经束的某些纤维所传导的。第二、第三产程的疼痛是由 $S_2 \sim S_4$ 脊神经纤维所传导的。

硬膜外麻醉可根据分娩的不同阶段采取节段性阻滞，如分娩的第一阶段，可控制麻醉平面在 T_{10} 以下、腰段以上，这可保持 Ferguson 氏反射的完整性，减轻运动阻滞和阴道的过早松弛。因为先露部的俯屈和内旋转不受影响，故采用连续硬膜外阻滞麻醉的这种节段性阻滞，既可减轻疼痛，又可使分娩的进程不受影响。

当分娩进展到第二产程时，麻醉可扩展到阻滞骶神经所支配的区域。此时可补充注入局麻药，并让产妇保持坐位约 5min。欲达到运动的阻滞和会阴部松弛，可采用较高浓度的局麻药，特别是计划行产钳分娩或剖宫产时更是如此。但是，产科医师们总希望在分娩的全过程中，从 $T_{10} \sim S_5$ 都不疼痛的情况下自然分娩。

2. 方法

开放上肢静脉，左侧位，或坐位，可选用 L_2、L_3 或 L_4 间隙穿刺，通常以 $L_2 \sim L_3$ 间隙最合适。穿刺成功，蛛网膜下腔注入 0.1% 罗哌卡因 2.5～3.0mg，硬膜外腔置管 3～4cm，固定镇痛泵。麻醉药配方如下：0.075% 罗哌卡因 75mg+芬太尼 200μg+ 0.9%生理盐水注射液 100mL，首剂 8mL 推入，随着产程进展，8mL/h 持续泵入，持续观察至宫口开全停药。产妇体位：做腰硬阻滞麻醉产妇的体位选侧卧位或坐位。侧卧位，产妇比较舒适。有人采用右侧卧位，认为此体位可使主动脉和下腔静脉免受妊娠子宫的压迫。操作完成阻滞满意后，也可取左侧卧位下分娩，这样既可避免主动脉受压，又可使双侧镇痛相等。

对母体和胎儿生命体征的监测非常重要。必须密切观察母体血压。如果血压降低 1.33kPa（10mmHg）或更低时，必须积极治疗，包括立即让孕妇取左侧卧位（有时也取右侧卧位），面罩给氧，加快静脉输液速度，首先快输入 200～300mL。要注意输给适当的晶体溶液，如乳酸盐林格液。如果不能使血压迅速回升，则静脉注射麻黄碱 5～10mg，必要时可重复给予。近年来临床上采用硬膜外分娩镇痛，镇痛效果肯定，但也存在不足。

3. 优点

1）镇痛效果好，可做到完全无痛，尤其适合于重度产痛的产妇。

2）产妇清醒，可进食进水，可参与产程的全过程。

3）无运动阻滞，可下地行走。

4）可灵活地满足产钳和剖宫产的麻醉需要，为及早结束产程争取时间。

5）随着新的给药方式——CSEA 和 PCEA 技术的出现及新的药物——罗哌卡因的出现，提高了分娩镇痛效果，对母婴和产程几乎无任何影响。

4. 缺点

1）技术含量高，需要由掌握麻醉专业技能的麻醉科医师来操作，也就是说给药不太简便。

2）有技术风险，有 3% 的镇痛失败率。

3）药物剂量和浓度选择不当时，对运动阻滞、产程及母婴产生不良影响。椎管内注药的分娩镇痛法是有创性的，具有一定的操作和技术风险。

4）硬膜外麻醉对于痛觉感受的阻滞推迟了由于胎头压迫盆底组织反射性引起孕妇产生用力意愿的时间；盆地组织松弛使得胎头不能顺利完成内旋转，从而延长了第二产程，增加了手术产概率，因此对于其用于分娩镇痛的安全性，尚存在争议。

二、针刺阵痛

针刺镇痛，起源于祖国医学经络学的针刺治疗。针刺治疗在我国已有 2000 多年的历史，目前已传播到世界上的许多国家。在针刺能够止痛的实践基础上，可应用针刺来缓解症状、阵痛分娩和作为外科手术的麻醉。

1. 机制

针刺能够镇痛这是一个客观事实，但其原理还不清楚。国内外的科学家和医务工

围产期及新生儿常见疾病的中西医结合治疗

作者进行了大量的研究工作，概括起来，有下列三方面：

（1）中枢神经系统的镇痛作用　认为针刺引起的"针感"刺激了许多感受器神经末梢和神经干，使得传入的粗神经纤维活动增强，传入的细神经纤维活动减弱。针刺产生的刺激信号，通过不同的神经传导，在脑和脊髓的各级水平激活了某些镇痛机制，使之对痛觉信号的传递产生抑制效应，从而产生了阵痛作用。

（2）经络的调整作用　认为针刺的作用是通过经络来实现的。在临床实践中，常按"循经取穴"的原则选取穴位进行刺激，可收到很好的临床效果。针刺还可以调整自主神经系统功能。

（3）针刺对中枢神经"递质"的影响　针刺促使脑内 5-羟色胺的合成和利用，激发 5-羟色胺能神经元的活动，并通过下行（可能还有上行）途径抑制痛觉信号的传递，产生阵痛作用。针刺还促使脑内乙酰胆碱合成和释放，提高了阵痛效应。近年来的研究还表明，针刺后可引起脑内阿片样物质的含量和代谢发生变化，这种变化与针刺镇痛效果呈平行关系。

2. 方法

选取相对特异性穴位和恰当的穴位刺激，是提高针刺镇痛效果的关键。穴位的选取通常是取体穴和耳穴，以体穴最常采用。在选取的穴位上扎针以后，可以采用"手法"捻转、提插建立"针感"，留针维持刺激，但目前大多数是在扎针后，用脉冲电针仪维持刺激。针刺镇痛在产科的应用主要是用于分娩镇痛和催产。催产和阴道分娩镇痛用弱刺激。剖宫产时则先用弱刺激，然后逐渐转为强刺激，以产妇能够耐受为度。剖宫产时在皮肤切口注射少量局部麻醉药和胎儿娩出后静脉注射适量哌替啶，效果更佳。

3. 优点

1）作为催产和阴道分娩可不需要任何麻醉性药物配合，能够达到镇静和疼痛减轻的目的。

2）对母亲的心血管系统功能没有影响。

3）产妇清醒，气道反射完整，无误吸的危险。

4）在各方面对胎儿均无影响。

5）能协调和加强宫缩，缩短产程，加速分娩。

6）可以与别的镇痛方法合并应用，包括使用镇痛药。

4. 缺点

1）镇痛不全、腹部肌肉松弛不好、内脏牵拉反射明显三大问题使它的临床应用受到了限制。

2）对产妇来讲，扎针、通电以后，使产妇在床上的活动受到了限制。因为身体上有几根针，总使产妇产生一种担忧感。

3）针刺是一种有创伤性的治疗，有些产妇不乐意接受。

4）电针刺激有时可干扰胎儿监护仪的正常工作。

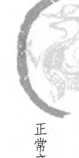

正常产程及产时适宜技术

三、经皮电神经刺激法

经皮电神经刺激法（transcutaneous electrical nerve stimulation，TENS；又称周围神经粗纤维电刺激疗法）是通过皮肤将特定的低频脉冲电流输入人体以治疗疼痛的电疗方法。这是 20 世纪 70 年代兴起的一种电疗法，在止痛方面收到了较好的效果，因而在临床上（尤其在美国）得到了广泛的应用。TENS 疗法与传统的神经刺激疗法的区别在于：传统的电刺激，主要是刺激运动纤维；而 TENS 则是刺激感觉纤维。

1. 机制

用于阴道分娩，应用三个不同区域的刺激：①在第一产程的镇痛采用 $T_{10} \sim L_1$ 脊柱旁电刺激；②在第二产程镇痛应用 $S_2 \sim S_4$ 脊柱旁电刺激；③髂嵴电刺激，以帮助减轻前下腹骨盆痛，推测可能刺激了较为浅表的髂腹下神经和髂腹股沟神经。用经皮电神经刺激法镇痛应使疼痛区域感到一种电刺激的麻木感。

从分娩发作就应开始进行电刺激。在第一产程应用连续的低强度刺激，当宫缩强时使用高强度刺激（由孕妇自己掌握）。体会到在电刺激过程中，当感到电极板附近肌肉活动明显，浅表组织中好像有一种麻木感觉时，镇痛的效果最好。在分娩进展的过程中，如果镇痛效果减弱就要考虑重新调整刺激强度，一般应适当增加刺激强度。

虽然有些孕妇体会到经皮电神经刺激法在临产和分娩时有良好的镇痛效果，但多数报告只是背痛有明显减轻，下腹部耻骨上痛没有明显好转，受阴部神经支配的皮肤和肌肉组织没有局部刺激感觉。

研究发现，在临产和娩出中母亲接受过经皮电神经刺激法而分娩出的胎儿，在 Apgar 评分神经系统调查和神经行为的评价方面，均未发现有明显损害，脐静脉血的血气分析结果和 6-羟基嘌呤试验结果，与对照组比较均无明显差异（6-羟基嘌呤试验是观察组织缺氧的一种敏感的方法）。

虽然还没有公认的刺激镇痛安全标准，但用心导管检查的方法获得的公认的标准，看来对经皮电神经刺激法不适用。因为从刺激器来的电流不是正弦样的，而且在电流形态的陡峭方面存在着差异。常规的经皮电神经刺激法的脉冲比相同频率和相同峰值大小的正弦电流要陡峭 300 倍。

由于下腹部耻骨联合的疼痛是剧烈的，并且将电极板放置在背部效果又差，因此有人推荐在耻骨联合上放置电极板。但由于这些电极板离胎儿较近，Bundsen 等提出了关于胎儿安全性的问题。耻骨联合电极的刺激采用 200μs 和 20～50mA，频率用 5～80Hz，这样能在疼痛部位产生一种异样感觉，并且对胎儿也很安全，但止痛效果仍然欠佳。为了有效地解除耻骨联合疼痛，对摆放电极的恰当位置还有待进一步研究。

2. 优点

1）不需要针刺和药物：比较容易的是疼痛减轻，心血管效应不受影响。经皮电

神经刺激法，还能很好地维持呼吸道通畅。

2）在各个方面对胎儿均无损害。

3）除个别有轻度皮肤刺激外，没有发现不良反应，注意当患者带有按需起搏器时，经皮电神经刺激法的电流输出有可能干扰起搏器的正常工作。

4）正如使用药物一样，有了处方（使用神经刺激器需要有医生的处方）护士就可以按照处方吩咐执行，因此没有麻醉师的医院，经皮电神经刺激法是有用途的。

5）经皮电神经刺激法可以与别的止痛方法配合应用。

6）经皮电神经刺激法不影响宫缩的强度与频率。

3. 缺点

1）常常是镇痛不全。Augustinsson 等指出经皮电神经刺激法的应用效果，到目前为止，只有 44%的产妇疼痛明显减轻或非常明显地减轻，44%中等程度减轻，12%没有效果，镇痛不全的问题可能要进一步研究电极板的位置和脉冲刺激器的改进，在这两个问题解决之后镇痛效果可能明显提高。

2）经皮电神经刺激法的应用，可能会干扰胎儿监护仪的正常工作，如果发生干扰，对胎儿健康状况的判断就有困难，有些甚至完全不能解释。虽然现在发明了抗干扰器，但现阶段它的可用性仍然有限。

四、拉梅兹呼吸法

1. 定义

拉梅兹分娩镇痛法是法国医师 Lamaze 在 1952 年运用心理预防和反射-制约原理结合自然分娩法与精神预防性无痛分娩法而提出的有利于自然分娩的方法。它包含的呼吸放松技巧和主动肌肉放松法，让产妇及其陪伴者在分娩的过程中稳定地实施分娩技巧，使自体心理放松而降低因紧张引起的更大的疼痛，顺利完成分娩，是当前欧美多国普遍采用的分娩镇痛法。

2. 优点

呼吸减痛法配合音乐可明显减轻产妇恐惧、紧张和疲惫状态，产前的伸展训练配合产时适宜的按摩让产妇在子宫收缩时，全身肌肉放松，直接减轻宫缩时胎儿对盆腔底的压迫感，从而减少大脑皮质对疼痛冲动的感应，提高产妇的疼痛阈值。在缩短产程、减少新生儿窒息和降低剖宫产方面均起到了有效的促进作用。且此方法要求丈夫共同参与，在参与练习和陪伴分娩的过程中更多体会到妻子的辛苦，给予妻子更多的帮助和安慰，有利于增进夫妻感情。

3. 缺点

此方法要求从妊娠早期即开始练习，且需家人陪伴，能长期坚持训练者较少，可能造成分娩中不能有效应用，影响效用发挥，另此法虽能镇痛，但是无法做到无

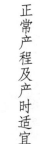

痛，部分产妇走入误区，效果未达预期，可能于分娩中影响情绪，也可能导致使用效果不佳。

五、导乐陪伴分娩

1. 定义

导乐是希腊语"Doula"的音译，原意为一个有分娩经历的妇女帮助一个正在分娩的妇女，现指一位经过培训和有经验的人，可以在产妇分娩前后向产妇在物质上、情感上及教育上提供连续帮助的护理者。导乐给予的支持是产妇身边亲密关系的人所无法替代的。

中国导乐新定义里，导乐是指一个具有爱心和乐于助人的品德，有接生经验并经培训考核合格的助产士，对产妇进行一对一陪伴，并包括助产。

2. 优点

分娩虽然是人类繁衍的自然过程，但约有98%的产妇在分娩过程中会感到紧张和恐惧，几乎100%的产妇都期望在分娩时能有人陪伴在其身边，而导乐正好满足了产妇的这种心理需求。导乐可为产妇树立自然分娩的信心，能在关键时期以客观的态度去观察产妇，科学的方法去指导产妇，和善的言行去鼓励产妇，使产妇消除紧张恐惧感树立正常的分娩信心。导乐在旁时，丈夫及家属的压力减少了，可依赖导乐去帮助产妇做一切事情，从而轻松地体验产妇的分娩过程。

临床统计表明，有导乐陪伴的产妇，其产程平均缩短了2～3h。同时，实施导乐分娩的产妇，其生产和产后的出血量也会减少，需要手术助产的比率降低，新生儿的发病率也呈降低趋势，更加有利于母婴健康。

3. 缺点

首先，目前我国二孩政策推广后，各大产院助产人员严重不足现状尤其凸显，不能有效保证每位要求导乐产妇均能得到服务，而部分产院导乐工作由于人员紧缺更是缩短导乐陪伴时间，未能提供全程、有效的导乐服务。其次，导乐人员相关导乐知识培训良莠不齐，有待规范，提升。

六、水中分娩

1. 定义

水中分娩顾名思义就是在水里分娩新生儿，要求新生儿娩出时完全浸没在水中，在此过程中要求新生儿的头必须是完全浸没在水中，直到身体全部在水下娩出，随后立即将新生儿抱出水面。

2. 优点

1）最大程度地减少产妇待产的痛苦。

2）水中分娩可以缩短分娩产程。

3）水中分娩可以降低产妇血压。

4）水中分娩让产妇更有"感觉"。

5）水体流动性使得产妇可以自主选择分娩最舒服的位置。

6）水中分娩使紧张的产妇更容易放松情绪。

7）给产妇一个积极的支持保护空间，节省产妇体力。

8）可以减少药物和其他介入治疗的使用。

9）水中分娩可减少外阴创伤和避免外阴切开手术。

10）水中分娩可以减少剖宫产概率。

3. 缺点

1）容易发生产褥感染。

2）费用昂贵。

3）很难监测胎儿的心跳情况。

4）接产技术要求较高，处理不当有发生新生儿窒息、肺炎的危险。

5）增加了产妇会阴Ⅲ度裂伤的概率。

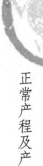

正常产程及产时适宜技术

产褥期临床特点及常见疾病

产褥期为产妇各系统恢复时期，一些潜在的病变可在产褥期激变（如抑郁症或感染等）。同时，也可由产妇及其家人的习俗处理引起病变（如中暑）。

第一节 正 常 产 褥

从胎盘娩出至产妇全身各器官除乳腺外恢复至妊娠前状态，包括形态和功能，这一阶段称为产褥期，一般规定为 6 周。

一、产褥期母体的生理变化

1. 生殖系统

产褥期变化最大的是生殖系统，其中又以子宫的变化为最大。

（1）子宫复旧 即子宫在胎盘娩出后逐渐恢复至未孕前状态的过程，需 6～8 周。

1）宫体变化：肌细胞数量无明显变化，但肌细胞长度和体积却明显缩小，其多余的细胞质变性自溶，在溶酶体酶系的作用下，转化成氨基酸进入循环系统，由肾脏排出。因此，随着肌纤维的不断缩复，子宫体积逐渐缩小。胎盘娩出后子宫大小一般为 17cm×12cm×8cm，重量约 1000g，产后 1 周时降为 500g，产后 2 周时降为 300g，产后 6 周一般恢复至孕前大小（约 50g）。胎盘娩出时，胎盘附着蜕膜海绵层随胎盘娩出。胎盘附着表面粗糙，分娩后 2～3 日，蜕膜浅层细胞发生退行性变，坏死脱落，形成恶露的一部分，深层保留的腺体和间质细胞迅速增殖，成为新的子宫内膜。产后第 3 周除胎盘附着部位以外的子宫内膜基本修复，胎盘附着部位的内膜修复约需至产后 6 周。子宫肌层间的血管由于肌层收缩而被压缩变长，最终闭塞形成血栓，后被机化吸收。

2）子宫下段变化：产后几周内，被动扩张、拉长的子宫下段缩复，恢复至非孕时的子宫峡部。

3）宫颈变化：胎儿娩出后，宫颈外口如袖口状，产后 2～3 日宫口可容两指，产后 1 周宫口关闭，宫颈管复原，产后 4 周左右宫颈恢复至孕前形态。常因产时宫颈左右两侧（3 点及 9 点处）撕裂，愈合后宫颈外口呈"一"字形横裂（已产型）。

（2）阴道、外阴的变化 阴道受胎先露部压迫，在产后最初几日内可出现水肿，阴道壁松软、平坦，弹性较差。阴道黏膜皱襞消失，产后阴道壁水肿逐渐消失，弹性恢复。阴道黏膜上皮恢复到正常孕前状态需等到排卵恢复。

阴道分娩后外阴出现水肿，产后数日内消退。处女膜因分娩时撕裂而成为残缺不全的痕迹；阴唇后联合可有轻度裂伤，缝合后 3～5 日能愈合。分娩可造成盆底组织（肌肉及筋膜）扩张过度，弹性减弱，一般产褥期内可恢复。但分娩次数过多，间隔时间过短，盆底组织松弛，较难完全恢复正常，这也是导致子宫脱垂、阴道壁膨出的重要原因。

2. 乳房

乳房的主要变化为泌乳。由于分娩后雌、孕激素水平急剧下降，抑制了催乳激素抑制因子的释放，在催乳激素的作用下，乳房腺细胞开始分泌乳汁。婴儿每次吸吮刺激乳头时，可以通过抑制下丘脑多巴胺及其他催乳激素抑制因子，致使催乳激素呈脉冲式释放，促进乳汁分泌。吸吮乳头还可反射性地引起神经垂体释放缩宫素，缩宫素具有使乳腺腺泡周围的肌上皮细胞收缩的功能，使乳汁从腺泡、小乳导管进入输乳导管和乳窦而喷出，进而排出乳汁，此过程又称为喷乳反射。乳汁产生的数量与产妇足够睡眠、充足营养、愉悦情绪和健康状况密切相关。产后 7 日内分泌的乳汁，称为初乳，初乳色偏黄是由于含有较多 β-胡萝卜素的缘故。

母乳中含有丰富的营养物质，尤其是初乳中含有大量抗体，有助于新生儿抵抗疾病的侵袭。母氧中还含有丰富的蛋白质和脂肪，多种免疫物质、矿物质、维生素和酶，对新生儿的生长发育有重要作用，是新生儿的最佳天然食物。

3. 循环系统

子宫胎盘循环结束后，大量血液从子宫进入产妇的体循环，加之妊娠期潴留在组织中的液体亦进入母体血循环中。产后 72h 内，产妇血循环量增加 15%~25%，尤其是最初 24h，因此产后 72h 内心脏负担明显加重，应注意预防心力衰竭的发生。一般产后 2~6 周，血循环量恢复到孕前水平。

4. 血液系统

产褥早期仍处于高凝状态，对子宫创面恢复、预防产后出血有利。白细胞总数于产褥早期仍较高，一般 1~2 周内恢复正常。血小板亦逐渐上升恢复正常。产褥早期可继续贫血，一般产后 10 日血红蛋白上升，红细胞沉降率于分娩后逐渐恢复至正常。

5. 泌尿系统

产后第 1 周，一般为多尿期，因孕期潴留在体内的大量液体在产褥早期主要通过肾排出。由于分娩过程中膀胱受压，黏膜充血水肿对尿液刺激敏感性下降及外阴疼痛使产妇不愿用力排尿，可出现一过性尿潴留，尤其在产后最初 12h。

6. 消化系统

产后 1~2 周内消化功能逐渐恢复正常。产褥早期胃肠肌张力仍较低，产妇食欲欠佳，喜进汤食，加之产妇活动少，肠蠕动减弱，容易发生便秘。

7. 内分泌系统

产后 1 周，产妇血清中雌、孕激素水平恢复到孕前水平。血 HCG 产后 2 周内血中已测不出。胎盘分泌的胎盘生乳素，一般在产后 6h 内消失，血中不再能测出。产后 6 周 FSH、LH 逐渐恢复，如哺乳妇女，其高 PRL 值抑制 FSH 和 LH 的分泌，不哺乳妇女一般产后 6~10 周恢复排卵。甲状腺功能在产后 1 周恢复正常。肾上腺皮质功

产褥期临床特点及常见疾病

能分娩后逐渐下降，约产后 4 日恢复正常。排卵的恢复与是否哺乳及哺乳时间长短有关，哺乳妇女一般在哺乳阶段不来月经，但也可以有排卵。

8. 免疫系统

在产褥期，机体免疫功能逐渐恢复，NK 细胞和 LAK 细胞活性增加，有利于对疾病的防御。

二、产褥期临床表现

1. 生命体征

正常产妇，产后生命体征在正常范围。产后 24h 内，体温略升高但不超过 38℃，可能与产程长致过度疲劳有关。产后 3~4 日可能会出现"泌乳热"，乳房充血影响血液和淋巴回流，乳汁不能排出，一般不超过 38℃。心率可反映体温和血容量情况，当心率加快时，应注意有无感染和失血。血压于产褥初期平稳，若血压下降，需警惕产后出血，对有妊娠期高血压疾病者，产后仍应监测血压，预防产后子痫的发生。产后呼吸恢复为胸腹式呼吸。

2. 子宫复旧和宫缩痛

胎盘娩出后，子宫收缩呈圆形，宫底即刻降至脐下一横指，产后 1 日略上升至脐平，以后每日下降 1~2cm，产后 10 日降至盆腔内。产后哺乳吸吮乳头反射性地引起缩宫素分泌增加，故子宫下降速度较不哺乳为快。产后子宫收缩引起的疼痛，称为宫缩痛。经产妇宫缩痛较初产妇明显，哺乳者较不哺乳者明显。宫缩痛一般可承受，多在产后 1~2 日出现，持续 2~3 日自然消失，不需特殊用药，也可酌情给予镇痛剂。

3. 褥汗

产后 1 周内，孕期潴留的水分通过皮肤排泄，在睡眠时明显，产妇醒来满头大汗，习称"褥汗"，不属病态。

4. 恶露

产后随子宫蜕膜脱落，含有血液及坏死蜕膜等组织经阴道排出，称为恶露（表 4）。根据其颜色及内容物分为血性恶露、浆液性恶露、白色恶露。正常恶露有血腥味，但无臭味，一般持续 4~6 周，总量可达 500mL。若有胎盘、胎膜残留或感染，可使恶露时间延长，并有臭味。

表 4　正常恶露性状

	血性恶露	浆液性恶露	白色恶露
持续时间	产后最初 3 日	产后 4~14 日	产后 14 日以后
颜色	红色	淡红色	白色
内容物	大量血液、少量胎膜、坏死脱膜	少量血液、坏死蜕膜、宫颈黏液、细菌	坏死退化蜕膜、表皮细胞、大量白细胞和细菌等

三、产褥期处理

产褥期母体各系统发生许多变化，如果不能正确处理产褥期的这些变化，则可能由生理状态变化转为病理状态。

1. 产后2h

在产房严密观察产妇，产后 2h 内极易发生严重并发症，如出现产后出血、产后心力衰竭、产后子痫和羊水栓塞等。注意观察生命体征，每半小时测一次心率、血压、呼吸。心脏病、妊娠期高血压疾病产妇更要密切注意心功能变化，此外还应注意阴道流血及子宫收缩情况。若产后 2h 一切正常，将产妇连同新生儿送回休养室。

2. 产后1周

重点仍是血压、心率、体温、呼吸，有内科合并症应注意对相应疾病的观察和处理，同时应注意预防晚期产后出血。

3. 营养与饮食

产妇胃肠功能恢复需要一定时间，产后建议少量多餐，以清淡、高蛋白质饮食为宜，同时注意补充水分。

4. 排尿与排便

产后应鼓励产妇尽早自行排尿，产后 4h 即应让产妇自行排尿。若排尿困难，可采用以下方法：①温开水冲洗会阴，热敷下腹部刺激膀胱肌收缩；②针刺两侧气海、关元、阴陵泉、三阴交等穴位，肌内注射新斯的明 1mg 兴奋膀胱逼尿肌，促进排尿。上述处理无效时，可留置导尿管 1～3 日。产妇活动少，肠蠕动减弱，易发生便秘，应鼓励产妇早日下床活动，多吃富含纤维素类食物，以预防便秘。对便秘者可口服适量缓泻剂，如乳果糖。

5. 观察子宫复旧及恶露

产后 1 周内应每日大致相同时间手测宫底高度，以了解子宫复旧情况。测量前应嘱产妇排尿。每日观察恶露颜色、数量及气味。若子宫复旧不全，恶露增多，红色恶露持续时间较长时，应及早给予子宫收缩剂。若合并感染，恶露有臭味且有子宫压痛，应给予广谱抗生素控制感染。

6. 会阴处理

用 2‰苯扎溴铵溶液擦洗外阴，每日 2 次。会阴缝线一般于产后 3～5 日拆线。若会阴伤口感染，应提前拆线、充分引流或行扩创处理，并定时换药。

7. 乳房护理

WHO 提倡母乳喂养，母婴同室，早接触，早吸吮，于产后 30min 内开始哺乳，尽早刺激乳房，建立泌乳反射。母乳喂养的原则是"按需哺乳"。哺乳前，应用清水将乳头洗净，母亲应洗双手，全身放松，一手拇指放在乳头上方，四指放在乳头下方，将乳头放入新生儿口中，使其含住乳头及大部分乳晕，避免吮吸过程中咬伤乳头。出生几日的新生儿每次喂 2～3min，多数新生儿吸吮 5～10min 停止，但有些新生儿吸吮 30min 也属正常。一般吸空一侧乳房后，再吸另一侧乳房。在产褥期如出现乳房胀痛，可用凉毛巾冷敷乳房并按摩，促使乳液畅流，必要时可用吸乳器将乳汁吸出。初产妇若出现乳头皲裂，可用少量乳汁涂在乳头和乳晕上，短时间暴露和干燥乳头，因乳汁既具抑菌作用，又具有促进修复表皮的作用，也可涂 10%复方苯甲酸酸酊或抗生素软膏，此时不宜哺乳。

如果由于医源性因素不能哺乳，回奶可选：①己烯雌酚每次 5mg，每日 3 次，连服 3 日，或肌内注射苯甲酸雌一醇 4mg，每日 1 次，连用 3～5 日；②生麦芽 60～90g，煎服，连用 3～5 日；③芒硝 250g，分装两纱布袋内，敷于两乳房，湿硬时更换；④针刺足临泣、悬钟等穴位，每日 1 次，两侧交替，7 日为 1 个疗程；⑤维生素 B_6 200mg 口服，每日 3 次，共 5～7 日；⑥对已有大量乳汁分泌，需停止哺乳时可用溴隐亭每次 2.5mg，每日 2 次，与食物共服，连用 14 日。

四、产后的随访

1. 产后随访

产妇出院后 3 日、产后 14 日及 28 日由社区医疗保健人员进行家庭访视。医务人员应做到：

1）了解产妇的饮食起居、睡眠等情况，同时了解产妇的心理状态，对有合并症的产妇要了解腹部伤口愈合情况。

2）检查两侧乳房并了解哺乳情况。

3）检查子宫复旧及观察恶露。

4）观察会阴伤口或腹部伤口愈合情况。

5）了解新生儿生长、喂养、预防接种，指导哺乳。

2. 产后健康检查

产后 42 日应去分娩医院做产后健康检查。

1）全身检查：血压、心率、血常规、尿常规。

2）若有内科合并症或产科并发症，需做相应检查。

3）妇科检查了解宫复旧，观察恶露并检查乳房。

4）婴儿全身体格检查。

5）计划生育指导。

五、计划生育指导

产褥期内不宜性生活，产后 42 日可以有排卵，哺乳者应以器具避孕为首选。不哺乳者，可以选用药物避孕。

六、小结

产褥期指从胎盘娩出至产妇全身各器官除乳腺外恢复至妊娠前状态，包括形态和功能，一般为 6 周。产后 42 日应至分娩医院行产后检查。子宫复旧需时 6～8 周。宫颈于产后 4 周左右恢复至孕前形态。产后 72h 内心脏负担明显加重，应注意预防心力衰竭的发生。产后 2～6 周，血循环量恢复到孕前水平。哺乳妇女一般在哺乳阶段闭经，但也可以有排卵，应注意避孕。

七、中医对产后的认识

中医非常重视产后调理，尤其重视满月的调理，民间俗称"坐月子"，由于生活水平的提高，非常重视产后"双满月"（60 日），甚至"大满月"（100 日）的调理。产后如果作息调理不当，就会出现诸如产后发热、产后身痛、产后腹痛、产后恶露不绝、产后排尿困难等病症，在中医古籍中，对于产后病的有很多相关记载，现总结如下：

（1）产后多虚　由于孕期聚血养胎，全身气血相应不足，偏于血虚，又产时用力耗气伤血，如果产程再延长，更容易导致气血不足。加之分娩时如果出血量多，或者剖宫产更加重了出血，造成气血亏虚，由此可见，产后是多虚之体，多为气血亏虚。《陈素庵妇科补解》曰："产后以百日为准，凡百日内得病，皆从产后气血双亏，参求用药。"

（2）产后百节空虚　产时由于分娩用力，加之胎儿、胎盘娩出，子宫突然空虚，全身会发生生理性改变，骨盆、肢节等有种松软的感觉，即古人所说"产后百脉皆虚"之说，此时易感受风寒之邪，即"热入血室"，出现产后发热、产后身痛等病症。

（3）产后多瘀　瘀之来源有很多种，应审因治之。分娩时受寒，或产后调理不当，饮食生冷，血遇寒凝而致瘀。产后情志不畅，肝郁气滞，气滞可血瘀。如果素体血瘀，加之产时失血过多加重血虚，血虚致血量减少，血流缓慢而致血瘀。产后恶露不绝，日久而致瘀。如果胞衣不下或残留，或过早性生活，均会导致感染，进而致瘀。

八、产后病用药特色

（1）勿拘于产后、亦勿忘于产后　《医宗金鉴》云："古之胎前无不足，产后无有余，此其常也，然胎前虽多余之症，亦当详查其亦有不足之时，产后虽多不足之病，亦当详审其每夹有余之症也。"产后是多虚多瘀之体，所以在治疗疾病时应考虑其产

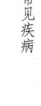

产褥期临床特点及常见疾病

后这一特殊时期的特点，体虚但不可过补，以免补虚过度之后而留瘀，又产后有瘀，然化瘀过度则有损机体本身，因而应攻补适度，但又不可拘于产后而不敢用药。

（2）产后宜服生化汤　生化汤最早出于南宋钱氏妇科方《景岳全书·妇人规》，后在《傅青主女科·产后》作了较为系统的阐述，被称为"血瘀圣药"。生化汤针对新产妇失血体虚、恶露难排的特点，以其化旧生新为主，既生新补虚，又化瘀止血，达到行中有补，化中有生，补虚消瘀的目的。

（3）用药攻补适度，勿犯虚虚实实之弊　《景岳全书·妇人规》云："产后气血俱去，诚多虚证。然有虚者，有不虚者，盖行大补，以致助邪。"产后是多虚多瘀之体，用药攻补适度。行气勿过耗散，消导需兼扶脾，治寒慎用温燥，疗热谨防冰伏。虽有虚损宜补，但不可过于温热滋腻厚味，以防碍胃助邪。

（4）应掌握产后用药"三禁"　即禁大汗，以防亡阳；禁峻下，以防亡阴；禁通利小便，以防亡津液。

第二节　产　褥　感　染

产褥感染（puerperal infection）是指分娩及产褥期生殖道受病原体侵袭，引起局部或全身感染。本病发病率为6%。产褥病率（puerperal morbidity）与产褥感染的含义不同，它是指分娩24h以后的10日之内，用口表每日测量体温4次，有2次≥38℃。造成产褥病率的原因以产褥感染为主，但也包括生殖道以外的急性乳腺炎、上呼吸道感染、泌尿系统感染、血栓静脉炎等。产褥感染、产科出血、妊娠合并心脏病、子痫仍是导致孕产妇死亡的四大原因。

本病最早见于《素问·通评虚实论》"帝曰：乳子而病热，脉悬小者何如？岐伯曰：手足温则生，寒则死"。《金匮要略·妇人产后病脉证治》曰："产后风，续之数十日不退，头微痛，恶寒，时时有热，心下闷，干呕，汗出。虽久，阳旦证续在耳。可与阳旦汤。"《诸病源候论》列"产后虚热候"及"产后寒热候"，分别论述其病因及症候。《千金翼方》记载了五首治疗产后烦热的方剂。而首见"产后发热"之病名的是宋代《妇人大全良方》"凡产后发热，头痛身痛，不可便作感冒治之"。《陈素庵妇科补解》列"产后发热总论""产后发热属外因方论""产后发热属内因方论"等，其论述更为全面。

西医学的产褥感染，归属于本病的感染邪毒证，是产褥期的危急重症，至今仍是产妇死亡的主要原因之一。而本病的外感发热证，涵盖了西医学的"产褥中暑"，救治不当亦可危及产妇生命，应予高度重视。

围产期及新生儿常见疾病的中西医结合治疗

一、病因

在产后多虚多瘀的基础上，或感染邪毒，入里化热；或外邪袭表，营卫不和；或阴血骤虚，阳气外散；或败血停滞，营卫不通，常见的病因有感染邪毒、外感、血虚、血瘀。

1. 感染外邪

分娩产创出血、元气受损、胞脉空虚。若产时接生不慎，消毒不严，或产后护理不当，邪毒乘虚而入，直犯冲任、胞宫，正邪相争而致发热。

2. 外感

新产体虚、元气不足、卫阳不固。风寒暑热之邪客于表，营卫不和而发热。

3. 血虚

素体阴血不足，加之产时、产后失血过多，阴血骤虚，阳气浮于外而发热。

4. 血瘀

素体情志不畅，加之手术损伤，或产后起居不慎，外感寒邪，或胞衣残留，气机郁滞，瘀血内停冲任、胞宫，瘀而发热。

二、病理生理

1. 诱因

分娩降低或破坏女性生殖道的防御功能和自净作用，增加病原体侵入生殖道的机会，若产妇体质虚弱、营养不良、孕期贫血、妊娠晚期性生活、胎膜早破、羊膜腔感染、慢性疾病、产科手术操作、产程延长、产前产后出血过多等，机体抵抗力下降，均可成为产褥感染的诱因。

2. 病原体种类

孕期及产褥期生殖道内有大量需氧菌、厌氧菌、真菌、衣原体及支原体等寄生，以厌氧菌为主，许多非致病菌在特定环境下可以致病。

（1）需氧性链球菌　是外源性产褥感染的主要致病菌。溶血性链球菌致病性最强，能产生致热外毒素与溶组织酶，引起严重感染，病变迅速扩散，严重者可致败血症。其临床特点为发病早，寒战，体温超过38℃，心率快，腹胀，子宫复旧不良，子宫旁或附件区触痛，甚至并发败血症。

（2）厌氧性革兰阳性菌　消化链球菌和消化球菌存在于正常阴道中，当产道损伤、胎盘残留、局部组织缺氧坏死时，细菌迅速繁殖，与大肠杆菌混合感染，放出异常恶臭气味。

（3）大肠杆菌属　大肠杆菌与其相关的革兰阴性杆菌、变形杆菌是外源性感染的

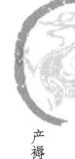

主要致病菌，是菌血症和感染性休克最常见的病原菌。它寄生在阴道、会阴、尿道口周围，在不同环境对抗生素敏感性有很大差异，需行药物敏感试验。

（4）葡萄球菌　主要致病菌是金黄色葡萄球菌和表皮葡萄球菌。金黄色葡萄球菌多为外源性感染，容易引起伤口严重感染。表皮葡萄球菌存在于阴性菌群中，引起的感染较轻。

（5）类杆菌属　为一组厌氧的革兰阴性杆菌，有加速血液凝固的特点，可引起感染邻近部位的血栓性静脉炎。

（6）厌氧芽孢梭菌　主要是产气荚膜梭菌，产生外毒素，毒素可溶解蛋白质而能产气及溶血。产气荚膜梭菌引起的感染，轻者为子宫内膜炎、腹膜炎、败血症，重者引起溶血、黄疸、血红蛋白尿、急性肾衰竭、循环衰竭、气性坏疽而死亡。

（7）支原体和衣原体　解脲支原体、人型支原体和沙眼支原体均可在女性生殖道内寄生，可引起生殖道感染，其感染多无明显症状，临床表现轻微。

此外，淋病奈瑟菌也可导致产褥感染。

三、感染途径

（1）内源性感染　正常孕妇生殖道或其他部位寄生的病原体，多数并不致病，当抵抗力降低等感染诱因出现时可致病。

（2）外源性感染　由被污染的衣物、用具、各种手术器械、物品等均可造成感染。近年研究发现，内源性感染更重要，因孕妇生殖道病原体不仅可以导致产褥感染，而且还能通过胎盘、胎膜、羊水间接感染胎儿，导致流产、早产、胎儿生长受限、胎膜早破、死胎等。

四、临床表现

1. 急性外阴、阴道、宫颈炎

分娩时会阴部损伤或手术可导致感染。会阴裂伤或会阴后侧切开伤口感染时，会阴部可出现疼痛，常不能取坐位，可有低热。局部伤口红肿、发硬、伤口裂开，脓液流出，压痛明显。阴道裂伤及挫伤感染表现为黏膜充血、溃疡、脓性分泌物增多。感染部位较深时，可引起阴道旁结缔组织炎。宫颈裂伤感染向深部蔓延，可达宫旁组织，引起盆腔结缔组织炎。

2. 急性子宫内膜炎、子宫肌炎

病原体经胎盘剥离面侵入，扩散到子宫蜕膜层称为子宫内膜炎，侵入子宫肌层称子宫肌炎，两者常伴发。由于子宫内膜充血、坏死，阴道内有大量脓性分泌物且有臭味。若为子宫肌炎，则子宫复旧不良，腹部有压痛，尤其是宫底部。表现为高热、头痛、白细胞增高等感染症状。

3. 急性盆腔结缔组织炎、急性输卵管炎

病原体沿宫旁淋巴和血行达宫旁组织，出现急性炎性反应形成炎性包块，同时波及输尿管，形成输卵管炎。产妇表现为寒战、高热、腹胀、下腹痛，严重者侵及整个盆腔形成"冰冻骨盆"。淋病奈瑟菌沿生殖道黏膜上行感染，达输卵管与盆腹腔，形成脓肿后，高热不退。患者白细胞持续升高，中性粒细胞明显增多，核左移。

4. 急性盆腔腹膜炎及弥漫性腹膜炎

炎症继续发展，扩散至子宫浆膜，形成盆腔腹膜炎。继而发展呈弥漫性腹膜炎，出现全身中毒症状，如高热、恶心、呕吐、腹胀，检查时下腹部有明显压痛、反跳痛。腹膜面分泌大量渗出液，纤维蛋白覆盖引起肠粘连，也可在直肠子宫陷凹形成局限性脓肿，若脓肿波及肠管及膀胱出现腹泻、里急后重与排尿困难。急性期治疗不彻底可发展成慢性盆腔炎而导致不孕。

5. 血栓静脉炎

盆腔内血栓静脉炎常侵及子宫静脉、卵巢静脉、髂内静脉、髂总静脉及阴道静脉，厌氧性细菌为常见病原体。病变单侧居多，产后 1～2 周多见，表现为寒战、高热，症状可持续数周或反复发作。局部检查不易与盆腔结缔组织炎鉴别。下肢血栓静脉炎，病变多在股静脉、腘静脉及大隐静脉，多继发于盆腔静脉炎，表现为弛张热，下肢持续性疼痛，局部静脉压痛或触及硬索状，使血流回流受阻，引起下肢水肿，皮肤发白，习称"股白肿"。病变轻时无明显阳性体征，彩色超声多普勒检查可协助诊断。

6. 脓毒血症及败血症

感染血栓脱落进入血循环可引起脓毒血症，随后可并发感染性休克和迁徙性脓肿（肺脓肿、左肾脓肿）。若病原体大量进入血循环并繁殖形成败血症，表现为持续高热、寒战、全身明显中毒症状，可危及产妇生命。

五、诊断要点

（1）详细询问病史及分娩经过　对产后发热者排除引起产褥病率的其他疾病。

（2）全身及局部检查　仔细检查腹部、盆腔及会阴伤口，确定感染的部位和严重程度。

（3）辅助检查　B 超、彩色超声多普勒、CT、磁共振等检测手段，能够对感染形成的炎性包块、脓肿做出定位及定性诊断。检测血清 C 反应蛋白＞8mg/L，有助于早期诊断感染。

（4）确定病原体　病原体的鉴定对产褥感染诊断与治疗非常重要。方法：病原体培养、分泌物涂片检查、病原体抗原和特异抗体检测。

六、鉴别诊断

1. 由内外科各种疾病引起的产后发热

如痢疾、疟疾、肠痈、淋证等均可引起产后发热，应予以鉴别：患痢疾者，必有排便的异常，经实验室检查后即可确诊；患疟疾者，产前亦有同样发作病史，实验室检查可找到疟原虫；患肠痈者，有典型的腹痛症状，常伴呕吐、麦克伯尼点压痛；患淋证者，必有小便异常改变，通过实验室检查可明确诊断。这些病证均无生殖器官异常表现，恶露亦可正常。临证时可根据发热及其伴随症状、体征，结合病史及各项化验检查做出明确诊断。

2. 与产后其他类型发热的鉴别

（1）产后淋证　临床表现为尿频、尿急、尿痛，或伴小腹疼痛等症，尿常规检查可见红、白细胞。

（2）产后乳病　临床表现为乳房局部红肿热痛，或有硬块，甚至破溃化脓，可触及腋下肿大压痛的淋巴结。

（3）产后痢疾　临床表现为大便次数增多，里急后重，脓血便，可有腹痛、肛门灼热等。大便常规检查可见红细胞、白细胞或脓细胞。

（4）产后中暑　产时正值炎热酷暑夏季，发病急，身热多汗，可突然头晕胸闷，甚至昏迷不省人事，其发病有严格的季节性。

（5）发热　发生于产后 3～4 日，乳房胀硬，乳汁未下，或下亦甚少，间有低热，俗称"蒸乳"。当乳汁通畅后，其热自除，属于生理现象，不作病论。

七、西医治疗

1. 一般治疗

加强营养，给予足够的维生素，若有严重贫血或患者虚弱可输血或人血白蛋白，以增加抵抗力。产妇宜取半卧位，有利于恶露引流和使炎症局限于盆腔内。

2. 抗生素治疗

开始根据临床表现及临床经验选用广谱抗生素，待细菌培养和药敏试验结果再做调整。抗生素使用原则：应选用广谱抗生素，同时能作用于革兰阳性菌和阴性菌、需氧菌和厌氧菌的抗生素。青霉素及甲硝唑联合应用为首选，头孢菌素类抗生素抗菌谱广，抗菌作用强，肾毒性小，也属首选之列。应用抗生素 48～72h，体温无持续下降，应及时做相应的检查，寻找病因，并酌情更换抗生素；给药剂量充足，要保持血药有效浓度。中毒症状严重者，同时短期给予肾上腺皮质激素，提高机体应激能力。

3. 引流通畅

会阴部感染应及时拆除伤口缝线，有利于引流。每日至少坐浴 2 次。若经抗生素治疗 48～72h，体温仍持续不退，腹部症状、体征无改善，应考虑感染扩散或脓肿形成。如疑盆腔脓肿，可经腹或后穹隆切开引流。若会阴伤口或腹部切口感染，则行切开引流术。

4. 血栓静脉炎的治疗

①肝素 1mg/（kg・d）加入 5% 葡萄糖液 500mL 内，静脉滴注，每 6h 一次，连用 4～7 日。②尿激酶 40 万 U 加入 0.9% 氯化钠液或 5% 葡萄糖液 500mL 中，静脉滴注 10 日，用药期间监测凝血功能。同时还可口服双香豆素、阿司匹林或双嘧达莫等。

八、辨证论治

治疗以调气血、和营卫为主。治疗时应考虑到产后"多虚多瘀"的特点，应遵循"勿忘于产后，勿拘于产后"的原则，清热勿过于苦寒，解表勿过于发散，补虚不忘除瘀，祛瘀须防伤正。但又不可不辨病情，片面强调补虚，要辨证施治，根据证型选方用药。

1. 感染邪毒证

主要证候：产后高热寒战，壮热不退，恶露或多或少，色紫暗如败酱，或如脓血，气臭秽；小腹痛拒按，心烦口渴，尿少色黄，大便燥结；舌红，苔黄，脉弦数。

证候分析：新产血室正开，胞脉空虚，邪毒乘虚直犯胞宫，正邪交争急剧，故高热寒战、壮热不退；邪毒入胞与瘀血互结于胞中，故恶露排出不畅、小腹疼痛拒按；热毒熏蒸，故恶露色如败酱，或如脓血，气臭秽；热扰心神故心烦，热伤津液则口渴、尿少色黄、大便燥结；舌、脉均为邪毒内燔之征。

治则：清热解毒，凉血化瘀。

方药：五味消毒饮（《医宗金鉴》）合失笑散（《太平惠民和剂局方》）加牡丹皮、赤芍、益母草。金银花、野菊花、蒲公英、紫花地丁、紫背天葵、蒲黄、五灵脂、牡丹皮、赤芍、益母草。

若实热瘀血内结于胞中阳明，症见腹痛拒按，大便不通，恶露不下，苔黄而燥，脉弦数，治宜清热解毒，化瘀通腑，方用大黄牡丹汤（《金匮要略》：大黄、牡丹皮、桃仁、冬瓜仁、芒硝）加败酱草、红藤、薏苡仁；若热入气分，热伤津液，症见烦渴汗多，尿少色黄者，方药加生石膏、天花粉、石斛以清热泻火，生津止渴；若热入营血，症见高热不退，心烦汗出，斑疹隐隐，舌红绛，苔黄燥，脉弦数，治宜清营解毒、养阴凉血，方用清营汤（《温病条辨》：玄参、生地黄、麦冬、金银花、连翘、竹叶心、丹参、黄连、犀角）加紫花地丁、蒲公英、栀子、牡丹皮；若症见持续高热，神昏谵语，甚至昏迷，面色苍白，四肢厥冷，此为热入心包，热深厥深之象，方用清营

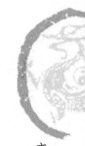

汤送服安宫牛黄丸或紫雪丹以清心开窍。

2. 外感证

主要证候：产后恶寒发热，头痛无汗，肢体酸痛，鼻塞流涕，咳嗽，舌苔薄白，脉浮紧。

证候分析：产后元气虚弱，卫阳不固，风寒袭表，正邪交争，则恶寒发热；风寒束表则无汗；风寒客于太阳经脉，故肢体酸痛；肺气失宣则鼻流清涕、咳嗽。苔薄白，脉浮紧为风寒袭表之征。

治则：养血疏风。

方药：荆穗四物汤（《医宗金鉴》）。荆芥、地黄、当归、川芎、白芍。

若新产后感受风热之证，症见发热，头痛自汗，口干咽痛，咳嗽痰黄，舌红，苔薄黄，脉浮数，治宜辛凉解表，疏风清热，方用银翘散（《温病条辨》：金银花、连翘、竹叶、荆芥穗、牛蒡子、薄荷、桔梗、淡豆豉、甘草、芦根）；若邪在半表半里，症见寒热往来，口苦咽干，胸胁痞满，默默不欲食，舌苔白润，脉弦，治宜和解少阳，方用小柴胡汤（方见经行感冒）。

若产时正值炎热酷暑季节，症见身热多汗，口渴心烦，体倦少气，舌红，少津，脉虚数，治宜清暑益气，养阴生津，方用清暑益气汤（《温热经纬》：西洋参、石斛、麦冬、黄连、竹叶、荷梗、知母、甘草、粳米、西瓜翠衣）。

3. 血虚证

主要证候：产后低热不退，动则自汗出；恶露量少，色淡质稀，小腹绵绵作痛，头晕眼花，心悸失眠，舌淡红，脉细弱。

证候分析：产时产后失血伤津，阴血骤虚，阴不敛阳，虚阳外浮，故低热缠绵、自汗；血虚，冲任不固，故恶露量少，色淡质稀；血虚，胞脉失养，故腹痛绵绵；血虚，不能荣于上，故头晕眼花；血虚，心神失养，故心悸失眠。舌淡红，脉细弱均为血虚之征。

治则：补血益气。

方药：八珍汤（《瑞竹堂经验方》）加枸杞子、黄芪。人参、白术、白茯苓、当归、川芎、白芍、熟地黄、炙甘草、枸杞子、黄芪。

若阴血亏虚，症见午后潮热，两颧发红，口渴欲饮，便干溲黄，舌质红，脉细数，治宜滋阴养血清热，方用加减一阴煎（方见闭经）加白薇；若偏气虚，症见产后发热，气短懒言，神疲自汗，面色不华，舌淡，苔薄白，脉虚细，治宜补中益气，和营退热，方用补中益气汤（方见月经先期）。

4. 血瘀证

主要证候：产后寒热时作，恶露不下或下亦甚少，色紫暗有块；小腹疼痛拒按，块下痛减，口干不欲饮，舌紫暗或有瘀点，脉弦数或涩。

证候分析：新产后恶露排出不畅，瘀血内停，营卫失调，则寒热时作，瘀血阻滞胞中，不通则痛，故恶露紫暗有块，小腹疼痛拒按。舌、脉均为血瘀之征。

治则：活血化瘀。

方药：生化汤（《傅青主女科》）加丹参、牡丹皮、益母草。当归、川芎、桃仁、炮姜、炙甘草、丹参、牡丹皮、益母草。

九、其他疗法

1. 中药保留灌肠

赤芍 30g，龙葵 10g，三棱 15g，莪术 15g，蒲公英 25g，丹参 30g，牡丹皮 15g，细辛 3g，生甘草 15g。浓煎至 150mL，保留灌肠，每日 1 次，适用于邪毒感染证。

2. 针灸

针刺水沟、合谷、涌泉穴，配内关、少商穴；灸百会、关元、神阙穴。

十、预后转归

若属外感发热、血虚、血瘀证者，因病情较缓，及时、准确的治疗，一般很快可获痊愈。而感染邪毒证属产后发热的危急重症，若失治、误治，病情转变，可危及产妇生命；或可造成多脏器功能损伤；或可因血栓性静脉炎引起其他并发症，预后不良。

十一、现代研究

张毅等通过调查该地区 2700 多例分娩妇女，发现发生产褥感染 135 例，产褥感染发病率为 5%，其与年龄无关，而与地区、产次和接生地点有关，农村大于城市，经产妇大于初产妇，乡医接生大于区级医院医生接生。

近些年来，国内剖宫产率逐年增加。经过多年的大量临床验证，目前一致认为，择期剖宫产和临产后急诊剖宫产均应预防性应用抗生素，有利于降低术后感染的发生。预防性抗生素应在细菌接种之前应用或接种后立即应用，且疗程应短，多数情况下应用单次抗生素。

中医学认为剖宫产术后的病因病机多为气虚血瘀，因剖宫产术中伤血耗气，导致气血亏虚，血液运行不畅，瘀积于肌肉、腠理而成瘀血。而邪毒可从伤口侵入，引起邪毒感染，气血亏虚，不能托毒于外，导致伤口感染，轻者表现为伤口局部红、肿、热、痛，重者瘀血阻滞经脉造成局部气血不通畅，久之郁而发热，热盛肉腐，蕴毒成脓。故剖宫产术后导致的产褥热多为虚热型。袁社霞通过抽取 2014 年 1 月至 2015 年 1 月期间在医院分娩的 210 例产妇为研究对象，正常分娩组和剖宫产组产妇的产后体温分别为（36.5±0.2）℃、（37.9±0.1）℃，产褥热发生率分别为 6.03%、12.77%，

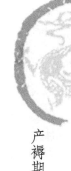

采用剖宫产术分娩能够实现比较高的手术成功率，但是，该种分娩方式会增加产妇产褥热的发病率。

第三节　产褥期乳腺炎

产褥期乳腺炎是乳房的急性化脓性感染，是产后哺乳期妇女的常见病，初产妇占多数，是指乳腺的急性化脓性感染，引起产妇乳房发热、疼痛、红肿、化脓等症状的一种病证。本病多为金黄色葡萄球菌自乳头破损或皲裂处入侵，沿淋巴管蔓延至乳腺小叶及小叶间的结缔组织，引起化脓性蜂窝织炎，乳汁淤积有利于细菌繁殖，又促使急性炎症的发生加重。本病发病时间多于产后 3～4 周，若不及时治疗，可迅速发展成乳房脓肿，给产妇带来巨大痛苦，无法继续哺乳，亦不利于婴儿发育，严重的还需要手术治疗，严重影响产妇的身心健康。因喂养方式不同，发病率有较大差异。所以应高度重视产后乳腺的护理，预防乳腺炎的发生。

一、病因

1. 先天性因素

产妇的乳头发育不良，如乳头过小或有乳头内陷，都容易导致乳头分泌物和污垢堆积在乳头中无法清洗，引起乳腺发炎。产妇乳头过小或内陷也会使宝宝吃奶困难，对哺乳产生一定影响。

2. 不正确的哺乳方式

宝宝吃奶时没有含住乳头和大部分乳晕，导致乳头皲裂，细菌沿着皲裂的乳头进入乳腺管引起急性乳腺炎。有些产妇习惯让宝宝含着乳头睡觉，若宝宝患有口腔疾病，细菌也容易让产妇患上乳腺炎。

3. 乳汁淤积，排乳不畅

产妇在喂完奶后，没有及时将乳房里剩余的乳汁挤出来，乳汁长时间淤积在乳房里，从而导致乳腺堵塞，引起乳腺炎。有时，宝宝生病胃口变小，经常只吃一点奶或者拒奶，以至于产妇涨奶时间过长，乳房形成硬结，导致乳腺炎的产生。

二、临床表现

本病多见于产后 3～4 周的哺乳期妇女。

初起：常有乳头皲裂，哺乳时感觉乳头刺痛，伴有乳汁淤积或结块，乳房局部肿胀疼痛，皮色不红或微红，皮肤不热或微热。或伴有全身感觉不适，恶寒发热，食欲不振，脉滑数。

成脓：患乳肿块逐渐增大，局部疼痛加重，或伴有雀啄样疼痛，皮色焮红，皮肤灼热。同侧腋窝淋巴结肿大压痛。至乳房红肿热痛第 10 日左右，肿块中央渐渐变软，按之应指有波动感，穿刺抽吸有脓液，有时脓液可从乳窍中流出。全身症状加剧，壮热不退，口渴思饮，小便短赤，舌红苔黄腻，脉洪数。

溃后：脓肿成熟，可破溃出脓，或手术切开排脓。若脓出通畅，则肿消痛减，寒热渐退，疮口逐渐愈合。若溃后脓出不畅，肿势不消，疼痛不减，身热不退，可能形成袋脓或脓液波及其他乳络形成传囊乳痈。亦有溃后乳汁从疮口溢出，久治不愈，形成乳漏者。

在成脓期大量使用抗生素或过用寒凉药物，常可见肿块消散缓慢，或形成僵硬肿块，迁延难愈。

实验室及其他辅助检查：血常规检查可有白细胞总数及中性粒细胞比例增高。深部脓肿可行 B 超检查。脓液细菌培养及药敏试验有助于确定致病菌种类，指导抗生素选择。

三、西医治疗

1. 排乳治疗

患侧乳房应停止哺乳，乳房用乳罩托起，辅助用吸乳器，定时抽吸乳汁，尽量人工排尽乳汁。如乳头有奶痂阻塞，可用无菌细探针探通乳管，排空乳管内积乳。

2. 回乳治疗

如乳房炎症较重，由一侧乳房波及另一侧乳房，并形成多象限、多脓腔乳腺脓肿时，为控制感染扩散，防止出现脓毒血症，避免抗生素对婴儿的影响，应考虑终止哺乳，同时，用吸乳器排空积乳。可口服己烯雌酚，每次 1～2mg，每日 2 次；或肌内注射苯甲酸雌二醇，每次 2mg，每日 1 次，至收乳为止。

3. 抗感染治疗

若急性乳腺炎感染不重者，可适当口服抗生素，可选用广谱抗菌的阿莫西林、头孢拉定及大环内酯类红霉素或利君沙等药。感染较重者，则选用青霉素族药物肌内注射或静脉滴注。

4. 局部治疗

急性乳腺炎早期可做局部热敷治疗，亦可用 25%硫酸镁热敷。同时，可注射含有 100 万 U 青霉素的等渗盐水 10～20mL 于炎症周围，每 4～6h 重复一次，能促使炎症消退。

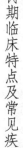

5. 手术治疗

急性乳腺炎已有脓肿形成者，应及时切开排脓并加以引流，同时，要确保引流通畅，一般做放射状切口或乳房下缘弧形切开，避免损伤乳管。若局部炎症较重而无波动者，可在超声引导下确定脓腔，尽早切开引流；无超声检查条件者，应在患乳压痛最重处穿刺，及早发现深部脓腔，及时切开引流。对已切开的脓肿，应分开脓肿隔腔，以利引流通畅，避免出现残余脓肿。

6. 物理治疗

急性乳腺炎也是物理治疗的适应证之一。临床可选用超短波、直流电离子导入、红外线、磁疗等方法治疗。本法的适用对象为乳房局部炎症轻、炎性包块不大、局部无波动、未形成脓腔者，正确使用可促使炎症吸收。

四、中医辨证论治

乳痈（产褥期乳腺炎）治疗当以消为贵。郁滞者以通为主，成脓者以彻底排脓为要。对并发脓毒败血症者，及时采用中西医结合综合疗法。

（一）内治法

1. 气滞热壅证

主要证候：乳汁郁积结块，皮色不变或微红，肿胀疼痛；伴有恶寒发热，周身酸楚，口渴，便秘，苔薄，脉数。

治则：疏肝清胃，通乳消肿。

方药：瓜蒌牛蒡汤（《医宗金鉴》）加减。瓜蒌仁、牛蒡子、天花粉、黄芩、栀子、连翘、皂角叶、金银花、生甘草、陈皮、青皮、柴胡。

乳汁壅滞者，加王不留行、路路通、漏芦等；肿块明显者，加当归、赤芍、桃仁等。

2. 热毒炽盛证

主要证候：乳房肿痛，皮肤焮红灼热，肿块变软，有应指感。或切开排脓后引流不畅，红肿热痛不消，有"传囊"现象，壮热，舌红，苔黄腻，脉洪数。

方药：透脓散（《外科正宗》）加味。黄芪、穿山甲、川芎、当归、皂角刺。

热甚者，加生石膏、知母、金银花、蒲公英等；口渴甚者，加天花粉、鲜芦根等。

3. 正虚毒恋证

主要证候：溃脓后乳房肿痛虽轻，但疮口脓水不断，脓汁清晰，愈合缓慢或形成乳漏；全身乏力，面色少华，或低热不退，饮食减少，舌淡，苔薄，脉弱无力。

治则：益气和营托毒。

方药：托里消毒散（《校注妇人良方》）加减。人参、黄芪、当归、川芎、芍药、白术、茯苓、金银花、白芷、甘草。

（二）局部治疗

手法排乳：畸形哺乳期乳腺炎发生时乳汁淤积于整个乳房，尤其以肿块形成部位更为严重，普通吸奶器只能吸空乳头、乳晕部位的乳汁，对象限内淤积的乳汁及肿块则无效，手法排乳可有效促进乳汁排出，促进肿块变软、缩小、消失，临床不适症状可迅速缓解，而且不需要停止哺乳。具体手法：①患者清洗并可热敷患侧乳房 5～10min；②患者取平卧位，暴露乳头、乳晕，术者立于患乳一侧；③先轻挤乳头、乳晕，将挤出的少量乳汁涂抹于乳腺皮肤避免排乳时皮肤损伤；④术者双手交替，用手掌的大小鱼际肌及五指指腹以环形姿势轻揉按摩乳房，自乳房根部向乳头乳晕部按摩推拿，开始时手法轻柔，乳汁流出后稍加用力，肿块部位稍加用力，直至乳管通畅，肿块变软为止；⑤在肿块变软、缩小、消失后，无乳头破损、溃疡者应继续哺乳，而且哺乳时先吸吮患乳以保持乳汁通畅，避免炎症肿块复发，有乳头破损、溃疡者应暂停哺乳，给予局部治疗。

（三）外治法

1. 初起

金黄散或玉露散外敷；或用鲜菊花叶、鲜蒲公英、仙人掌去刺捣烂外敷；或用六神丸研细末，适量凡士林调敷；也可用 50%芒硝溶液湿敷。

2. 成脓

脓肿形成时，应在波动感及压痛最明显处及时切开排脓。切口应按乳络方向并与脓腔基底大小一致，切口位置应选择脓肿稍低的部位，使引流通畅而不致形成袋脓，应避免手术损伤乳络形成乳漏。若脓肿小而浅者，可用针吸穿刺抽脓或用火针刺脓。

3. 溃后

切开排脓后，用八二丹或九一丹提脓拔毒，并用药线插入切口内引流，切口周围外敷金黄膏。待脓净仅有黄稠滋水时，改用生肌散收口。若有袋脓现象，可在脓腔下方用垫棉法加压，使脓液不致潴留。若有乳汁从疮口溢出，可在患侧用垫棉法束紧，促进愈合；若成传囊乳痈者，也可在疮口一侧用垫棉法，若无效可另做一切口引流。形成乳房部窦道者，可先用七三丹药捻插入窦道以腐蚀管壁，至脓净改用生肌散、红油膏盖贴直至愈合。

五、其他疗法

1. 中药鼻腔给药

中药鼻腔治疗疾病的文献报道有很多，尤其是治疗急性乳腺炎的。其中几乎都使用了葱白这味中药，经过研究发现，葱白具有散结通乳解毒的功效。药理研究也发现，

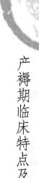

葱白对多种细菌均有很好的抑制作用，如葡萄球菌、链球菌等。而鼻腔给药具有吸收充分，作用迅速的特点。

2. 推拿针刺

手法采用抹推拿捏，取穴肩井、乳根、内关、足三里、太冲等。操作方法：患者仰卧，常规消毒后，先取足三里，用泻法，再取乳根沿皮横刺 1.5～2 寸，用泻法，使针感扩散到整个乳房，少泽用三棱针点刺出血，循着小指方向由近端向远端挤出血 5～6 滴，足三里、乳根留针 10～15min，行针 2～3 次；起针后，俯卧位，用 1～1.5 寸针直刺膈俞穴，得气后行泻法，再以针为中心拔两罐，留针 10～15min，每日 1 次。

3. 负压吸引加外用药

炒紫荆皮、赤芍、白芷、石菖蒲、金银花等药研为细末，白葱 500g 加水煮烂，取中药末与葱汁适量混匀涂于纱布上，外敷患乳，2～3h 更换 1 次。负压吸引用 20mL 注射器 2 支，1 支拔掉针栓，针管扣在乳头上，另 1 支做抽吸用，两注射器用 20mL 橡胶尿管连接。负压吸引每日 2～3 次。负压吸引力适当掌握，勿使乳头及乳晕区起水泡，鼓励患者多饮水，以利乳汁排出。有寒战、高热及局部硬块变大，搏动性疼痛，皮肤潮红，波动感者，应停用本法。

4. 中药熏蒸治疗

以黄柏、焦山栀、蒲公英、黄芩、炒当归、川芎、桃仁、红花、三棱、莪术、王不留行、青皮、陈皮、丹参、穿山甲、木通等加水适量一同加入中药熏蒸治疗器中，通过电加热产生中药蒸气，对患侧乳房进行熏蒸治疗，距离以不灼伤皮肤为度，治疗时间为每次 40min，每日 1 次。

六、预后转归

1）妊娠 5 个月后，经常用温开水或肥皂水洗净乳头。乳头内陷者，可经常提拉矫正。

2）乳母宜心情舒畅，情绪稳定。忌食辛辣刺激之物，不过食肥甘厚腻之品。

3）保持乳头清洁，不使婴儿含乳而睡，注意乳儿口腔清洁；要定时哺乳，每次哺乳应将乳汁吸空，如有积滞，可按摩或用吸奶器帮助排出乳汁。若有乳头擦伤、皲裂，可外涂麻油或蛋黄油；身体其他部位有化脓性感染时，应及时治疗。

4）断乳时应先逐步减少哺乳时间和次数，再行断乳。断乳前可用生麦芽 60g，生山楂 60g 煎汤代茶，并用皮硝 60g 装入纱布袋中外敷。

5）以胸罩或三角巾托起患乳，脓未成者可减少活动牵痛，溃破后可防止袋脓，有助于加速疮口愈合。

七、食疗

产妇患有乳腺炎时，可以通过吃蒲公英粥和鹿角片加黄酒等食疗法来治疗。

蒲公英粥：取 60g 蒲公英，30g 金银花煎水去渣取汁，再用 50～100g 粳米煮粥食用，可清热解毒，对治疗乳腺炎很有疗效。

另外，民间偏方用鹿角片碾碎加黄酒服用，也可以有效治疗乳腺炎。

八、现代研究

中西医治疗急性乳腺炎有其鲜明的特色和优势，治疗方法多种多样，疗效显著。中医内治法内服中药多为温通之品，研究表明，此类药物可改善局部血液循环及营养状况，并能增强机体免疫功能，提高单核吞噬系统的吞噬功能，从而使早期炎症消散吸收。中医外治法是通过各种外治手段，调节人体阴阳平衡，疏通气血，扶正祛邪，补虚泻实，达到"阴平阳秘"的动态平衡健康状态。临床上治疗乳腺炎采用的是多种方法综合运用，能够起到快速治愈的目的。

目前本病西医诊断准确，多采用抗生素配合中医药治疗此病疗效好、周期短、不良反应小，值得在临床上广泛推广使用。然而对该病还缺乏疗效判定的规范、统一标准，治疗结果难以进行比较。因此，应及早制订公认的统一的疗效判定标准，筛选出每阶段最有效的治疗方法，以便更好地为患者服务。

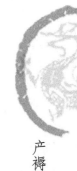

第四节 晚期产后出血

晚期产后出血（late puerperal hemorrhage）是指分娩结束 24h 后，在产褥期内发生的子宫大量出血。本病多见于产后 1～2 周，亦可迟至产后 2 个月左右发病。临床表现为持续或间断阴道流血，有时是突然阴道大量流血，可引起失血性休克。晚期产后出血多伴有寒战、低热。

晚期产后出血相当于中医"产后恶露不绝"，又称"产后恶露不止""恶露不尽"。

恶露指胎儿、胎盘娩出后，胞宫中遗留的余血浊液，随胞宫缩复而逐渐排出，总量 250～500mL。正常的恶露有血腥味，但无臭味，约 3 周干净。若产后子宫复旧不全或宫腔内残留胎盘、胎膜或合并感染时，恶露的时间会延长。

《金匮要略》首载"恶露不尽"。《诸病源候论》列"产后恶露不尽候"，归纳其病机为"风冷搏于血""虚损""内有瘀血"。唐代《外台秘要》载"恶露不绝"。《妇人大全良方》提出用牡蛎散、独圣汤等方药治之。《医宗金鉴·妇科心法要诀》提出根据恶露的颜色、形质、气味辨虚实的原则。

一、病因

本病主要病机是胞宫藏泻失度，冲任不固，气血运行失常。

1. 气虚

素体虚弱，正气不足，或孕期调摄不慎，或产时气随血耗，或产后过劳而损脾，中气虚陷，冲任不固，则恶露久下不止。

2. 血热

素体阴虚，产时失血伤津，营阴更亏而虚火妄动；实热者或素体阳盛，产后过热过补，或因情志不畅，五志化火，或产时操作不洁，感染邪毒，致热扰冲任，迫血妄行，而恶露不止。

3. 血瘀

多因产时产后胞宫、胞脉空虚，寒邪乘虚而入，血为寒凝，结而成瘀，或七情内伤，气滞而血瘀，或素有癥瘕，冲任瘀阻，新血不得归经，而恶露不止。

二、病理生理

1. 胎盘、胎膜残留

胎盘、胎膜残留是最常见的病因，多发生于产后 10 日左右。黏附在子宫腔内的小块胎盘组织发生变性、坏死、机化，可形成胎盘息肉。当坏死组织脱落时，基底部血管开放，引起大量出血。

2. 蜕膜残留

产后 1 周内正常蜕膜脱落并随恶露排出，若蜕膜剥离不全或剥离后长时间残留在宫腔内诱发子宫内膜炎症，影响子宫复旧，可引起晚期产后出血。

3. 子宫胎盘附着部位复旧不全

胎盘娩出后，子宫胎盘附着部位即刻缩小，可有血栓形成，随着血栓机化，可出现玻璃样变，血管上皮增厚，管腔变窄、堵塞，胎盘附着部位边缘有内膜向内生长，内膜逐渐修复，此过程需 6～8 周。如果胎盘附着面复旧不全，可使血栓脱落，血窦重新开放，导致子宫大量出血。

4. 感染

以子宫内膜炎为多见，炎症可引起胎盘附着面复旧不全及子宫收缩不佳，导致子宫大量出血。

5. 剖宫产术后子宫切口裂开

剖宫产术后子宫切口裂开多见于子宫下段剖宫产横切口两侧端，其主要原因有感染与伤口愈合不良。

（1）子宫切口感染　①子宫下段切口离阴道口较近，增加感染机会，细菌易感染宫腔；②手术操作过多，尤其是阴道检查频繁，增加感染机会；③产程过长；④无菌操作不严格。

（2）切口选择过低或过高　①过低：宫颈侧以结缔组织为主，血液供应较差，组织愈合能力差；②过高：切口上缘宫体肌组织与切口下缘子宫下段肌组织厚薄相差大，缝合时不易对齐，影响愈合。

（3）缝合技术不当　出血血管结扎松弛，尤其是切口两侧角血管回缩，形成血肿；有时缝扎组织过多过密，切口血循环供应不良，均影响切口愈合。

6. 肿瘤

产后滋养细胞肿瘤或子宫黏膜下肌瘤等均可引起晚期产后出血。

三、诊断要点

1. 病史

素体虚弱或气虚或阴虚，或素有癥瘕；产时感染寒邪，或操作不洁，或产后情志不遂；多产、滞产及流产病史；有胎盘胎膜残留、宫内感染、子宫复旧不全史。

2. 症状

产后或人工终止妊娠后，血性恶露持续 10 日以上，并可伴有色、质、气味的异常；或伴有腹痛，出血多时，可合并贫血，重者可致虚脱血晕。

3. 检查

（1）妇科检查　子宫复旧不良者，子宫较同期正常产褥子宫大而软，或有压痛，宫口松弛，有时可见血块或组织物堵塞于宫口。同时应注意有无软产道损伤。

（2）实验室检查　血常规、凝血功能检测等，了解感染及贫血的情况，除外凝血机制障碍、血 HCG、尿 HCG、血人胎盘生乳素（HPL）检测，有助于诊断胎盘残留、胎盘部位滋养细胞肿瘤。

（3）B 超检查　了解宫腔内是否有残留组织，有无子宫黏膜下肌瘤，了解子宫切口愈合情况。

（4）诊断性刮宫　刮出物送病理检查，以确诊有无胎盘、胎膜残留、胎盘部位滋养细胞肿瘤。

四、西医治疗

1）少量或中等量阴道流血，应给予足量广谱抗生素及子宫收缩剂。

2）疑有胎盘、胎膜、蜕膜残留或胎盘附着部位复旧不全者，应行刮宫术。刮宫前做好备血、建立静脉通路及开腹手术准备，刮出物送病理检查，以明确诊断。刮宫后应继续给予抗生素及子宫收缩剂。

3）疑有剖宫产后子宫切口裂开，仅少量阴道流血可先住院给予广谱抗生素及支持疗法，密切观察病情变化；若阴道流血量多，可做剖腹探查。若切口周围组织坏死范围小，炎症反应轻微，可做清创缝合及髂内动脉、子宫动脉结扎止血或行髂内动脉栓塞术；若组织坏死范围大，酌情做子宫次全切除术或子宫全切术。

五、辨证论治

从恶露的量、色、质、气味等辨别寒、热、虚、实。如恶露量多，色淡，质稀，无臭气者，多为气虚证；若量多，色红或红绛，质黏稠而臭秽者，多为血热证；若恶露量时多时少，色紫暗，时有血块者，多为血瘀证。

治疗原则为"虚者补之、瘀者攻之、热者清之"，随证加用相应的止血药，同时注意产后多虚多瘀的特点，补而勿碍邪，祛邪勿伤正。

（一）内治法

1. 气虚证

主要证候：产后恶露逾期不止，量多，色淡红，质稀，无臭味，面色㿠白，神疲倦怠，气短懒言，小腹空坠，舌淡，苔薄白，脉缓弱。

证候分析：气虚血失统摄，故恶露逾期不止而量多，色淡质稀；气虚血少，不能荣于面，故见面色㿠白；中气不足，清阳不升，故小腹坠痛、神疲倦怠、气短懒言。舌淡，苔薄白，脉缓弱均为气血两亏之象。

治则：补气摄血固冲。

方药：补中益气汤（《内外伤辨惑论》）加陈棕炭、阿胶珠。党参、黄芪、当归、陈皮、升麻、柴胡、白术、甘草、陈棕炭、阿胶珠。

若腰酸肢软，头晕耳鸣者，可加杜仲炭、续断以补肝肾，固冲任。

2. 虚热证

主要证候：恶露逾期不止，量较多，色淡红，质稀，略有腥臭；面色潮红，口干咽燥，或兼五心烦热，舌红，少苔，脉细数。

证候分析：产妇素体阴虚，产时失血伤津，营阴更亏而虚火妄动；产后失血伤津，阴液亏耗，虚热内生，热扰冲任，迫血妄行，故恶露逾期不止，量较多，色淡红质稀；热灼津液，故见五心烦躁、口燥咽干。舌红，少苔，脉细数为热盛阴伤之象。

治则：养阴止血，退虚热。

方药：两地汤合二至丸（《傅青主女科》）。生地黄、玄参、麦冬、白芍、阿胶、地骨皮、女贞子、墨旱莲。

围产期及新生儿常见疾病的中西医结合治疗

3. 实热证

主要证候：恶露逾期不止，量较多，色红或深红，质稠，或色如败酱，有臭气，或有乳房、少腹胀痛，心烦易怒，恶露中夹有血块，口干咽苦；或有腹痛、便秘，舌红，苔燥，脉滑。

证候分析：实热者或素体阳盛，产后过热过补，恶露逾期不止，量较多，色红或深红，质稠；或因情志不畅，五志化火，故乳房、少腹胀痛、心烦易怒、恶露中夹有血块、口干咽苦；或产后过食辛辣温燥之品，故腹痛、便秘；或产时操作不洁，感染邪毒，致热扰冲任，迫血妄行，而恶露不止。

治则：凉血止血。

方药：保阴煎（《景岳全书》）加煅牡蛎、地榆炭。生地黄、熟地黄、白芍、山药、续断、黄芩、黄柏、甘草、煅牡蛎、地榆炭。

4. 血瘀证

主要证候：产后恶露过期不止，量时多或时少，淋漓涩滞，色紫暗有块，小腹疼痛拒按，块下痛减，舌紫暗，边尖有瘀斑瘀点，脉沉弦涩。

证候分析：瘀血阻滞胞宫，新血不得归经，则恶露过期不止，瘀血阻滞，气血不通，故恶露涩滞、紫暗有块，腹痛拒按；块下气血暂通，故疼痛减轻。舌紫暗，有瘀斑、瘀点，脉沉弦涩均为瘀血之象。

治则：活血化瘀止血。

方药：生化汤（《傅青主女科》）加益母草。当归、川芎、桃仁、炮姜、炙甘草、益母草。

若气虚者，加黄芪、党参以益气；若气滞腹部胀痛者，加香附、延胡索以行气止痛。

（二）外治法

1. 中医推拿、按摩

中医推拿、按摩是产妇较易接受的一种治疗方法。通过按压神阙、关元、气海、子宫、带脉、三阴交等穴位，可帮助产褥期妇女子宫郁闭阻塞者逆而泻之，是通过中医经络理论对产后妇女进行调理的一种手法。

2. 产后乳房按摩

产后乳房按摩能促进自身产生催产素，明显增强子宫收缩力。其机制是乳头乳晕受到外界刺激，感觉冲动传入丘脑下部的室上核及室旁核，反射性引起垂体后叶合成释放催产素，因而能激发子宫收缩，促进胞宫血液循环的改善，有利于残留的陈旧性血块的排出，从而促进子宫复旧。

3. 针刺治疗

由于针刺治疗是非药物疗法，所以也是被大部分产妇所能接受的一种治疗方法。

产褥期临床特点及常见疾病

耳穴取内分泌、内生殖器、交感，贴压磁珠；体穴取合谷、三阴交、子宫穴，用电针刺激。治疗后宫底高度较治疗前有显著下降，血中雌三醇（E_3）和孕酮（P）皆明显降低。

4. 穴位敷贴

应用暖宫贴外敷气海穴能对子宫产生有效的红外温热理疗，可激活子宫的活动功能，促进血管、子宫正常收缩，加快子宫内组织的修复生长，加快产后恶露的排出，防治产后腹痛，抵御各种细菌对子宫的侵害，使女性顺利度过生育之后的危险阶段。

5. 腹带法

据朱小南经验，腹带法可预防气血虚弱恶露不绝。即在腹壁上放棉花 4～5 层，用软布围而缚之。好处有三：一为外面稍加压力，能帮助子宫早日复原；二能使腹部温暖，防止因感寒损气、固摄乏力引起的恶露不绝；三可防止腹壁肌肉因分娩而引起的松弛，减少内脏下垂的诱因。

六、现代研究

目前西医治疗多以抗生素和宫缩剂为主治疗，缩宫素是最常用的药物。但效果不尽如人意，且有一定的依赖性和不良反应。由于产后使用较大剂量缩宫素，使子宫强直收缩，兼之缩宫素半衰期短，常使子宫继发收缩不良，使有些产妇出现难以忍受的宫缩痛。少数患者有时会发生头晕、恶心、呕吐、血压下降、呼吸困难等过敏反应。

现代临床观察和实验研究证明，中医药对产后恶露显示出了良好的作用，疗效肯定，可以替代以往使用的缩宫素和抗生素在正常产后的预防治疗作用，且用药简便、经济、无明显毒副作用，能够普遍被中国女性所接受。

目前在临床上开展西医辨病与中医辨证相结合的思路，辨证求因、审因论治；补气摄血、活血化瘀止血、清热养阴止血等，或一法单行，或数法并用，且对产妇和新生儿无不良影响、服用方便、经济。因此只要切中病机，中医药治疗产后子宫复旧不全无疑是一种理想的选择，能为患者减轻病痛带来福音，应积极开展研究。

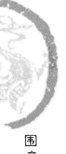

第五节　产后抑郁症

1968 年 Pitt 首次将产妇在产后 4 周内出现抑郁症状称为产后抑郁症（postpartum depression，PPD），也称作产褥期抑郁症，是指产妇在分娩后出现以抑郁、悲伤、沮丧、哭泣、易激怒、烦躁，甚至有自杀或杀婴倾向等一系列症状为特征的心理障碍，是产褥期精神综合征中最常见的一种类型。通常在产后2周出现，其病因不明，可能与遗传、心理、分娩及社会因素有关。

一、病因

1. 产褥期抑郁症的发病原因

引起产后抑郁症的病因比较复杂，一般认为是多方面的，但主要是产后神经内分泌的变化和社会心理因素与本病发生有关。

（1）生物学方面　妊娠后期体内雌激素、黄体酮显著增高，皮质类固醇、甲状腺素也有不同程度的增加，分娩后这些激素突然迅速撤退，黄体酮和雌激素水平下降，导致脑内和内分泌组织的儿茶酚胺减少，从而影响高级脑活动。

（2）产褥期抑郁症的社会因素　家庭经济状况、夫妻感情不和、住房困难、婴儿性别及健康状况等都是重要的诱发因素。

（3）产妇心理因素　对母亲角色不适应、性格内向、保守固执的产妇好发此病。

2. 产褥期抑郁症的发病机制

过去的研究认为激素，特别是雌激素和孕激素的失衡可能是PPD的病因，但其确切的机制尚未阐明。目前认为PPD的高危因素包括抑郁症病史（特别是产后抑郁）、个性脆弱、缺乏社会支持、不良婚姻关系、家庭纠纷、意外生活事件、围产期母婴合并症和贫穷等。妊娠期存在有抑郁证候者发生PPD的可能性很高。

二、临床表现

产后抑郁症的主要表现是抑郁，多在产后2周内发病，产后4～6周症状明显。产妇多表现为心情压抑、沮丧、感情淡漠、不愿与人交流，甚至与丈夫也会产生隔阂。有些产妇还可表现为对生活、对家庭缺乏信心，主动性下降，流露出对生活的厌倦，平时对事物反应迟钝、注意力不易集中，食欲、性欲均明显减退。产后抑郁症患者亦可伴有头晕、头痛、胃部不适、心率加快、呼吸增加、便秘等症状，有的产妇有思维障碍、迫害妄想，甚至出现伤婴或自杀行为。

三、诊断标准

产后抑郁症的诊断包括症状标准、严重标准、病程标准、排除标准。

（1）症状标准　在产后4周内出现下列五项或五项以上的症状，其中必须具备1）、2）两项。

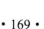

1）情绪抑郁。

2）对全部或多数活动明显缺乏兴趣或愉悦。

3）体重显著下降或增加。

4）失眠或睡眠过度。

5）精神运动性兴奋或阻滞。

6）疲劳或乏力。

7）遇事皆感毫无意义或自罪感。

8）思维力减退或注意力涣散。

9）反复出现死亡想法。

（2）严重标准　社会功能受损。

（3）病程标准　符合症状标准2周以上。

（4）排除标准　排除抑郁发作不是由于精神活性物质使用或任何器质性精神障碍所致。

（5）量表　常用的量表为爱丁堡产后抑郁量表EPDS、产后抑郁筛查量表PDSS。PPD不同于典型的抑郁症，抑郁并不一定是PPD患者最初或者最重要的症状。焦虑、失眠、激动、易激惹及意识错乱是患者最早期的主要症状，而抑郁则位居其后。

（6）产后抑郁症的易感人群

1）孕期就存在焦虑和抑郁情绪的产妇。

2）既往有抑郁发作史、家族抑郁症史、经前期紧张症史。

3）一贯压抑的、适应不良的人格特征。

4）孕期和产后等遭受到重大生活事件打击，如新生儿畸形、严重疾病、家庭重大变故。

5）婚姻关系不良、婆媳关系不良等。

6）婴儿看护应激，不能成功转变母亲角色。

7）严重妊娠期并发症、第二产程延长、难产。

8）较低的经济地位、单亲母亲、缺乏社会支持。

9）非计划内怀孕等。

四、鉴别诊断

1. 郁证梅核气与虚火喉痹

梅核气多见于青中年女性，因情志抑郁而起病，自觉咽中有物梗阻，但无咽痛及吞咽困难，咽中梗阻的感觉与情绪波动有关，在心情愉快、工作繁忙时，症状可减轻或消失，而当心情抑郁或注意力集中于咽部时，则梗阻感觉加重。虚火喉痹则以青中年男性发病较多，多因感冒、长期吸烟饮酒及嗜食辛辣食物而引发，咽部除有异物感

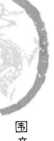

外，尚觉咽干、灼热、咽痒，咽部症状与情绪无关，但过度辛劳或感受外邪则易加剧。

2. 郁证梅核气与噎膈

梅核气应当与噎膈相鉴别。梅核气的诊断要点如上所述。噎膈多见于中老年人，男性居多，梗阻的感觉主要在胸骨后的部位，吞咽困难的程度日渐加重，做食管检查常有异常发现。

3. 郁证脏躁与癫证

脏躁多发于青中年妇女，在精神因素的刺激下呈间歇性发作，在不发作时可如常人。而癫证则多发于青壮年，男女发病率无显著差别，病程迁延，心神失常的症状极少自行缓解。

五、治疗

产褥期抑郁症通常需要治疗，包括心理治疗、药物治疗及中医治疗。

1. 心理治疗

通过心理咨询，以解除致病的心理因素（如婚姻关系不良、想生男孩却生女孩、既往有精神障碍史等）。对产妇多加关心和无微不至的照顾，尽量调整好家庭中的各种关系，指导其养成良好的睡眠习惯。

2. 药物治疗

应用抗抑郁症药，主要是选择5-羟色胺再吸收抑制剂、三环类抗抑郁药等。例如，帕罗西汀以每日20mg为开始剂量，逐渐增至每日50mg口服；舍曲林以每日50mg为开始剂量，逐渐增至每日200mg口服；氟西汀以每日20mg为开始剂量，逐渐增至每日80mg口服；阿米替林以每日50mg为开始剂量，逐渐增至每日150mg口服等。这类药物的优点为不进入乳汁中，故可用于产褥期抑郁症。

3. 中医治疗

抑郁状态属中医"郁病"的范畴。郁病以肝气郁结、脾虚痰瘀为主要病机，主要临床表现为胁肋胀痛、咽部异物感、失眠、烦躁或心情低落，当肝失条达、抑遏脾土后还会出现脾虚便溏、消化失常等症状。《内经》中未出现抑郁的病名，但却不乏对郁的理解和表述，如《灵枢·本神》中提到了"忧愁者，气闭塞而不行""人或恚怒，气逆上而不下即伤肝也"，明确地阐述了郁病的根本病机病位。郁病的病名第一次出现是在明代虞抟所著的《医学正传·郁证》，其中提到"或七情之抑遏，或寒热之交侵，故为九气怫郁之候"。《金匮要略·妇人杂病脉证并治》中提到脏躁、梅核气两病，并阐述了两者多见于女性的观点，和现代医学对女性更年期抑郁和产后抑郁等病的观点基本一致，并分别用甘麦大枣汤及半夏厚朴汤治疗。金元时期已经明确地把郁病作为一种独立病证论述，《丹溪心法·六郁》中述及颇详，提出了"人身诸病，多生于郁"的著名论点，首次提出以气郁为先的气、血、火、食、湿、痰六郁之说，并创立六郁汤、越鞠丸等专门针对郁病的方剂，在此之后的历代医家也多按丹溪的六郁说将其分类论治。张景岳在前人论述的基础上更加细致地指出了"因郁而病"和"因病而郁"，以及"郁由于心"等观点，阐明了郁病与其他脏腑疾病相互为用的关系。

对于治疗，《素问·六元正纪大论》已经将郁病的治法细致准确地表达出来"郁之者甚，治之奈何""木郁达之，火郁发之，土郁夺之，金郁泄之，水郁折之"。明代赵献可认为肝郁是郁病的主要病机，"以一法代五法"，取逍遥散疏肝解郁之用疏解肝脏之气，其他诸症随之自解，一直为后世沿用至今。明代之后，医家愈发注重情志之郁，不仅从脏腑病机入手，更深入地研究了情感致病的因素，如《张氏医通·郁》提出"治法总不离乎逍遥、归脾、左金、降气、乌沉七气等方，但当参究新久虚实选用"。清代叶天士《临证指南医案·郁》中记载了大量情志致郁的医案，治法多样，用药不拘一格，灵活独到，效果明确，通过对精神因素在郁病发生发展过程中的作用研究，提出了"郁证全在病者能移情易性"的经典论断，说明古代医家对郁病的研究非常广泛，已经有了很深刻的认识。纵观历史可以发现大多数医家都认为气机瘀滞是本病发生的重要病机，气机瘀滞可导致肝气不舒、肝失条达，肝木横克脾土则致脾失运化、失统血，进一步导致生痰生湿，瘀血内停，以致脑神失养、神志失调、情绪不宁。

六、辨证论治

产后抑郁症是指发生在产后4周内的抑郁状态，由于其发生的时期比较特殊，故用药时应注意产后病及哺乳期的禁忌，行气勿过耗散，消导需兼扶脾，治寒慎用温燥，疗热谨防冰伏。

中医古代没有"产后抑郁症"这一诊断，但相当于"郁证"，其辨证均可参考郁证这一病证。一辨受病脏腑与六邪的关系。郁证的发生主要为肝失疏泄、脾失健运、心失所养，产生气、血、痰、火、湿、食六郁。通常气、血、火郁主要关系到肝，食、湿、痰郁主要关系到脾。虚证则与心最为密切，如心神失养、心血不足、心阴亏虚等均为心的病变，其次是肝、脾、肾的亏虚。二辨虚实证候及在气在血。因郁证的症状表现纷繁复杂，因此对本病的辨证应结合病史、症状、舌脉进行综合分析，抓住主要症状，分辨虚实。

1. 肝气郁结型

主要证候：精神抑郁，善叹息，嗳气，胸胁胀痛，痛无定处，女子月事不行，经前乳胀，腹胀纳呆，苔薄白，脉弦。

治则：疏肝解郁，理气畅中。

方药：逍遥散（《太平惠民和剂局方》）加减。柴胡、当归、白芍、茯苓、白术、佛手、郁金、枳壳、甘草。

若嗳气频频，胸脘不畅者，酌加旋覆花、代赭石、陈皮以平肝和胃降逆；兼有食滞腹胀者加神曲、山楂、鸡内金以消食化滞；若胸胁胀痛不移，或女子月事不行，经前乳胀者，加当归、丹参、桃仁、红花以活血化瘀；肝气乘脾，症见腹痛腹泻者，可加用白术、茯苓、乌药、白豆蔻、防风等健脾理气。

2. 肝郁化火型

主要证候：性情急躁易怒，胸胁胀满，口苦而干，或头痛、目赤、耳鸣，或嘈杂吞酸，舌质红，苔黄，脉弦数。

治则：疏肝解郁，清肝泻火。

方药：丹栀逍遥散（《太平惠民和剂局方》）或龙胆泻肝汤（《医方集解》）。

丹栀逍遥散：当归、白芍、白术、柴胡、茯苓、甘草、煨姜、薄荷、牡丹皮、山栀子。

龙胆泻肝汤：龙胆草、泽泻、木通、车前子、当归、柴胡、生地黄、黄芩、栀子。

若便秘难通者可加生大黄；若吞酸嘈杂明显者，可加用左金丸（吴茱萸、黄连）；肝火上炎，可见头痛、目赤、耳鸣，酌加菊花、钩藤、白蒺藜；热盛伤阴，可见舌红少苔，脉细数，去方中香燥之品，加用麦冬、生地黄、山药等滋阴健脾。

3. 气滞痰郁型

主要证候：咽中不适，如有异物梗阻，咯之不出，吞之不下，但饮食自如，并随情志变化或轻或重，胸胁胀闷。苔白腻，脉弦滑。

治则：行气开郁，化痰散结。

方药：半夏厚朴汤（《金匮要略》）加减。半夏、厚朴、苏叶、茯苓、柴胡、枳壳、香附、生姜。

本证即《医宗金鉴》作为"梅核气"。

若热盛而口苦便秘者，加黄连、黄芩、大黄；痰热甚者，加贝母、瓜蒌、竹茹、山栀；湿郁气滞而兼胸脘痞闷、嗳气、苔腻者，加香附、佛手、苍术；有胸胁刺痛，舌质紫暗、瘀斑、瘀点，脉涩等血瘀症状者，加郁金、丹参、姜黄等活血化瘀。

4. 心神失养型

主要证候：精神恍惚，心神不宁，悲忧善哭，心悸心烦，少寐健忘，食欲不振，面色少华，头晕神疲，舌质淡，苔薄白，脉弦细。

治则：益气补血，养心安神。

方药：归脾汤合甘麦大枣汤（《金匮要略》）加味。

归脾汤：党参、黄芪、白术、茯神、酸枣仁、龙眼、木香、炙甘草、当归、远志、生姜、大枣。

甘麦大枣汤：浮小麦、甘草、大枣。

若血虚生风而见手足蠕动或抽搐者，可加生地黄、珍珠母、钩藤；躁扰失眠者，可加柏子仁、龙齿；喘促气急者，可合五磨饮子开郁降逆；若见五心烦热，口干咽燥，

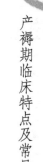

产褥期临床特点及常见疾病

舌红少苔，脉细数者，为心阴不足，阴虚火旺，可改用朱砂安神丸清心安神；若心胸郁闷，精神不舒者，可加佛手、郁金、开心果、合欢皮开郁安神。

5. 肝肾不足型

主要证候：多见于更年期妇女，男子亦有。表现为情绪不宁，急躁易怒，烘热自汗阵作，眩晕耳鸣，腰酸肢软，或四肢不温，背脊时寒，头痛且胀，舌偏红、少津，脉弦细或数。

治则：平补肝肾，调和阴阳。

方药：二仙汤（《中医方剂临床手册》）加减。仙茅、淫羊藿、巴戟天、黄柏、知母、当归。

若阴虚火旺者，可用滋水清肝饮加减，该方以六味地黄丸滋补肝肾，壮水制火；柴胡、山栀、牡丹皮清泻肝火；或加入珍珠母、磁石、生铁落、龙齿等重镇安神；若疲惫无力，易汗出，可加用党参、太子参、百合、淮小麦之类以益气清心敛汗；若筋惕肉瞤者，加白蒺藜、草决明、钩藤、石决明平肝潜阳；低热、手足心热者，可加银柴胡、白薇、地骨皮；月经不调者，可加香附、泽兰、益母草；阳虚明显者，可加鹿角霜、菟丝子、锁阳；若心肾不交，心烦失眠，多梦遗精者可合用黄连、肉桂交通心肾；遗精较频者可加芡实、莲须、金樱子补肾固涩。

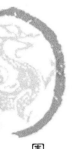

七、产褥期抑郁症的保健

1. 护理方法

1）引导产妇诉说心理问题并耐心倾听，做好心理疏导工作，解除产妇不良的社会、心理因素，减轻产妇的心理负担。

2）关心、体贴产妇，加强与产妇的沟通，取得其信任，缓解其焦虑情绪。

3）指导、帮助产妇进行母乳喂养、照顾婴儿，使产妇逐步适应母亲角色，增强产妇的自信心。

4）做好基础护理工作，使产妇感到舒适，缓解躯体症状，并指导产妇养成良好的睡眠习惯。

5）对存在抑郁症的高危因素、有焦虑症状及手术结束妊娠的产妇应高度重视，加强心理关怀与生活护理。

6）发动产妇的家庭成员，使他们理解、关心产妇，形成良好的家庭氛围。

7）做好出院指导，并定期随访，提供心理咨询，解决产妇的心理问题。

2. 食疗保健

抑郁症患者日常饮食上留意不能大量饮酒，由于饮酒过量会使人愈加心情低落；避免喝浓茶、咖啡，因为其可以加重抑郁患者的失眠症状；避免进食辛、辣、腌、熏类等有刺激性食物容易诱发疾病；避免进食糖类，建议患者少吃面包、馒头等发酵过

围产期及新生儿常见疾病的中西医结合治疗

的单糖食品，从而避免血糖骤升骤降产生 5-羟色胺影响情绪不稳。

应该留意以高蛋白质高纤维高热能为主，建议多吃多糖食品，富含维生素、纤维、坚果类的食品。

八、研究前沿

抑郁症（major depression disorders，MDD）是一种以心境抑郁为主，伴有相应的思维、语言及精神运动障碍的精神疾病。目前，全球每年有 1.21 亿的儿童和成人受累，预计到 2020 年，抑郁症将成为导致人类死亡和残疾的第二大因素。抑郁症患者引发巨额的医疗费用和生产力的下降，给国民经济带来沉重负担，也给个人、家庭和社会留下了巨大阴影。

科学研究发现，女性比男性更易患抑郁症，女性抑郁症的发生率是男性的 2 倍，全世界每 8 位女性中就有 1 位在一生的某个阶段会遭受抑郁症的困扰，尤其是处于围产期的女性，这种危险性更大。流行病学研究显示，产后 12 个月内是女性一生中发生精神障碍的高危时期，产后抑郁的发生率比正常女性高 20 倍。产后抑郁症是指产褥期内发病，表现为失眠、情绪低落、不明原因的哭泣、对生活失去信心、自我评价降低等症状，心理社会功能下降，严重者甚至有伤害婴儿及自杀的倾向。产后抑郁症作为不同于普通抑郁症的特殊亚型，是紧随着分娩发生的，发病期间由于存在孕产期间特殊的心理社会因素和生理因素，而成为一组独立的、有自身特征的疾病。

近年来，产后抑郁症（postpartumdepression，PPD）的发病率在我国呈上升趋势。目前，国内报道发病率为 12%～16%，国外为 3.5%～33%。产后抑郁症不仅损害产妇的身心健康，还会影响母婴连接，影响婴幼儿及情绪、智力、行为的正常发育，更甚者会引起产妇杀婴和自杀的行为，严重影响婴儿、家庭、婚姻和社会，危害极大。20世纪 80 年代以来，产后抑郁症因其严重的危害性引起越来越多研究者的关注，研究者们对产后抑郁症的病因进行了较多的探讨，到目前为止，涉及产后抑郁症的研究可以分为三类：第一类，以问卷调查为主，包括对产后抑郁症患者个性特征、生活事件、社会支持等的调查，主要考察社会心理因素在产后抑郁症中的作用，这些研究提出了产后抑郁症患病的危险因素，但未能提出产后抑郁症确切的发病机制。第二类，以神经内分泌研究为主，主要是研究性激素、皮质醇等激素水平的变化与产后抑郁症的相关性，目前研究结论不一，性激素和皮质醇的变化与产后抑郁症的确切相关性还有争议。第三类，有几位研究者开始对产后抑郁症的脑病理机制进行了研究，研究领域多集中于负性偏向，但目前研究较少，结论不一，产后抑郁症的脑机制仍不明确。总的来说，对产后抑郁症的研究围绕着孕产期间女性特殊的心理社会和内分泌因素进行，研究还处于发展的初期阶段，在很多方面没有得出系统、一致的结论，缺少对产后抑郁症的脑神经机制的研究，更缺少对产后抑郁症患者心理-社会-脑功能的系统研究。

第六节　产后尿潴留

尿潴留主要是指膀胱内充满尿液而不能正常排出的疾病,按其病史、特点可分急性尿潴留和慢性尿潴留两类,急性尿潴留起病急骤,膀胱内突然充满尿液不能排出,患者十分痛苦,常需急诊处理;而慢性尿潴留起病缓慢,病程较长,下腹部可触及充满尿液的膀胱,但患者不能排空膀胱,由于疾病长期存在和适应痛苦病情反而不重。

产后尿潴留是妇科手术后的常见现象,指患者产后 6h 因暂时性排尿功能障碍或者排尿功能紊乱及心因性等原因,致使部分或全部尿液不能从膀胱顺利排出,残余尿大于 600mL 的情况,是产后常见的并发症,也是妇科手术后常见的并发症之一。相关研究数据表示,因妇科手术后常规留置尿管的时间较长,在拔除尿管后往往由于各种不同原因导致患者出现排尿困难,严重者甚至形成尿潴留。这种情况如果不及时处理,不但影响子宫收缩和正常复旧,且易引起阴道出血量增多,更为严重者可导致产后大出血、泌尿系统反复感染、膀胱逼尿肌麻痹、泌尿生殖瘘形成等严重并发症,给患者造成极大的痛苦和不良的医疗后果。

中医认为新产后小便点滴而下,甚至闭塞不通,小腹胀急疼痛者称“产后小便不通”,又称“产后癃闭”,多发生于产后 3 日内,亦可发生于产褥期中,以初产妇、滞产及手术产后多见。

《诸病源候论》始载有“产后小便不通候”,指出小便不通是因产伤动气,气冲下胞,胞转屈辟或津液竭燥,胞内热结所致。《灵枢》所谓“中气不足,溲便为之变”“肝足厥阴之脉……是主肝所生病者……遗溺,闭癃”。宋代《妇人大全良方》记载用木通散治产后小便不通。明代《万氏女科》指出“又有恶露不来,败血停滞,闭塞水渎,小便不通……加味五苓散主之”。清代《医宗金鉴》云:“产后热邪夹瘀血流渗胞中,多令小便淋闭,宜四物汤加蒲黄、瞿麦、桃仁、牛膝、滑石、甘草梢、木通、木香治之。”清代《妇科玉尺·产后》宗前人之说谓:“小便闭而淋漓,小腹膨胀,宜祐元汤。”

一、病因

1. 产科分娩因素

分娩时,在第一产程末期或者第二产程过程中,由于胎儿先露部的不断下降,从而压迫软产道和前尿道后尿道,不能够正常而及时地排尿,或者医务人员导尿拔除尿管时动作不规范或者粗暴操作导致尿管及气囊损伤尿道黏膜尤其是后尿道黏膜而致

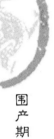

围产期及新生儿常见疾病的中西医结合治疗

尿潴留。在分娩过程中，盆底长时间受压致使黏膜水肿、充血阻塞尿道，而产后腹压下降，逼尿肌收缩明显乏力，膀胱肌张力下降明显，致排尿无力。

2. 软产道因素

经阴道分娩过程中常常会出现会阴裂伤、会阴侧切会阴创伤等问题，以致局部肌肉剧烈疼痛，会阴部伤口缝合缺陷或者缝线拉得过紧，使得支配膀胱的神经纤维功能发生紊乱或者障碍，反射性引起尿道括约肌痉挛，因此发生排尿困难致产后尿潴留，或因产妇害怕疼痛，不敢正常加大腹压排尿导致尿潴留。

3. 产后因素

由于产时产后反复不断输液、饮食不规律等原因，加之产后躯干下肢静脉回流阻力解除，导致产后尿量增多，膀胱充盈较快，但因膀胱尿道黏膜充血水肿，充盈感弱或者暂时性尿意感缺失，也会增加产后尿潴留的发生率。

4. 许多先天性因素

如先天性的泌尿系统畸形、先天性逼尿肌缺陷、先天性尿路狭窄、先天性尿道或膀胱憩室、膀胱功能紊乱及膀胱过度活动综合征等因素，引起妇科手术后、产科产后尿潴留和排尿异常全身性疾病，如低钾血症、低钠血症、低钙血症、妊娠合并糖尿病、糖尿病神经源性膀胱、脊髓瘤等，均可引起较为严重的产后尿潴留。

5. 药物因素

产前产程中及术前术中应用大剂量解痉镇静药物，如情绪紧张宫颈口较紧时应用哌替啶、安定、阿托品等药物，或妊娠血压综合征应用硫酸镁等药物及麻醉药物，尤其是长效麻醉制剂，降低了膀胱张力而致尿潴留。

6. 社会心理因素

因为产后及妇科手术后陪护人员及探视家属较多，加之产妇害羞的胆怯娇气等心理，延误及时排尿的时机；患者担心会阴部伤口及腹部伤口疼痛裂开，不敢下床排便或者不习惯床上排便；产妇把更多的精力和注意力放在了新生儿身上，或是过多地沉浸在初为人母的喜悦当中，而忽视和忘记观察自己的情况。

二、病机

本病主要病机为膀胱气化失司。《素问·灵兰秘典论》曰："膀胱者，州都之官，津液藏焉，气化则能出矣。"《素问·宣明五气》曰："膀胱不利为癃，不约为遗。"导致膀胱气化功能失常的原因，与产后多虚及肺通调水道、脾运化水液和肾司二便功能失常等有关。若肺脾气虚，肾阳不足，或瘀血阻滞，可致膀胱气化失常而发为本病。

1. 气虚

素体虚弱，肺气不足，复因产时劳力伤血，或失血过多，气随血耗致肺脾之气益虚，膀胱气化无力致小便不通。

2. 肾虚

素体元气不足，产时失血耗气，致肾虚气化不及，膀胱气化失司，而致小便不通。

3. 气滞

产后五志过极，情志不遂，肝气郁结，清浊升降失调，膀胱气化不利而致小便不通。

4. 血瘀

产程过长，滞产逼胯，膀胱受压过久，气血运行不畅，膀胱气化不利而致小便不通。

三、诊断要点

1. 病史

素体气虚，产程过长、失血过多或难产、手术助产等病史。

2. 症状

产妇新产后，尤以产后6～8h后或产褥期中出现排尿困难，点滴而下，小腹胀急，坐卧不安，甚或癃闭不通。

3. 检查

（1）腹部检查　注意是否有下腹膨隆、膀胱充盈、触痛等情况。

（2）妇科检查　了解子宫复旧情况，有无尿道、膀胱膨出。

（3）辅助检查　尿常规检查一般无异常。必要时可行导尿术辅助诊断。

四、辨证论治

产后小腹不通有虚、实之分。若产后小便不通兼见面白少华、倦怠乏力、气短懒言者，为气虚证；若兼见面色晦暗、头晕耳鸣、腰膝酸软者，为肾虚证；若小腹胀痛，情志抑郁或胸胁胀痛者、烦闷不安者，为气滞证；若有产伤史，尿色略混浊带血丝，舌质正常或暗，为血瘀证。

治疗以补气益阳为主，化气行水以利膀胱气化。因产后多虚，不可滥用通利之品。

（一）内治法

1. 气虚证

主要证候：产后小便不利，甚至闭而不通；小腹胀满不适，面白少华，倦怠乏力，语声低微，气短懒言，舌淡，苔薄白，脉缓弱。

证候分析：产后气虚，膀胱气化失职，故见小便不利或不通；尿液积蓄于膀胱，故小腹胀满不适；气虚中阳不振，故倦怠乏力、语声低微、气短懒言；面白少华，舌淡，苔薄白，脉缓弱均为气血虚弱之征。

治则：补气升清，化气行水。

方药：补气通脬饮（《沈氏女科辑要》）。黄芪、麦冬、通草。

围产期及新生儿常见疾病的中西医结合治疗

若多汗、咽干口燥者，加麦冬、生地黄、葛根以生津养阴；若腰膝酸软者，可酌加桑寄生、川续断等以补肝肾，强腰膝。

2. 肾虚证

主要证候：产后小便不通，小腹胀满而急，或小便色白而清，点滴而下；面色晦暗，腰膝酸软，头晕耳鸣，舌淡，苔润，脉沉迟。

证候分析：肾与膀胱相表里，肾虚则膀胱气化不利，故小便不通或点滴而下；尿液蓄积膀胱不得排出，故小腹胀满而急；肾气不足，故面色晦暗，腰膝酸软，头晕耳鸣。舌淡，苔润，脉沉迟亦为肾虚之征。

治则：补肾温阳，化气行水。

方药：济生肾气丸（《济生方》）。熟地黄、山药黄、山萸肉、牡丹皮、茯苓、官桂、泽泻、附子、川牛膝、车前子。

若腰膝酸软甚者，加杜仲、巴戟天以补肾强腰；若小腹下坠者，加党参、黄芪以益气升阳；若头晕耳鸣者，加当归、鹿角胶、菟丝子以补肾益精养血。

3. 气滞证

主要证候：产后小便不通，小腹胀痛；情志抑郁，或胸胁胀满，烦闷不安，舌淡红，苔薄白，脉弦。

证候分析：产后情志不遂，肝郁气滞，气机不畅，膀胱气化不利，致小便不通；尿液潴留过久，则小腹胀痛；肝气郁滞，故胸胁胀痛、烦闷不安。舌淡红，苔薄白，脉弦为气滞之象。

治则：理气行滞，行水利尿。

方药：木通散（《妇科玉尺》）。枳壳、槟榔、木通、滑石、冬葵子、甘草。

4. 血瘀证

主要证候：产程不顺，或产时损伤膀胱，产后小便不通或点滴而下，尿色略混浊带血丝，小腹胀急刺痛，舌正常或暗，脉沉涩。

证候分析：产程过长，滞产逼脬，膀胱受压过久，气血运行受阻，血阻滞，膀胱气化不利，故小便不通或点滴而下、尿色混浊带血丝；尿液潴留膀胱，故小腹胀急疼痛。脉涩为瘀血阻滞之征。

治则：活血化瘀，行气利水。

方药：加味四物汤（《医宗金鉴》）。熟地黄、川芎、白芍、当归、蒲黄、瞿麦、桃仁、牛膝、滑石、甘草梢、木香、木通。

（二）外治法

1. 艾灸

艾灸的热力可引起局部血管扩张、小血管通透性增加，刺激部位的细胞吞噬能力增强，从而影响神经系统。取足三里（双）、三阴交（双）、中极、关元、气海、天

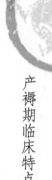

枢、水道、百会。

2. 针刺

取穴关元、气海、三阴交、阴陵泉、水道穴。

3. 针灸治疗

术后尿潴留多以疏经通络，调理气血为原则，选取补肾益气，疏导通利的穴位进行刺激。选穴以足太阳膀胱经、足太阴脾经及任督二脉上的穴位为主。妇科手术术区多位于盆腹部，术后患者多卧少动，加之手术金刃创伤影响气血运行，单纯针刺效果欠佳。故根据"针所不为，灸之为宜"的治疗原则，临床各医家在治疗时往往针灸并用，效果显著。方法：针刺阴陵泉（双）、足三里（双）、三阴交（双），得气后施以毫针补法并予针后穿置的艾条并燃尽，同时于神阙穴施行隔盐灸、隔姜灸。

4. 穴位注射

穴位注射即水针，是选取相关穴位，将药物注入其中以治疗疾病的一种方法。水针疗法将经络穴位的治疗作用和药物的药理作用相结合。方法：三阴交、中极二穴注射维生素 B_{12}、新斯的明。

5. 穴位贴敷

穴位贴敷操作简单易行，无创伤，易于被患者接受。临床多选择气海、三阴交及神阙穴。

6. 穴位按压

穴位按压简便易行，患者无损伤，不需要任何器械设备。方法：拇指按压气海穴。

7. 耳穴治疗

"十二精通于耳，耳为宗脉之聚"，人体各脏腑器官在耳部均有相应的代表区域，这种内脏反射机制为耳穴治疗术后尿潴留提供了依据。一般取穴：肾、膀胱、尿道。

8. 推拿疗法

在关元穴推压并向耻骨联合方向下推，手法按逆时针方向，先轻后重，5～15min。

9. 神灯照射排尿法

对于产后 7h 未排尿而膀胱区较胀者，用神灯在膀胱逼尿区照射 15～20min。因温热的照射可消除膀胱三角区水肿，增加膀胱逼尿肌收缩力，缓解尿道括约肌痉挛，使膀胱黏膜充血得到改善而顺利排尿。

五、防治措施

1. 消除病因和诱因

加强产前诊断和产科宣教，及时发现治疗患者已有的泌尿系统和全身性疾患，科学接生，接产前一定要进行规范的导尿，导尿操作一定要轻柔耐心，可适当而有效地缩短产程，积极发现、处理难产，努力减少和避免因为分娩造成的损伤，提高阴道手术产的操作技术和技巧，缝合会阴部伤口要求松紧适当，严密止血，伤口切缘对位良好，降低产科并发症，有效防止尿潴留的发生。妇科手术后，尤其是盆腔大型手术后，一定要持续开放导尿，直到麻醉苏醒或者膀胱功能恢复以后，方可移除尿管，并做好解释工作。

2. 正确估计产妇膀胱储尿量

及时督促产妇排尿，是预防尿潴留的重要措施。产后 4h 以内，应积极鼓励产妇排尿。对因为精神紧张而致的排尿困难者，在做好心理疏导的同时，采用各种有效的方法诱导患者排尿，常用的诱导排尿的方法有：

（1）水流诱导法　利用水流产生的声音而产生条件反射，达到舒缓已经形成的对排尿反射的抑制作用，使患者产生尿意感，促使初次排尿成功。

（2）下腹部热敷诱导法　将温热的毛巾置于患者下腹部正中的膀胱区，利用灼热感使松弛的腹部肌肉收缩，使得腹压升高而促进排尿。

（3）膀胱局部按摩诱导法　将手置于患者下腹部膀胱膨隆处，向上下左右轻轻推压，再用手掌自患者膀胱底部向下轻轻推压，引发患者尿意感。

（4）药物熏蒸诱导法　用 1∶50 000 高锰酸钾温热水熏蒸外洗会阴部，利用水蒸气的刺激作用，达到刺激尿道周围神经感受器而引发排尿反射。

（5）肥皂水灌肠诱导法　可以利用排便反射中枢与排尿发射中枢位置接近，排便反射诱发引起排尿反射，促使逼尿肌收缩、内括约肌松弛，引起排尿，此法效果快速，成功率较高。

（6）温热生理盐水灌肠通便诱导法　有报道此法对产后顽固性尿潴留患者有效率达 95%以上。其方法是：将生理盐水 500mL，加热至 40～42℃，缓慢不保留灌肠，如果出现便意，便嘱患者张口呼吸，以放松腹肌，降低腹压。灌肠毕，让患者下床排便，常常在排便的同时可顺利排尿。

（7）硫酸镁湿敷加坐式按摩膀胱诱导法　预防产后术后尿潴留，也有较好的效果。

3. 药物治疗

1）新斯的明针剂 0.5～1.0mg，肌内注射。其原理是：利用该药物对膀胱平滑肌具有较强的兴奋作用，促进平滑肌收缩而引发排尿。

2）酚妥拉明针剂 10mg，肌内注射，1.5～3h 后，可以再加一次，最大量不应该超过 30mg。

3）优必达 200mg，一次口服，分别于用药后 30min、60min、90min、120min 嘱患者排尿，若 2h 仍不能排尿者，再追加优必达 200mg 口服。

4）盐酸阿夫唑嗪（桑塔）2.5mg，每日 3 次，连服 3 日，其总有效率达 94.7%。盐酸阿夫唑嗪可以使刺激性和梗阻性尿路症状得到显著改善，明显减少残余尿，治疗产后顽固性尿潴留，在时间和效果上明显优于再次留置导尿。

5）国内也有报道利多卡因涂抹尿道外口加上穴位按压有不凡的效果。

产褥期临床特点及常见疾病

4. 再行导尿术

在上述处理均无效时，要及时施行导尿术，以防出现膀胱麻痹。临床上常采用无菌导尿术并留置导尿管，一般开放 24～48h，必要时可以持续开放 1 周，再定时夹闭尿管，3～4h 开放 1 次，在夹管期间要经常检查膀胱区胀满情况，尤其是在摄水量多、膀胱充盈时 1～2h 开放 1 次，尽量避免膀胱过度充盈。也可根据患者有无尿意开放 1 次，但如超过 4h 仍无尿意也应开放 1 次。一般在定时夹闭开放 24～48h 后，当每次排尿量在 300～500mL 时，即可在膀胱充盈时拔除尿管，协助患者自行排尿，排尿后立即检查宫底高度及膀胱充盈情况，必要时做 B 超或者用导尿法测残余尿量。特别强调拔尿管的技巧，用液状石蜡浸润尿道和尿管 10min 以上，然后轻轻旋转尿管几圈后再行轻轻拔出，否则极易造成后尿道黏膜损伤，引发再次尿潴留或排尿困难。

六、临证思路

本病是产褥早期常见病。与西医学产后尿潴留类同，若新产妇经 6～8h 仍不能自解小便应尽早治疗，必要时导尿。产后多虚，临证治疗以补气温阳，化气行水为主，不可滥用通利小便之品，以免伤正。此外，针灸治疗也有疗效。

七、食疗

1）冬瓜瘦肉汤：鲜荷叶 2 张，冬瓜 500g，瘦猪肉块 200g 同入汤煲，加 1L 清水煲 2h，加少许盐调味。每日 1 剂，连服 3 日。功能：清暑去湿，通利小便。主治产后尿潴留、妊娠后泌尿系统感染；症见产后小便难解，或妇娠期小便短赤而痛，伴口干口渴、大便干。

2）取大葱或大蒜 300～500g，捣烂成泥状，用纱布包裹，敷在脐下耻骨上膀胱充盈处（也就是中极、关元、气海、穴位），15～30mim 后取下，嘱患者排尿，在便盆内放 300mL 左右开水效果更佳。

3）益智仁研末，用米汤调服，每次 6g，每日 2 次，有补肾缩尿作用。

4）韭菜 150g（洗净切段），油锅炒，然后将鲜虾 250g 放入再炒片刻，加盐、胡椒粉，用于肾阳不足引起的产后尿潴留。

八、现代研究

从现代医学角度来看，妇科术后尿潴留与麻醉手术、刺激疼痛、妇人心理及环境等多种因素有关，导致膀胱括约肌痉挛，故术后常需留置尿管，拔除尿管后易发生排尿困难，甚至并发尿潴留、尿路感染等。癃闭的病位在膀胱与肾，基本病理变化为膀胱气化功能失调。正常人体小便通畅，有赖于三焦气化的正常，而三焦气化正常主要依靠肺的通调、脾的传输、肾的气化及肝的疏泄来协调。近代医家多认为妇科术后，气血亏损或肾阳虚衰导致膀胱气化无权；或外伤术后络脉受损，气机逆乱，气滞血瘀，致膀胱气化不利而发生尿潴留。中医药治疗妇科术后尿潴留，方法多样，针灸、中药、推拿等对非器质性损伤的术后尿潴留均有较好的治疗效果，临床运用时不应拘泥于某一方法的单独使用，数法并用往往亦能取得理想的疗效。同时应特别注意，产后多虚，临证治疗以补气温阳，化气行水为主，不可滥用通利小便之品，以免伤正。

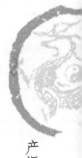

产褥期临床特点及常见疾病

新生儿生理特点及常见疾病

第一节　新生儿的生理特点

"新生儿期"主要是指胎儿从母亲子宫内娩出到外界生活的适应期（0～28 天），由于这段时期新生儿的身体系统各个脏器功能的发育尚未成熟，临床上一般将新生儿分为三类：第一，足月儿，胎龄满 37 周至不满 42 足周的新生儿。第二，早产儿，胎龄满 28 周至不满 37 足周的新生儿。第三，过期产儿，胎龄满 42 周以上的新生儿。①出生体重：凡胎龄满 37～42 周，体重等于或大于 2500g，为"足月正常体重儿"，这样的新生儿适应环境的能力较强。②出生身长：足月新生儿平均身长为 50cm，男婴略长于女婴。③出生头围、胸围：新生儿的头围平均为 34cm。出生时胸围比头围小 1～2cm。④身体各部分的比例：新生儿的体型是头大，较长的躯干，短小的四肢。

正常新生儿的生理特点如下。

1. 呼吸系统

胎儿肺内充满液体，出生时经产道挤压，约 1/3 肺液由口鼻排出，其余在建立呼吸后由肺间质内毛细血管和淋巴管吸收，如吸收延迟，则出现湿肺症状，剖宫产儿发生率高，故建议自然分娩。

1）腹式呼吸。

2）呼吸道狭窄，一旦感冒或发生炎症时容易造成呼吸困难。

3）呼吸频率较快，安静时为 40 次/分左右，如持续超过 60～70 次/分称呼吸急促，常由呼吸或其他系统疾病所致，需要就诊。

2. 循环系统

新生儿心率较成人快好多，且波动范围较大，通常为 90～160 次/分（一般正常人的心率在 60～100 次/分）。

3. 消化系统

正常足月儿出生时吞咽功能已经完善，但食管下部括约肌松弛，胃呈水平位，幽门括约肌较发达，易溢乳甚至呕吐。消化道面积相对较大，管壁薄、通透性高，有利于大量的流质及乳汁中营养物质的吸收，但肠腔内毒素和消化不全产物也容易进入血循环，引起中毒症状。除淀粉酶外，消化道已能分泌充足的消化酶，因此不宜过早喂淀粉类食物。

胎便由胎儿肠道分泌物、胆汁及咽下的羊水等组成，呈糊状，为墨绿色。足月儿在生后 24h 内排胎便，2～3 天排完。若生后 24h 仍不排胎便，应排除肛门闭锁或其他消化道畸形。

4. 神经系统

新生儿脑相对大，但脑沟、脑回仍未完全形成。

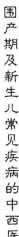

围产期及新生儿常见疾病的中西医结合治疗

足月儿大脑皮质兴奋性低，睡眠时间长，觉醒时间一昼夜仅为 2～3h，大脑对下级中枢抑制较弱，且锥体束、纹状体发育不全，常出现不自主和不协调动作。

5. 泌尿系统

新生儿肾脏功能发育不成熟，肾脏功能仅能适应一般正常的代谢负担，潜力不足。肾排出过剩钠的能力低，含钠液输给稍多可致水肿。肾脏的浓缩功能相对不足，故以较浓乳方喂新生儿，可致血尿素氮浓度增高。大多数新生儿出生后不久便排尿，如果喂养不足，生后第一天可仅排少量的尿，新生儿一般排尿量为 40～60mL/（kg·d）。

6. 感觉器官

（1）视觉　新生儿刚出生即有光感，适宜的刺激可促进视觉的发育。新生儿出生后第一天，眼经常闭合，有时一睁一闭，在眼球运动时，可能出现两只眼睛不同步，"左顾右盼"的现象。这与眼运动功能尚未协调有关。有难产史者有时可见球结膜下出血或虹膜边缘一圈呈红紫色，多因毛细血管瘀血或破裂所致，可在数日后吸收。

（2）听觉　突发的声音可引起新生儿惊战或闭眼。生后 2 周左右，新生儿就会把头转向声源。

（3）触觉　触觉灵敏，特别是嘴唇、手心、脚心、前额等部位。 抚摸：和母亲的身体接触对于刚出生的孩子是极为重要的，孩子会觉得这些动作可以使他躲在妈妈的保护下，有安全感。味觉：对甜味浓的液体，吸吮次数多，喜欢吃；尝到苦味、酸味就皱眉闭眼、紧闭小嘴。尝过牛奶的味道就不愿再吃母乳。

（4）嗅觉　新生儿生后 1 周左右，就能区分出母亲的乳汁与其他人乳汁的气味。气味对婴儿的意义要比成年人的作用大。当婴儿适应了家，他会更安静。当他盖上一件母亲的衣服，他会很容易睡着。

7. 初生新生儿常见的一些生理现象

（1）胎脂　指的是新生儿初生时皮肤上覆盖一层白色的脂样物，这种物质具有保护新生儿皮肤的作用，于孩子生后数小时逐渐吸收，不必洗去。但如果耳后、头皮、腋下及其他皱褶处遗留的胎脂过厚或粘有血迹时，应用湿毛巾轻轻除去，然后涂以少许消过毒的植物油就可以了。

（2）胎粪　指的是新生儿生后最初的大便，是由胎儿期的肠黏膜分泌物、胆汁及咽下的羊水组成，呈墨绿色。一般于出生后 2～3 天开始排泄，2～3 天内排完，粪便转为正常的淡黄色。由于胎粪对新生儿肛周皮肤有刺激性，故在每次排便后应用温水清洗臀部，擦干后敷以薄层植物油，以预防红臀发生。

（3）马牙或板牙　指的是新生儿的上腭中线和齿龈切缘上常有黄色小斑点，它是系上皮细胞堆积和黏液腺分泌物堆积所致，于生后数周至数月自行消失。不可胡乱用针去挑或毛巾去擦，以防引起感染，导致新生儿破伤风。

（4）螳螂嘴　新生儿哭的时候，常常可看见他口腔两边颊黏膜处较明显地鼓起如糠丸大小的东西，有人称之为"螳螂嘴"，其实它是颊黏膜下的脂肪垫。小儿吸奶时

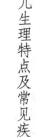

新生儿生理特点及常见疾病

靠脂肪垫的吸力，造成口腔内负压，使乳汁易于流出。

（5）生理性体重下降　主要是由于出生后最初几天进食较少，但同时有不显性失水和大小便排出，故在生后2~4天内体重有所下降，较刚出生时减低6%~9%。随着奶量的增大，进食增加，在10天左右恢复正常。其无需特殊处理，加强观察即可。

（6）新生儿啼哭　啼哭是新生儿的一种本能反应，也是一种运动，可以促进肺的发育，所以新生儿啼哭不一定是病态。由于出生后对环境不适应，新生儿不分黑夜和白天，往往白天安睡，夜间啼哭，出现夜啼的特殊症状，俗称"夜啼郎"。

那么怎么办?只要婴儿吃奶正常，体重增加，没有其他病症，就不必治疗。可以在白天适当逗醒小儿，不要抱不离手，夜间睡前喂饱，环境安静，即能随着新生儿日龄的增长，啼哭症状会日渐好转。当然，如果一直哭啼不止，或伴有其他异常时，就应立即送医院诊治。

（7）四肢抖动　因新生儿大脑发育不够完善，对下级中枢的抑制能力较弱，常出现不自主和不协调的动作或睡眠时会因突然抖动而惊醒，父母不必担心，这不是病态，而是正常现象，慢慢可以随孩子的增长而消失，并不是抽风。

（8）便秘　症状是婴儿大便干燥，每次排便都非常费力。排便时哭闹不安，有时肛门破裂。便秘在喝牛奶的孩子中常见。防治方法：在奶中增加糖量，100mL加10mL白糖。多喝一点果汁和蜂蜜（目前各种品牌的配方奶成分均力求接近母乳，故多添加多聚乳糖和多聚半乳糖软化大便，便秘发生率低）。可用开塞露或温盐水灌肠。

（9）红尿　有些新生儿在出生后2~5日排尿时啼哭，可见尿液染红尿布，持续几日后消失，这就是新生儿红尿，主要是因为新生儿小便较少，加之白细胞分解较多，使尿酸盐排泄增加，尿液呈红色。新生儿红尿一般是正常的。若父母不放心可留新生儿尿液送医院化验，排外"血尿"。

（10）吐奶和溢奶　婴儿吃奶后，即使打了嗝，有时也会从嘴里流出乳汁。这是由于胃里的乳汁过多引起的溢奶。婴儿的胃呈横位，贲门不严谨，奶吃多了就要流出来。喂奶后，要充分排气，打了嗝后再睡觉。如果打不出嗝，就要侧卧。如果持续吐奶，或像喷泉似地大量吐出，就要请医生诊治。

（11）产瘤和头颅血肿　产瘤是新生儿通过产道，头部受挤压形成的局部水肿。产瘤在1~2日内消失。头颅血肿是胎儿颅顶骨与产妇骨盆摩擦，使新生儿颅骨膜下的血管破裂，血液积于患处形成。头颅血肿在出生后2~3日见到，2~3个月恢复。

（12）生理性黄疸　正常新生儿生后几天都可以出现黄疸，因为胎儿在宫内所处的低氧环境刺激红细胞生成过多，加之新生儿肝细胞对胆红素的摄取、结合及排泄功能差，故可引起生理性黄疸现象。肝内尿苷二磷酸葡萄糖醛酸基转移酶的量及活力不足，是生理性黄疸的主要原因。一般于生后2~3日出现，4~5日最明显，7~14日消退。具有自限性，不需治疗，预后良好，不必过于担心。

围产期及新生儿常见疾病的中西医结合治疗

若是脂粪排出时间超过正常时间，就有可能出现胎粪排出延迟，因此使新生儿的黄胆加重，出现新生儿高胆红素血症。若是生后 24h 内出现黄疸或正常的生理性黄疸消失后再次出现黄疸，或黄疸时间延长，就有可能是病理性黄疸，这时就要引起年轻爸爸妈妈们的高度重视。特别提示：如果妈妈是 O 型或 Rh 阴性血型，新生儿出生后最好立即检测血型，如果出生后黄疸出现很早且进展快，需要立即就诊，警惕溶血病的发生。

　　（13）生理性乳腺肿大　这种情况多数的原因是属于正常的范围，通常男女新生儿均可发生，在生后 3～5 日出现，乳房肿大如蚕豆、鸽蛋大小，甚至可挤出少量乳汁。这时不可强力进行挤压以防继发感染，在生后 2～3 周消退。

　　（14）新生儿阴道出血（假月经）　有少数女婴生后 5～7 日可从阴道流出少量血液，似月经，持续 1～3 日自止。引起假月经的新生儿一般不需处理。因为这种现象主要是因为母亲孕期雌激素所致，如果出血增多或时间延长，则应按新生儿出血症处理，给予维生素 K、维生素 C 和卡巴克洛、酚磺乙胺等治疗。

　　8. 新生儿常见的皮肤生理现象

　　（1）生理性脱皮现象　新生儿出生 2 周左右，出现脱皮现象。好好的宝宝，一夜之间稚嫩的皮肤开始暴皮，紧接着就开始脱皮，漂亮的宝宝好像涂了一层糨糊，干裂开来。这是新生儿皮肤的新陈代谢，旧的上皮细胞脱落，新的上皮细胞生成。出生时附着在新生儿皮肤上的胎脂，随着上皮细胞的脱落而脱落，这就形成了新生儿生理性脱皮的现象，属于正常现象，不需要治疗。

　　生理性脱皮应该如何护理？刚出生的宝宝因皮肤最表面的角质层太薄，表皮和真皮之间的连接也不紧密，所以常常表现出脚踝、脚底及手腕部皮肤干而粗糙。如果想擦拭皮肤表层，应在医生的指导下使用安全、温和的保湿品。

　　（2）局部青紫　新生儿发绀多是病理性的，不属于正常生理现象。但暂时性的发绀不是疾病，新手爸爸妈妈不必为此着急，发绀会自然消退。

　　新生儿局部青紫的原因：

　　1）发生在口唇、手足及甲床下的发绀，多是由于手足外露受凉、受压、多血（脐带结扎延迟）等引起的。

　　2）剧烈哭闹、屏气发作、食管反流等引起呼吸短暂停歇，可引发全身发绀。

　　3）与生产过程中新生儿受到外力损伤有关，如产程过长，胎儿受压时间长，出现先锋头、先锋臀、先锋足，其特点是先锋处有受压痕迹，并伴有局部青紫水肿，可能还伴有出血点。

　　4）皮肤红斑：新生儿出生头几天，可能出现皮肤红斑。红斑的形状不一，大小不等，颜色鲜红，分布全身，以头面部和躯干为主。新生儿有不适感，但一般几天后即可消失，很少超过 1 周。

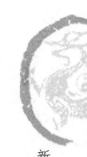

新生儿红斑的产生原因，医学上目前还不能解释清楚。有学者认为，新生儿红斑是新生儿出生后，受光、空气、温度等环境影响和机械刺激而产生的，如新生儿洗澡后，红斑可加重。新生儿红斑对健康没有任何威胁，一般可自行消退，无需处理。

5）胎痣：新生儿出生后可在皮肤或黏膜部位出现一些与皮肤本身颜色不同的斑点或丘疹，称为新生儿胎记，也称"胎生青记"，医学上称为"色素痣"。胎记大多发生在宝宝的腰部、臀部、胸背部及四肢，一般为青色或青灰色的斑块。大多数胎记都无所谓，其中很多会在宝宝出生几年内自行消退，不需要治疗。

常见的新生儿胎记：

粉红色斑：是粉红色的斑点，颜色淡，压迫使之变白，而且会迅速消退，常见于浅肤色新生儿的眼睑和胸枕骨部位，一般于1岁左右消失。

草莓斑：又称血管痣，是一种突出于皮肤表面，界限清楚，鲜红或暗红色的肿胀物，于出生时或头2个月可见，经一段时间的成长后，痣的大小会固定下来（约8个月时），大多在10岁以前消失，不消失者需给予冷冻及同位素敷贴治疗。

永久性红斑：如葡萄酒痣，又称为焰火痣，是一种红紫色的斑点，通常于出生时可以观察到，此种斑点是平坦的，不会随压迫变白，也不会自然消失，葡萄酒痣一般沿着三叉神经分布，可能与视网膜或颅内疾病有关。

蒙古斑：出现于臀部，腰部或背部的一些界限分明的色素沉着区域，通常是蓝色带状，此胎记无特殊意义，通常于1~5岁时消失。

第二节　新生儿喂养护理

新生儿免疫功能低下，体温调节功能较差，因而易感染，护理起来必须细心、科学、合理。专家们着重从以下几个方面具体给予指导。

1. 温度和光线

新生儿对外界温差的变化有些不适应，适宜的室内温度应保持在25~28℃，盛夏要适当降温，而冬天则需要保暖，但均应注意通风时最好有取暖器在身旁。

室内的光线不能太暗或太亮，有些家长认为新生儿感光较弱，害怕刺激眼睛，常常喜欢挂上厚重的窗帘，其实这是不宜的，应让宝宝在自然的室内光线里学会适应，而避免阳光直射眼部。

2. 衣服和尿布

新生儿的内衣（包括尿布）应以柔软且易于吸水的棉织品为主，最好不要用化纤或印染织品；衣服的颜色宜浅淡，便于发现污物，并防止染料对新生儿皮肤的刺激；

衣服尽量宽松，不妨碍肢体活动且易穿易脱；由于新生儿头部散热较大，气候寒冷或室温较低时应该戴小帽子，同样要柔软舒适。

尿布用柔软吸水性好的棉织品，做到勤洗勤换，通常白天要换 4 次以上，晚上应换 2 次以上，每次更换时均应清洗小屁股，并外涂适量护肤油剂；尿不湿则选择质量较好且透气性能好的，在家里时尽量用尿片，出门或睡觉时则用"尿不湿"；注意尿片或尿不湿包裹不宜太紧，以便四肢自由伸展。

3. 睡姿

睡姿影响呼吸，且新生儿头颅比较软，良好的睡姿有利于头颅的发育。建议有个舒适、厚度为 1～2 公分的小枕头，中间稍微下陷，两头微起。最好的睡姿是仰卧或侧卧，以避免压迫胸肺部，建议在喂养后多采取侧睡，以免溢奶或呛咳造成窒息；在采取仰卧位时，应当经常变换体位；足月儿因活动力较强，出生头几天可以适当采取俯卧，以利呼吸道分泌物流出，防止呕吐物倒流入气管，但俯卧必须拿去枕头，头侧向一面，此时要有家长在一旁监护。新生儿通常每日要睡 18～20h，但未满月的宝宝不宜长时间睡眠，家长应该每隔 2～3h 弄醒一次，以方便喂养。侧卧特别需要注意不能一直偏左或一直偏右，要左右交替侧睡，以防出现歪脖现象。

4. 哺乳和喂养

新生儿喂养是门很大的学问。专家的观点是出生后母乳喂养越早越好，一般为出生后半小时左右。如果妈妈暂时没有分泌乳汁，也要尽量让新生儿吮吸乳头，以促进乳汁分泌，并增进母婴的感情有利于母体因分娩造成的产后伤口的愈合。

母乳喂养时应采取"竖抱位"即头部略抬起，这是最理想、最符合自然规律的喂奶方式。在这种姿势下新生儿和父母亲相对而视，还可增加相互间的亲密感；母乳喂奶前应先洗手并将乳头清洗干净，母亲如有呼吸道疾病喂养时应戴口罩，如乳房上皮肤有破裂或炎症，应咨询医生后根据具体情况决定是否继续哺乳。

哺乳的时候最好是一边乳房吸空喂饱后下一次再换另一边乳房，以防残奶淤积在乳房内，如一边乳房一次喂饱后仍有多余的乳汁，则最好将其挤掉，以促进乳房的正常泌乳并避免乳汁淤积或继发感染。

人工喂养尽量不要直接喂服新鲜奶，因为其中所含的蛋白质等营养成分不适合新生儿；混合喂养（母乳喂养和代乳品喂养相结合）时，应先以母乳喂养为主。人工喂养时奶嘴洞大小应适中并注意温度，奶嘴喂奶时尽量不要让宝宝吸进空气，以免吐奶，而喂完之后可轻拍宝宝背部，以免积气。此外要对奶瓶、奶嘴严格煮沸消毒。喂养不需太讲究定时，一般情况下 3h 左右喂一次，每次以吃饱吃好为原则：即宝宝吃奶后不哭不吵，且体重正常增长。

喂奶量的多少是按照由少到多慢慢增加的原则，宝宝吃饱的标志是心满意足，无意再吃了。小肚子摸上去也不会胀鼓鼓的，不会有呕吐的情况，就说明喂得差不多了。一般情况下，奶量达到 150mL/（kg·d），宝宝食量稳定，体重稳步增加，就没有什

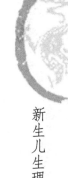

么大问题。如果宝宝食欲不振，总是吐奶，或者大小便不正常，就要及时就诊检查了。而早产儿因为先天不足，更需要摄取母乳中的营养成分。不过在喂养量的把握上，要注意胎龄越小、体重越轻的，每次的喂养量越少，间隔喂养的时间也要有所缩短。同时也要关注有无胀肚、呕吐等情况。

随着宝宝的食量日渐增大，妈妈也应该多补充营养。宝宝吃奶的时间间隔越来越长，但也有突然要求吃奶的情况，这时也应该及时予以满足，不要拒绝，也不要担心，因为妈妈的身体会根据需要及时补充乳汁。

5. 皮肤黏膜护理

1）勤洗澡，保持皮肤清洁。新生儿不需要肥皂。肥皂是一种脱脂剂，而婴儿的皮肤很娇嫩。他需要保留所有的天然油脂，所以只能用水洗。将皮肤彻底揩干，潮湿的褶皱部分非常容易导致发炎；绝不要使用爽身粉。

2）保持脐带残端清洁和干燥。

3）口腔黏膜不宜擦洗。

4）衣服宜宽大，质软，不用纽扣。应选用柔软、吸水性强的尿布。

6. 脐带护理

脐带未脱落之前，脐带残端是一个创面，有时还会渗血，加之脐部凹陷，容易被尿液污染，容易发生脐炎并导致败血症。因此，在这一阶段，脐部护理尤为重要。脐带脱落的时间，会依新生儿情况而有所不同，一般在出生后 1～2 周会脱落。要遵循脐带护理的三大原则：

1）要保持干燥：在宝宝脐带脱落前应保持干燥，尤其洗澡时不慎将脐带根部弄湿，应先以干净小棉棒擦拭干净，再执行脐带护理。

2）要避免摩擦：纸尿裤大小要适当，千万不要使尿裤的腰际刚好在脐带根部，这样在宝宝活动时易摩擦到脐带根部，导致破皮发红，甚至出血。

3）要避免闷热：绝对不能用面霜、乳液及油类涂抹脐带根部，以免脐带不易干燥甚至导致感染。

7. 眼睛的护理

给婴儿清洗眼部的时候，先把几个棉球在湿水里沾湿，再挤干水分，擦每一只闭上的眼睛的时候都要换一个新的棉球，从内眼角向外眼角擦。

8. 五官护理

应注意面部及外耳道口、鼻孔等处的清洁，但勿挖外耳道及鼻腔。新生儿鼻子堵塞：这是因为新生儿的鼻黏膜柔软而又富含血管，遇到轻微的感冒就容易充血、水肿，使原本狭窄的鼻腔更加狭窄和闭塞，同时，不断出现的鼻腔分泌物也是鼻阻塞的常见原因。另外，母亲孕期若服用利血平等降压药，也会间接影响新生儿而出现鼻堵塞。

新生儿鼻子堵塞了怎么办呢？若是鼻黏膜充血、水肿引起的，可用 0.5%麻黄碱溶液点鼻，每侧鼻孔点一滴药，两个鼻孔点药的间隔时间为 3～5min。一般可在睡觉前或喂奶前点药。但需注意的是，点药时应使小儿头部略微后倾，以保证将药液能完全滴入鼻腔而发挥作用。如果是由于鼻腔分泌物造成的阻塞，则可用棉棍将分泌物轻轻地卷拨出来。若是干性分泌物，应先涂些软膏或眼药膏，使其变得松软或不再黏附在黏膜上时，再用棉棍将其小心翼翼地拨出；或用棉花毛刺激新生儿鼻黏膜引起打喷嚏而促使鼻腔的分泌物排出，从而达到鼻腔通畅的目的。

9. 预防感染

接触新生儿前应严格洗手；护理和操作时应注意无菌；避免过分拥挤，室内要经常通风，防止空气污染，杜绝乳制品污染；避免患者探视。

第三节　新生儿常见疾病

本专题里这些疾病是新生儿常见的，并且是可以通过预防避免或减轻的，然而有的却是需要马上就医不能耽误的。

1. 新生儿发热

新生儿体温一般在 37.5℃ 以下，如超过这个温度说明新生儿发热，新生儿发热的原因很多，但常见于以下几方面：

1）环境温度过高而致的发热：如热水袋、室内生火炉而致室温过高。由于新生儿体温调节功能不健全，不能维持产热和散热的平衡而发热，这种发热只需调整环境温度即可，不需治疗。

2）脱水热：在炎热的夏天出生的新生儿，由于大汗、进奶少等因素而发生脱水，随之出现体温升高达 38～40℃ 不等，但新生儿一般情况好，精神反应正常，给予喂水或补液后体温会迅速下降，发热很少超过 1 日以上，称为"脱水热"。这种发热只需补充足够的液体即可，不须采取其他特殊处理。

3）感染性疾病所致的发热：常分为产前感染、产时感染及产后感染。产前感染（不洁的检查、羊水早破、第二产程延长）及产时感染，一般在产后 1～2 日开始发热；产后感染一般发生在产后 1 周左右，常因呼吸道感染、败血症、脓肿、皮肤脓疱等因素而引起发热。这种类型的发热最主要的是找出发热原因，然后再对症治疗。当发热超过 39℃ 时，用物理方法降温（如温水擦浴）效果较好，必要时可在医生的指导下使用退热药，切不可滥用药物而发生不良后果。

2. 新生儿脐炎

脐带未脱落之前，脐带残端是一个创面，有时还会渗血，加之脐部凹陷，容易被尿液污染，容易发生脐炎并导致败血症。因此，在这一阶段，脐部护理尤为重要。

1）首先要保证脐部干燥，尿布不可遮盖脐部，以免尿湿污染脐部。

2）其次要经常检查脐周皮肤是否有红肿，脐部有无渗出物。可用3%过氧化氢或75%乙醇擦拭脐带残端和脐轮周围以保证脐部清洁干燥。

3）如有结痂者，对结痂下有无渗出物或脓性分泌物更应加以关注和清洁处理。注意不要用甲紫处理，以免掩盖症状，延误治疗。

4）脐带脱落之后，此时仍会有少量分泌物，仅需每日用75%酒精棉棒擦拭3次左右，保持脐部干燥、清洁即可。切忌自作主张往脐部撒"消炎药粉"，往往未能消炎反而导致感染。

5）当脐炎伴有全身症状时，出现发热、嗜睡、拒奶、呕吐等现象时，最好到医院就医，或请保健医上门指导，因为此时需应用抗生素治疗，不是家长可以自行处理的情况了。

3. 病理性黄疸

虽然大多数新生儿黄疸在生后逐渐出现，而且几乎都是良性的临床经过，但应警惕少数病理性高胆红素血症的发生，以防止过高的血清胆红素造成神经系统损害。它与生理性黄疸不同。

生理性黄疸的特点：

1）在生后2～3日起出现并逐渐加深，第4～6日为高峰，第2周开始黄疸逐渐减轻。

2）黄疸有一定限度，其颜色不会呈金黄色。黄疸主要分布在面部及躯干部，而小腿、前臂、手及足心常无明显的黄疸。若抽血测定胆红素，足月儿在黄疸高峰期不超过12mg/dL，早产儿不超过15mg/dL。

3）足月儿的生理性黄疸在第2周末基本上消退，早产儿黄疸一般在第3周内消退。

4）小儿体温正常，食欲好，体重渐增，大便及尿色正常。

新生儿黄疸如果有以下特点之一，则要考虑为病理性黄疸：①黄疸出现过早，足月儿在生后24h以内，早产儿在48h以内出现黄疸。②黄疸程度较重：血清胆红素超过205μmol/L（12mg/dL）。③黄疸进展快，即在一天内加深很多；血清胆红素每日上升超过85.5μmol/L（5mg/dL）。④黄疸持续时间长（足月儿超过2周以上，早产儿超过3周）或黄疸消退后又出现。⑤黄疸伴有其他临床症状，或血清结合胆红素大于25.7μmol/L（1.5mg/dL）。如果宝宝出现上述任何一种症状，应及时去医院检查。⑥母乳性黄疸：在新生儿黄疸中有一种称为母乳性黄疸，一般在生后4～5日出现，逐渐加重、升高的胆红素可持续10日左右，然后逐渐减轻，3～12周恢复正常。此间哺乳、发育等均正常，大便色黄或淡白。其病因尚不清楚，有专家认为与新生儿胆红素代谢的肝肠循环增加有关；新生儿小肠内的葡萄糖醛酸苷酶含量多，此酶主要来源于母乳，这种酶可以催化结合胆红素变成游离胆红素，使肠内未结合胆红素增多，加

围产期及新生儿常见疾病的中西医结合治疗

之乳婴的肠蠕动较慢，致使吸收增多而出现母乳性黄疸。

母乳性黄疸比一般生理性黄疸的持续时间长，有的长达 2～3 个月。但无论是早发型或是迟发型的母乳性黄疸，一旦暂停母乳喂养 3～5 日后，查新生儿的血清胆红素值可有明显的下降。因此临床上常用这种排除法来做辅助性的判断。由于继续母乳喂养可使黄疸重新出现甚至加重，因此不少焦虑的家长也会担心孩子是否有肝炎或溶血问题。这时就应该检查肝和脾以进一步确诊。一般来说，出现母乳性黄疸的新生儿身体其他情况都良好，能吃能睡而且体重增加正常，肝功能正常，肝和脾都没增大迹象，查血常规也没有贫血症状。而患肝炎的小儿除黄疸外还伴有厌食、呕吐及明显的肝功能异常等，患溶血病的小儿病情一般较重，除了黄疸外还有贫血、肝脾大等症状。

早期预防母乳性黄疸：①对生后 3～4 日的新生儿要增加哺喂次数，但每次量不宜过多。吸吮可刺激肠蠕动，减少胆红素重吸收。如果母乳量不足则应适当给予补充配方奶或其他代乳品，使婴儿免于饥饿状态，防止胆汁淤积。②可以早期给予新生儿预防性苯巴比妥：苯巴比妥是葡萄糖醛酸转移酶活性诱导剂，可以减少新生儿的胆红素重吸收，降低血中胆红素水平，防止高胆红素血症。③对已有母乳性黄疸发生的患儿，可在不停止母乳喂养的基础上，应用十六角蒙脱石 1.5g，与 10%葡萄糖液混匀喂服，每 8h 一次，可促进黄疸较早消退，保证婴儿健康发育。

4. 新生儿肺炎

新生儿肺炎分为吸入性肺炎（羊水、胎粪、乳汁）和感染性肺炎（宫内感染和出生后感染）。

新生儿肺炎不像婴幼儿肺炎有明显的咳嗽及呼吸困难，尤其早产儿得肺炎后很少有咳嗽，除了气急、萎靡、少哭、拒哺之外，还有口吐白色泡沫、口周三角发青、呻吟及点头呼吸。在家如何判断新生儿肺炎？判断是否患了肺炎最简单的办法有两种：

1）数呼吸：根据 WHO 制订的儿童急性呼吸道感染控制规划（ARI）方案所定：当小于 2 个月的婴儿，在安静状态下每分钟的呼吸次数大于或等于 60 次，可视为呼吸增快；如果两个 1 分钟均大于（或等于）60 次可确定此患儿呼吸增快。

2）观察胸凹陷：小于 2 个月的婴儿吸气时可见到胸壁下端明显向内凹陷，称之为胸凹陷，是由于患肺炎时，孩子需要比平时更用力吸气，才可完成气体交换所致。如新生儿既有呼吸增快又有明显胸凹陷，就可诊断为重度肺炎，必须住院治疗。

国际上介绍最简单的方法是数呼吸的次数，当新生儿每分钟呼吸超过 60 次时就有可能得了肺炎（也可能比肺炎还严重），应马上送医院诊治。胎粪吸入性肺炎与宫内感染性肺炎比一般肺炎更严重，治疗更棘手。凡新生儿肺炎均需住院治疗。

5. 鹅口疮

鹅口疮是由一种真菌引起的，多发于乳头、手指及皮肤感染，尤其是奶嘴污染。症状表现为出生后不久在口腔黏膜上出现白色点状或片状膜，很像奶凝块，在牙龈及颊黏膜上，容易刮去，可能会影响哺乳。宝宝出生后，妈妈（如果是母乳喂养）或宝

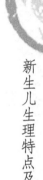

新生儿生理特点及常见疾病

宝服用抗生素都可能引发鹅口疮。这是因为抗生素杀死了存在于宝宝口腔黏膜上的有益菌，而这些有益菌能抑制酵母菌的过度生长。有时妈妈和宝宝会发生交叉感染：如果妈妈正在进行母乳喂养，宝宝可能会把鹅口疮传染给妈妈，引起疼痛的乳头酵母菌感染需要医生治疗。同样，妈妈服用抗生素也可能导致乳头酵母菌感染，再通过哺乳传染给宝宝。不过，宝宝虽然感染了鹅口疮，不一定会传染给妈妈，有乳头酵母菌感染的妈妈也不一定都会传染给宝宝。治疗可用纱布蘸 1.5%碳酸氢钠溶液清洗患处，涂以制霉菌素溶液，效果较好。口腔黏膜千万不可挑破，以免细菌侵入，造成局部化脓，引起败血症。

预防方法：母亲喂乳前，要洗净乳头或喂奶用品，奶嘴要煮沸消毒。

6. 新生儿泪囊炎

新生儿眼周易出现眵，粗心的父母易忽视。儿童眼科专家提醒：如果新生儿持续出现眵，有可能患上了小儿泪囊炎。小儿泪囊炎是一种先天性眼病，多见于刚出生 1 个月左右的婴儿，出生 4～5 个月是症状出现的高发期。近年来新生儿泪囊炎的发病率一直呈明显上升趋势。这可能与剖宫产分娩比率居高不下有关。剖宫产婴儿没经过产道挤压，鼻泪管末端的瓣膜更容易保持完好无损的状态，更容易导致新生儿泪囊炎的出现。

对于新生儿泪囊炎，就是在小孩刚发病的时候尽早发现、尽早治疗。如果孩子眼泪汪汪或是眵多，首先局部滴用抗生素眼药水，同时家长应每日在孩子患眼的鼻梁侧按由上向下的顺序进行适度的泪囊区按摩，按摩时用拇指紧贴宝宝皮肤，轻柔用力于泪囊区，由上而下滑动与按摩，这样的按摩每日可进行 2～4 次。如按摩不见效，可以到医院让眼科医生为孩子反复进行泪管冲洗，结果仍未奏效，则应尽早行泪管探通术，否则有可能引起泪囊周围组织发炎，或形成泪囊瘘，这是一种极不容易彻底治愈的瘘管，还会影响以后容貌的美观。

7. 新生儿咽下综合征

一般正常情况下，胎儿在宫内可吞入少量羊水，对胎儿的胃黏膜并无刺激，但在分娩过程中，胎儿如吞入羊水量过多，或吞入被胎粪污染的羊水，或含较多母血的羊水，即可发生新生儿咽下综合征。

临床表现：①呕吐症状，常于生后尚未开奶即开始呕吐，吐出物呈泡沫黏液样，当羊水有胎粪污染时可为绿色，如羊水为血性，呕吐物为含咖啡色血样物。开始喂奶后呕吐常加重，进奶后即吐出。但一般情况正常，无呛咳，也无发绀等症状。②胎粪状况，排出正常，有时可排黑便，大便潜血阳性。体检一般情况好，腹不胀，无胃型或肠型，肠鸣音正常。

实验室检查：大便潜血可为阳性；呕吐严重时可有水、电解质平衡紊乱，应做血钠、钾、氯、钙和血 pH 检查。也可因呕吐导致摄入不足发生低血糖，需严密监测血糖。

影像学检查：一般根据临床表现，不必行影像学检查。当经一般处理呕吐不缓解时，应行相关检查。此外，咽下综合征患儿，易并发吸入性肺炎，当有相关表现时应予胸片检查，注意有无吸入性肺炎。

治疗：

1）症状轻者一般不需特殊治疗，呕吐量大者应注意让患儿侧卧，以免吸入，适当禁食，给予支持治疗，当吞入液体吐净后，1～2日自愈。

2）呕吐重者可用1%碳酸氢钠溶液或生理盐水洗胃，注意患儿精神状况、面色、尿量等，并查血电解质、血糖、血气等，称体重，以维持内环境的稳定。一般治疗1～2次后即可痊愈。

8. 新生儿尿布皮炎

发生尿布皮炎的因素很多，最主要的是臀部皮肤长时间潮湿，闷热，粪便及尿液中的刺激物质会使皮肤受损而出现小屁股发红，细菌、真菌等微生物在受损皮肤上继发感染更会加重红屁股的程度；臀部皮肤经常接触一些清洁液也是一个诱发原因。临床表现为在尿布部位发生边界清楚的大片红斑、丘疹或糜烂渗液，甚至继发细菌或念珠菌感染。严重者，特别是营养不良的慢性腹泻婴儿，可发生皮肤溃疡。如果是单纯性尿布皮炎（就是没有感染者），先用温水将患处洗净，擦干，不用肥皂以免刺激，可搽擦药膏（鞣酸软膏）及护臀霜等婴儿护肤品，因为其具有隔离、抗菌、修复的组成成分。如果感染者，要搽擦酮康唑等药膏。含激素的产品会造成宝宝局部皮肤抵抗力下降、继发感染加重、色素沉淀等问题，应在咨询医生后决定是否使用，慎用爽身粉。破皮严重者，可以用家里带有红外线功能的台灯（40瓦），给宝宝照射臀部，但要注意保持一定距离（30～40cm），温度适中，防止烫伤。每日照射1～2次，每次15min。

预防：

1）不裹尿布：尽量不要给宝宝裹尿布，这是预防尿布疹的最佳方法。最好每日都让宝宝的小屁屁在空气中多晾几个小时，这样可以避免皮肤与尿液接触。当然也要考虑天气，这个方法夏天比较可行。

2）常清洗宝宝屁股，保持臀部清洁干燥。一旦发生尿布性皮炎可以用鞣酸软膏搽宝宝臀部皮肤。

3）选择适合宝宝的尿布，最好给婴儿使用棉尿布。因为棉尿布舒适、透气，而且可以重复使用。千万不可使用化纤布做成的尿布。因为化纤面料会刺激婴儿的皮肤，吸水性也不好。

4）要勤更换尿不湿，如果用尿布也要勤换，并用后洗涤干净。勤换尿布，一般是每次喂奶前先换尿布再喂奶，宝宝睡前、睡醒后换尿布，平时也要经常检查尿布、及时更换。

这个新生儿专题的目的是要使妈妈们对新生儿生理病理特征和疾病的防治有更清晰的认识，知道如何去养育护理自己的宝宝，使他们健康地成长。

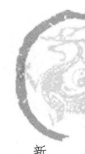

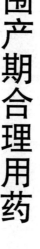

围产期合理用药

妊娠期用药对母儿的安全性历来为医生和孕妇所关心。妊娠期孕妇难免不使用药物，据统计，妊娠期用药的妇女高达80%左右，所以不但是妇产科医生，还有内、外科医生都应该知道各科常用药物是否可以在孕期使用和如何使用。

妊娠期间胃酸分泌减少，胃排空时间延长、胃肠道平滑肌张力减退，肠蠕动减慢、减弱，使口服药物的吸收延缓，吸收峰值后推且峰值常偏低。此期孕妇血容量增加35%～50%，血浆增加多于红细胞增加，血液稀释，故妊娠期药物分布容积明显增加。因为白蛋白减少，药物分布容积也增大。肝微粒体酶活性的变化影响药物的代谢。此期随心搏出量和肾血流量的增加，肾小球滤过率增加约50%，肌酐清除率也相应增加，药物从肾排出的过程加快，尤其是某些主要从尿中排出的药物，如注射用硫酸镁、地高辛和碳酸锂等。但晚期和妊娠高血压综合征患者肾血流量减少，肾功能受影响，又使由肾排出的药物作用延缓，药物排泄减慢、减少，反使药物容易在体内蓄积。

对妊娠期孕妇用药的药品安全性分类有好几种办法，其中美国食品药品监督管理局（FDA）制订的标准，涵义明确、科学客观，所以广为各国医生所接受。FDA将药品的安全性分为A、B、C、D、X五类，有些药物有两个不同的危险度等级，一个是常用剂量的等级，另一个是超常剂量等级。现将FDA五个等级分类标准叙述如下，详见附录一。

A类：妊娠期患者可安全使用。在设对照组的药物研究中，在妊娠首3个月的妇女未见到药物对胎儿产生危害的迹象（并且也没有在其后的6个月具有危害性的证据），该类药物对胎儿的影响甚微。

B类：有明确指征时慎用。在动物繁殖研究中（未进行孕妇的对照研究），未见到药物对胎儿的不良影响。或在动物繁殖性研究中发现药物有不良反应，但这些不良反应并未在设对照组的、妊娠首3个月的妇女中得到证实（也没有在其后的6个月具有危害性的证据）。在此，有必要对甲硝唑做一些介绍，众所周知甲硝唑是一种治疗滴虫病的药物，但它又是一种优良的治疗厌氧菌感染的药物。虽然在动物实验中，它对啮齿类动物可以致畸，不过对于人类，长时间积累的大量临床资料中证实在早期妊娠时应用并未增加胎儿的致畸率。所以在FDA妊娠期药物分类中甲硝唑置于B类中。在抗结核药物中，乙胺丁醇是B类药。在常用的解热镇痛药中吲哚美辛（消炎痛）、双氯芬酸（扶他林）、布洛芬（芬必得）均属B类药。但要注意的是，妊娠32周后，服用吲哚美辛有可能使胎儿发生动脉导管狭窄或闭锁，以致胎儿死亡。32周后不应再服吲哚美辛。在心血管系统药物中洋地黄、地高辛及毛花苷C（西地兰）均属B类药。对胎儿有损害的肾上腺皮质激素类药物中泼尼松（强的松）也属B类药。

C类：在确有应用指征时，充分权衡利弊决定是否选用。动物研究证明药物对胎儿有危害性（致畸或胎儿死亡等），或尚无设对照的妊娠妇女研究，或尚未对妊娠妇女及动物进行研究。只有在权衡对孕妇的益处大于对胎儿的危害之后，方可使用。拟肾上腺素药中部分属C类，如肾上腺素、麻黄碱、多巴胺等。降压药中甲基多巴、哌唑嗪及所有常用的血管扩张药，如酚安拉明、安拉唑林、戊四硝酯均属 C 类药，利尿剂中呋塞米（速尿）、甘露醇均为 C 类药。在肾上腺皮质激素类药物中，倍他米松及地塞米松均属 C 类药。

D 类：避免应用，但确有应用指征，且患者受益大于可能的风险时在严密观察下慎用。已有明确证据显示，药物对人类胎儿有危害性，但尽管如此，孕妇用药后绝对有益（如该类药物用于挽救孕妇的生命，或治疗用其他较安全的药物无效的严重疾病）。在中枢神经系统药物中的镇痛药，小剂量使用为 B 类药，大剂量使用则为 D 类药，特别是长期应用对胎儿有害，主要表现是胎儿生长发育不良及分娩后对药物的成瘾性，烦躁不安、啼哭等。抗癫痫药中不少是 D 类药，如扑痫酮（primidone）、三甲双酮（trimethadione）等都有致畸作用，要注意的是癫痫病患者妊娠后本身胎儿的畸形率就比一般人群为高，用抗癫痫药可以增加畸变率，特别是当几种抗癫痫药物同时应用于难以控制的癫痫发作时更增加了胎儿的畸变率，这是诊治癫痫合并妊娠时，必须向患者和家属交代清楚的。

在镇静和催眠药中地西泮（diazepam，安定）、氯氮草（chlordiazepoxide，利眠宁）、甲丙氨酯（meprobamate，眠而通）及奥沙西泮（oxazepam）都是 D 类药，如孕妇在早期妊娠时有早期妊娠反应及失眠等症状，不能给予该类药物。在利尿剂中氢氯噻嗪（hydrochlorothiazide，双氢克尿塞）、依他尼酸（ethacrynicacid，利尿酸）、苄噻嗪（benzthiazide）均属 D 类药，不宜在妊娠期使用。至于解热镇痛药中阿司匹林（aspirin）、双水杨酸、水杨酸钠（sodium salicylate）在小剂量使用时为 C 类药，但长期大剂量服用时，有时甚至成瘾，则对胎儿不利而成为 D 类药。

X 类：禁用。对动物和人类的药物研究或人类的用药经验表明，药物对胎儿有危害，而且孕妇应用这类药物无益，因此禁用于妊娠和可能怀孕的患者。

妊娠期合理膳食及体重管理

妊娠是一个复杂的生理过程，为了妊娠的成功，孕期妇女的生理状态及机体代谢发生了较大的适应性改变，以满足孕期母体生殖器官和胎儿的生长发育，并为产后泌乳进行营养储备。

一、孕期营养生理特点

（1）代谢改变　孕期代谢活动在大量雌激素、黄体酮及绒毛膜促性腺激素等的影响下，使母体合成代谢增加、基础代谢率升高，末期增加 15%～20%。孕期由于胰岛功能旺盛，胰岛素分泌增多，使血中胰岛素增加，糖耐量试验时血糖增高幅度大且恢复慢。妊娠期肠内吸收脂肪能力增强，脂肪积存较多。对蛋白质的需要增加，应增加供给量使体内保持正氮平衡状态，除供给胎儿生长发育及子宫、乳房增长的需要，还要为分娩期的消耗做准备。接近孕末期足月时，胎儿每日需利用 35g 葡萄糖、7g 氨基酸和 1.7g 脂肪酸以满足能量消耗。

（2）消化系统功能改变　雌激素变化使齿龈肥厚易致牙龈炎、牙齿松动、龋齿。孕激素变化引起胃肠平滑肌松弛，消化液分泌减少，胃肠蠕动减慢，排空时间延长，常出现反胃、便秘、胃肠胀气。胆囊排空时间延长，胆汁稠厚淤积，容易诱发胆石症。孕早期由于胃酸分泌减少，对钙、铁吸收下降，但在孕晚期对钙、铁、维生素 B_{12}、叶酸等营养素的吸收能力增强。

（3）肾功能改变　妊娠期需排出母体及胎儿代谢废物，肾血流量、肾小球滤过率增加，且受体位影响，仰卧位时尿量增加，故夜尿量多于日尿量。蛋白质代谢产物尿酸、尿素、肌酐排出增多，由于肾小管对葡萄糖再吸收能力不能随着肾小球滤过率的增加而相应增加，葡萄糖的尿排出量增加 10 倍以上，故孕妇饭后 15min 可出现糖尿，氨基酸、水溶性维生素排出量明显增加，叶酸排出量增加 1 倍。

（4）血容量及血流动力学变化　血浆容积逐渐增加，峰值出现在 28～32 周，血浆容量约增加 50%，红细胞约增加 20%，血容量增加幅度比红细胞增加幅度大，故可出现生理性贫血。胎盘起着生物阀的作用，使营养素从母体进入胎盘运给胎儿后，不能再由胎盘渗透回母体。以叶酸为例，随着母体叶酸消耗，胎儿血叶酸水平仍保持正常，而母体则可因叶酸严重缺乏迅速导致贫血。

（5）内分泌系统变化　妊娠期垂体前叶增大 1～2 倍，催乳素增多，分娩前达高峰，为产后泌乳做准备。血液中甲状腺素增多，但游离型并不增多，故无甲亢表现。

（6）血液系统变化　血容量 6～8 周开始增加，32～34 周达高峰，整个妊娠期增加 30%～45%，其中血浆增加多于红细胞，白细胞主要为中性粒细胞增多，血小板略有减少，凝血因子增多，处于高凝状态。

（7）体重增长　主要发生于孕中、晚期。0～10 周：0.065kg/周；10～20 周：0.335kg/周；20～30 周：0.45kg/周；30～40 周：0.335kg/周，平均增重 11（10～12.5）kg（7kg

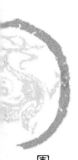

围产期及新生儿常见疾病的中西医结合治疗

水、3kg 脂肪、1kg 蛋白质），见表 5。孕期适宜增加的体重与孕前营养状况有关，体重增长过多或过少均对母亲及胎儿不利，过多易致妊娠高血压；过少易致早产、围产期死亡。孕前体重和身长不同，在孕期体重增长也有较大变动。

表 5　据孕前体重指数（BMI）推荐的孕期体重增长范围

孕前 BMI	孕期体重增长值（kg）
低（BMI<19.8）	12.5～18.0
正常（BMI 为 19.9～25.9）	11.5～16.0
高（BMI 为 26.0～29.0）	7.5～11.5
肥胖（BMI>29.0）	6.0～6.8

二、孕期营养需要

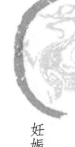

孕期营养状况的优劣对胎儿生长发育直至成年后的健康将产生至关重要的影响。与非孕期妇女相比，孕期妇女对能量和各种营养素的需要量均有所增加，尤其是蛋白质、必需脂肪酸，以及钙、铁、叶酸、维生素 A 等多种微量营养素。为了满足孕期对各种营养素需要的增加，孕期的食物摄入量也相应增加，但膳食构成仍然应是由多种多样食物组成的平衡膳食，食物力求种类丰富、营养齐全，无须忌口。因各种原因从膳食中不能满足其营养需要时，可在医生的指导下合理使用营养素补充剂。由于怀孕不同时期胚胎的发育速度不同，孕妇的生理状态、机体的代谢变化和对营养素的需求也不同。按妊娠等生理过程及营养需要特点，孕妇膳食指南分为孕前期（孕期 3～6 个月）、孕早期（孕 1～12 周）和孕中（孕 13～27 周）末期（孕 28～分娩）三部分。

（1）能量　孕期总能量需要量增加，孕妇消耗能量是为维持如下功能：①基础代谢；②食物特殊动力作用；③劳动耗能；④供给生长发育需要，包括为胎儿、母体、胎盘组织增长提供能量。根据中国营养学会推荐，孕中、后期，因胎儿生长速率加快，应在孕前膳食的基础上，每日需额外增加 200kcal，正常轻体力活动的孕妇能量供给为每日 2300kcal。

（2）蛋白质　孕期对蛋白质需要量增加，以满足母体、胎盘和胎儿生长需要。中国营养学会 2000 年建议孕早期、孕中期和孕晚期，每日应分别额外增加蛋白质 5g、15g 和 20g。动物类和大豆类等优质蛋白应占总蛋白摄入量的 33% 以上。

（3）脂类　孕妇妊娠其固体成分过程及胎儿的发育，均需要脂肪储备。在胎儿脑及神经系统发育过程中，需要适量必需脂肪酸构成其固体成分。若供给脂肪过多，将使非生理性体重增加，故通常要求孕妇饮食脂肪以占总能量的 25%～30% 为宜，必需脂肪酸至少占总能量的 1%～2%。

（4）糖类　主要能量来源，胎儿组织脂肪氧化酶活力很低，较少利用脂肪供能，葡萄糖几乎成为胎儿能量来源的唯一形式。妊娠期糖代谢发生改变，使孕妇平时血糖

妊娠期合理膳食及体重管理

低于非妊娠妇女，为节省葡萄糖以满足胎儿能量需要，母体不得不通过氧化脂肪和蛋白质来供能。当孕妇糖类摄入不足，处于饥饿状态时，脂肪动员过快，氧化不完全时，易出现酮症或酮症酸中毒。孕妇妊娠反应严重时，每日至少应摄入糖类 150～250g，由糖类所提供能量以占总能量 60%左右为宜。

（5）矿物质　因孕期生理变化、血浆容量和肾小球滤过率增加，使得血浆矿物质含量随着妊娠进展逐渐降低。孕期饮食可能缺乏的矿物质为钙、铁、锌、碘等。

1）钙：成年妇女体内含钙 1000g，孕期需增加储存钙约 30g，几乎均在妊娠最后 3 个月积存于胎儿，用于胎儿骨骼和牙齿发育。因此孕期需增加钙的摄入以保证母体骨骼钙，避免因满足胎儿对钙的需要而被耗竭。由于我国居民饮食中钙普遍摄入不足，母体平时储存钙不多，故妊娠全过程都要补充钙。孕妇饮食钙摄入不足，会引起母体血钙下降，可发生小腿抽筋或手足抽搐；同时胎儿须从母体内获取大量钙，若不能得到满足，则会夺取母体骨骼中的钙质，结果导致母体骨质疏松，进而引起骨质软化症，胎儿也可能发生先天性佝偻病或缺钙抽搐症状。2000 年中国营养学会推荐孕妇每日钙供给量：孕早期为 800g，孕中期为 100g，孕晚期为 1200g。

2）铁：缺铁性贫血是普遍存在的营养问题，在妇女较多见，据调查我国孕妇贫血平均患病率为 30%，孕末期更高。胎儿出生时体内的储存铁能够满足出生后 4～5 个月的铁需要，但孕期铁吸收率、红细胞增加程度和胎儿铁储备量，均受母体铁营养状况的影响。目前已有证据认为，孕早期铁缺乏与早产和低出生体重有关。由于食物中铁吸收率低，尤其是我国饮食铁来源多为植物性食物，所含为非血红素铁，吸收率不足 10%。因此，我国营养学会建议孕妇铁摄入：孕中期为每日 25g，孕末期为每日 35g。

3）锌：对孕早期胎儿器官形成极为重要，从孕早期开始，胎儿体内锌的需要就迅速增加，胎盘及胎儿平均每日需要锌 0.75～1mg。血锌低的孕妇比较容易感染，因此孕期应增加锌摄入量。我国营养学会建议孕早期锌摄入量为每日 11.5mg，孕中期和孕后期增加每日 5mg，最好来自动物性食物，吸收率高。

4）碘：是合成甲状腺激素必需的营养素，且甲状腺激素可促进蛋白质合成，并能促进胎儿生长发育，对于大脑发育和成熟均非常重要。孕妇碘缺乏可致胎儿甲状腺功能低下，从而引起以严重智力发育迟缓为主要表现的呆小症。2000 年中国营养学会推荐孕妇每日碘供给量为 200μg。

5）维生素：孕期需特别考虑的是维生素 A、维生素 D 和 B 族维生素的供给。

A. 维生素 A：摄入足够的维生素 A 可维持母体健康及胎儿正常生长，并使肝有一定量储存。虽然维生素 A 是胎儿所必需的，但孕妇不可过量摄入维生素 A。过量维生素 A 不仅可引起中毒，且可导致胎儿先天畸形，特别是孕早期。中国营养学会推荐孕妇每日的摄入标准为：孕早期为 800μgRE，孕中、晚期均为 900μgRE，最高摄入量为 2400μgRE。

B. 维生素 D：孕期维生素 D 缺乏影响胎儿骨骼发育，也能导致新生儿低钙血症、手足抽搐、婴儿牙釉质发育不良及母体骨质软化症，因此推荐孕期每日饮食摄入量为 $10\mu g$。

C. B 族维生素：参与糖类、脂类、蛋白质及核酸的代谢，孕期的需要量增加。其中满足胎儿快速生长的 DNA 合成，胎盘、母体组织和红细胞增加等所必需的叶酸需要量大大增加，孕早期叶酸缺乏已被证实是导致胎儿神经管畸形的主要原因，叶酸缺乏尚可引起胎盘早剥，或新生儿低出生体重。有些研究结果表明，如果怀孕期前后口服叶酸补充剂，可预防大多数神经管畸形的发生与复发，中国营养学会叶酸推荐摄入量为每日 $600\mu g$，除了饮食摄入以外，叶酸的增补量为每日 $400\mu g$。由于畸形发生是在妊娠头 28 日内，即胎儿神经管形成闭合期，而此时多数孕妇并没意识到已经怀孕，因此叶酸补充时间应从孕前至少 1 个月至怀孕后 3 个月。维生素 B_{12} 在体内以辅酶 B_{12} 和甲基维生素 B_{12} 两种辅酶形式参与生化反应。在甲硫氨酸代谢中，甲基维生素 B_{12} 作为甲硫氨酸合成酶辅助因子，从 5-甲基四氢叶酸获得甲基，转而供给同型半胱氨酸，在甲硫氨酸合成酶的作用下合成甲硫氨酸。维生素 B_{12} 缺乏时，同型半胱氨酸转变成甲硫氨酸发生障碍，而在血中累积，形成高同型半胱氨酸血症。维生素 B_{12} 缺乏还可使 5-甲基四氢叶酸脱甲基转成四氢叶酸的反应受阻，致使四氢叶酸形成障碍，而诱发巨幼红细胞性贫血。

D. 维生素 C：胎儿生长发育需要大量维生素 C，其对胎儿骨骼和牙齿的正常发育、造血系统健全和机体抵抗力等都有促进作用，孕妇缺乏维生素 C 时易出现贫血、出血，也可引起早产、流产，新生儿有出血倾向。推荐由非孕时的 100mg 增加到 130mg，以满足母体和胎儿的需要。

三、孕期营养素的主打歌

（1）怀孕第 1 个月　主打营养素：叶酸。作用：防止胎儿神经器官缺陷。补充叶酸可以防止贫血、早产、胎儿畸形，这对妊娠早期尤为重要，因为早期正是胎儿神经器官发育的关键时期。孕妈妈要常吃富含叶酸丰富的食物，如牛肝、菠菜、龙须菜、芦笋、豆类及苹果、柑橘等，还可以口服叶酸片来保证每日所需的叶酸。

（2）怀孕第 2 个月　主打营养素：维生素 C、维生素 B_6。作用：缓解牙龈出血、抑制妊娠呕吐。适量补充维生素 C 能缓解孕早期牙龈出血现象，同时可以帮助孕妇提高抵抗力，预防牙周疾病。多吃富含维生素 C 的新鲜蔬菜和水果，如青椒、菜花、番茄、菠菜、柠檬、草莓等。对于那些受孕吐困扰的准妈妈来说，维生素 B_6 便是妊娠呕吐的克星，维生素 B_6 在麦芽糖中含量最高，每日 1～2 勺麦芽糖不仅可以抑制妊娠呕吐，而且能使孕妇精力充沛。富含维生素 B_6 的食物还有香蕉、黄豆、马铃薯、胡萝卜、核桃、菠菜、瘦肉、鸡蛋、鱼等。

（3）怀孕第 3 个月　主打营养素：镁、维生素 A。作用：促进宝宝生长发育。镁不仅对胎儿肌肉的健康至关重要，而且有助于骨骼的正常发育。近期研究表明，孕早期摄取的镁关系到新生儿身高、体重和头围大小；镁对孕妈妈的子宫肌肉恢复也很有益处。富含镁的食物，如绿叶蔬菜、坚果、大豆、南瓜和全麦食物等。胎儿发育的整个过程都需要维生素 A 的参与，尤其是对胎儿皮肤、胃肠道和肺部的发育。怀孕的头 3 个月，胎儿还憋尿自己储存维生素 A，因此孕妈妈一定要供应充足，多吃南瓜、菠菜、芒果、胡萝卜等食物。

（4）怀孕第 4 个月　主打营养素：锌。作用：防止宝宝发育不良。准妈妈如果缺锌，会影响胎宝宝在宫内的生长，会使胎儿的脑、心脏等作用器官发育不良；缺锌还会造成孕妈妈味觉、嗅觉异常，食欲减退，消化和吸收功能不良，免疫力降低，这样势必造成胎儿宫内发育迟缓，富含锌的食物有生蚝、牡蛎、贝类、口蘑、芝麻等。但补锌也要适量，每日膳食中补充量不宜超过 45mg。

（5）怀孕第 5 个月　主打营养素：维生素 D、钙。作用：促进胎宝宝骨骼和牙齿的发育。胎宝宝的骨骼和牙齿在怀孕第 5 个月开始迅速钙化，对钙质的需求剧增，因此准妈妈从本月起每日补充牛奶、孕妇奶粉等补钙饮品必不可少，富含钙的食物还有如干乳酪、豆腐、鸡蛋、鸭蛋、虾、鱼类等，另外，准妈妈应每日服用钙剂，钙的补充贯穿于整个孕期。维生素 D 可以促进钙的有效吸收，孕妈妈可以适当晒晒太阳来制造维生素 D，多吃鱼类、鸡蛋等食物。

（6）怀孕第 6 个月　主打营养素：铁。作用：防止缺铁性贫血。此时的准妈妈和胎宝宝的营养需求量都在猛增，为避免发生缺铁性贫血，准妈妈应该注意膳食的调配，有意识地吃一些含铁质丰富的蔬菜、动物肝脏、瘦肉、鸡蛋等，必要时适当口服硫酸亚铁。

（7）怀孕第 7 个月　主打营养素：DHA、EPA、脑磷脂、卵磷脂。作用：保证婴儿大脑和视网膜的正常发育。DHA、EPA 和脑磷脂、卵磷脂等物质合在一起，被称为"脑黄金"，对此时的准妈妈来说，具有双重的重要意义。首先，能预防早产，防止胎儿发育迟缓，增加婴儿出生时的体重；其次，此时的胎宝宝，神经系统逐渐完善，全身组织尤其是大脑细胞发育速度比孕早期明显加快。足够的"脑黄金"摄入，能保证婴儿大脑和视网膜的正常发育。

（8）怀孕第 8 个月　主打营养素：糖类。作用：维持身体热量需求。第 8 个月，胎儿开始在肝脏和皮下脂肪储存糖原及脂肪，若糖类摄入不足，将造成蛋白质缺乏或酮症酸中毒，所以此时应保证热量的供给，增加主食的摄入，做到粗细搭配，如大米、面粉、玉米、燕麦等，一般情况下准妈妈每日平均需要进食 400g 左右的谷类食品，对保证热量供给、节省蛋白质有重要意义。

（9）怀孕第 9 个月　主打营养素：膳食纤维。作用：防止便秘，促进肠道蠕动。孕后期，逐渐增大的胎宝宝给准妈妈带来负担，准妈妈很容易发生便秘。为了缓解便秘带来的痛苦，孕妈妈应该注意摄取足够量的膳食纤维，以促进肠道的蠕动。全麦面

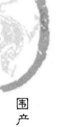

围产期及新生儿常见疾病的中西医结合治疗

包、芹菜、胡萝卜、土豆、豆芽、菜花等各种新鲜蔬菜水果中都含有丰富的膳食纤维。另外，要进行适当的户外运动，养成每日定时排便的习惯。

（10）怀孕第 10 个月　主打营养素：硫胺素（维生素 B_1）。作用：避免产程延长，分娩困难。最后 1 个月里，必须补充足够的铁、钙，充足的水溶性维生素，尤其以硫胺素最为重要。如果硫胺素不足，易引起准妈妈呕吐、倦怠、体乏，还可影响分娩时子宫收缩，使产程延长，分娩困难。硫胺素在海鱼中的含量比较高。

四、中国孕妇、乳母膳食指南

（1）备孕妇女膳食指南　备孕是指育龄妇女有计划地怀孕并对优孕进行必要的前期准备，是优孕与优生优育的重要前提，健康的身体状况、合理膳食、均衡营养是孕育新生命必需的物质基础。关键点：调整孕前体重至适宜水平；常吃含铁丰富的食物，选用碘盐，孕前 3 个月开始补充叶酸；禁烟酒，保持健康生活方式。

1）孕前体重与新生儿出生体重、婴儿死亡率及孕前并发症等不良妊娠结局有密切关系，肥胖或低体重的育龄妇女为高危人群，备孕妇女宜通过平衡膳食和适量运动来调整体重，使体重指数（BMI）达到 18.5～23.9。

2）育龄妇女是铁缺乏和缺铁性贫血患病率较高的人群，怀孕前如果缺铁，可导致早产、胎儿生长受限、新生儿低出生体重及妊娠期缺铁性贫血。因此，备孕妇女应坚持摄入含铁丰富、利用率高的动物性食物，如动物血、肝脏、瘦肉等，以及黑木耳、红枣等植物性食物，铁缺乏或缺铁性贫血者可适量摄入铁强化食物或在医生的指导下补充小剂量的铁剂（每日 10～20mg），同时注意多摄入富含维生素 C 的蔬菜、水果，或在补充铁剂的同时补充维生素 C，以促进铁的吸收和利用，待缺铁或贫血纠正后再计划怀孕。

动物血、肝脏及红肉中铁含量及铁的吸收率均较高，一日三餐中应该有瘦畜肉50～100g，每周 1 次动物血或畜禽肝肾 25～50g。在摄入富含铁的畜肉或动物血和肝脏时，应同时摄入含维生素 C 较多的蔬菜和水果，以提高膳食铁的吸收和利用。含铁和维生素 C 丰富的菜肴如下：①猪肝炒柿子椒（猪肝 50g，柿子椒 150g），含铁 12.5mg，维生素 C 118mg；②鸭血炒韭菜（鸭血 50g，韭菜 100g），含铁 16.8mg，维生素 C 24mg；③水煮羊肉片（羊肉 50g，豌豆苗 100g，油菜 100g，辣椒 25g），含铁 7.6mg，维生素 C 118mg。

3）碘是合成甲状腺激素不可缺少的微量元素，为避免孕期碘缺乏对胎儿智力和体格发育产生的不良影响，备孕妇女除选用碘盐外，还应每周摄入 1 次富含碘的海产品，如海带、紫菜、鱼、虾、贝类等。含碘丰富的菜肴如下：①海带炖豆腐（鲜海带100g 含碘 114μg，豆腐 200g 含碘 15.4μg）；②紫菜蛋花汤（紫菜 5g 含碘 212μg，鸡蛋 25g 含碘 6.8μg）；③贻贝炒洋葱（贻贝 100g 含碘 346μg；洋葱 100g 含碘 1.2μg）。

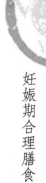

妊娠期合理膳食及体重管理

上述菜肴的含碘量分别加上每日由碘盐获得的 120μg 碘，碘摄入量为 250～470μg，既能满足备孕妇女碘需要，也在安全范围内。

4）叶酸缺乏可影响胚胎细胞增殖、分化，增加神经管畸形及流产的风险，备孕妇女应从准备怀孕开始尽可能早地多摄入富含叶酸的肝脏、深绿色蔬菜及豆类，由于叶酸补充剂比食物中叶酸能更好地被机体吸收利用，建议最迟应从孕前 3 个月开始每日补充 400μg 叶酸，并持续到产后 3 个月。

5）此外，吸烟、饮酒会影响精子和卵子的质量、受精卵着床及胚胎发育，在怀孕前 6 个月夫妻双方均应停止吸烟、饮酒，并远离吸烟环境，减少被动吸烟的危害。

准备怀孕前 3 个月开始补充叶酸，可预防胎儿神经管畸形。孕前适宜体重及充足的铁和碘储备有利于成功怀孕，降低不良妊娠结局风险。

（2）孕早期妇女膳食指南　孕早期胎儿生长发育速度相对缓慢，所需营养与孕前无多大差别，多数妇女怀孕早期可出现恶心、呕吐、食欲下降等症状，因此，孕早期膳食应富有营养、少油腻、易消化及适口。关键点：膳食清淡、适口；补充叶酸，常吃含铁丰富的食物，选用碘盐；孕吐严重者，可少量多餐，保证摄入含必要量糖类的食物；戒烟、禁酒。

1）清淡、适口的膳食能增进食欲，易于消化，并有利于降低怀孕早期的妊娠反应，使孕妇尽可能多地摄取食物，满足其对营养的需要。食物包括各种新鲜蔬菜和水果、大豆制品、鱼、禽、蛋及各种谷类制品，可根据孕妇当时的喜好适宜地进行安排。

2）少食多餐：怀孕早期反应较重的孕妇，不必像常人那样强调饮食的规律性，更不可强制进食，进食的餐次、数量、种类及时间应根据孕妇的食欲和反应的轻重及时进行调整，采取少食多餐的办法，保证进食量。为降低妊娠反应，可口服 B 族维生素以缓解症状。随着孕吐的减轻，逐渐过渡到平衡膳食。

3）保证摄入足量富含糖类的食物：怀孕早期应尽量多摄入富含糖类的谷类或水果，保证每日至少摄入 150g 糖类（约合谷类 200g），因妊娠反应严重而完全不能进食的孕妇，应及时就医，以避免因脂肪分解产生酮体对胎儿早期神经系统发育造成不良影响。

4）多摄入富含叶酸的食物并补充叶酸，同备孕妇女。

5）戒烟、禁酒：孕妇吸烟或经常被动吸烟，烟草中的尼古丁和烟雾中的氰化物、一氧化碳可能导致胎儿缺氧和营养不良、发育迟缓。孕妇饮酒，乙醇可通过胎盘进入胎儿血液，造成胎儿宫内发育不良、畸形等。因此，孕妇应继续戒烟、戒酒，并避免二手烟。

（3）孕中、后期妇女膳食指南　从孕中期开始胎儿进入快速生长发育期，与胎儿的生长发育相适应，母体的子宫、乳腺等生殖器官也逐渐发育，并且母体还需要为产后泌乳开始储备能量及营养素。因此，孕中、后期均需要相应增加食物量，以满足孕妇显著增加的营养素需要。关键点：适当增加鱼、禽、蛋、瘦肉、海产品的摄入量；

适当增加奶类的摄入；常吃含铁丰富的食物；适量身体运动，维持孕期适宜增重；禁烟戒酒，愉快孕育新生命，积极准备母乳喂养。

1）鱼、禽、蛋、瘦肉：是优质蛋白质的良好来源，其中鱼类除了提供优质蛋白质外，还可提供 n-3 多不饱和脂肪酸，这对孕 20 周后胎儿脑和视网膜功能发育极为重要。蛋类尤其是蛋黄，是卵磷脂、维生素 A 和维生素 B_2 的良好来源。建议从孕中、后期开始每日增加总计 50～100g 的鱼、禽、蛋、瘦肉的摄入量，鱼类尤其是深海鱼类如三文鱼、鲱鱼等作为动物性食物的首选，每周最好能摄入 2～3 次，每日应摄入 1 个鸡蛋，食用加碘盐，每周至少进食 1～2 次海产品，如海带（鲜，100g）、或紫菜（干，2.5g）、或贝类（30g）、或海鱼（40g）。

2）奶及奶制品：富含蛋白质同时也是钙的良好来源，从孕中期开始，每日至少摄入 250mL 的牛奶或相当量的奶制品及补充 300mg 的钙，或喝 400～500mL 的低脂牛奶，以满足钙的需要量。

3）常吃含铁丰富的食物：孕中期开始血容量和血红蛋白增加，孕妇成为缺铁性贫血的高危人群，此外，基于胎儿铁储备的需要，宜从孕中期开始增加铁的摄入量，建议常摄入含铁丰富的食物，如动物血、肝脏、瘦肉等，必要时可在医生指导下补充小剂量的铁剂，同时，注意多摄入富含维生素 C 的蔬菜、水果，或在补充铁剂的同时补充维生素 C，以促进铁的吸收和利用。

4）适量身体运动，维持体重的适宜增长：由于孕期对多种微量营养素需要的增加大于能量需要的增加，通过增加食物摄入量以满足微量营养素需要极有可能引起体重过多增长，并因此会增加发生妊娠糖尿病和出生巨大儿的风险。因此，孕妇应适时监测自身的体重，并根据体重增长的速率适当调节食物摄入量。也应根据自身的体能每日进行不少于 30min 的中、低强度身体活动，最好是 1～2h 的户外活动，如孕妇瑜伽、跳舞、各种家务劳动、散步、做体操等。应根据自己的身体状况和孕前的运动习惯，结合主观感觉选择活动类型，量力而行，循序渐进。因为适宜的身体活动有利于维持体重的适宜增长和自然分娩，户外活动还有助于改善维生素 D 的营养状况，以促进胎儿骨骼的发育和母体自身的骨骼健康。

5）戒烟禁酒，少吃刺激性食物：烟草、乙醇对胚胎发育的各个阶段都有明显的毒性作用；浓茶、咖啡应尽量避免，刺激性食物应尽量少吃。

6）尽情享受孕育新生命的快乐：怀孕期间身体内分泌及外形的变化、对健康和未来的担忧、工作及社会角色等的调整，都可能会影响孕妇的情绪，需要以积极的心态去面对和适应。

7）母乳喂养的准备：母乳喂养对宝宝和妈妈都是最好的选择，任何代乳品都无法替代母乳。成功的母乳喂养不仅需要健康的身体准备，还需要积极的心理准备。母乳喂养可给孩子提供全面的营养和充分的肌肤接触，促进婴儿的体格和智力发育，有助于产妇子宫和产后体重的恢复，降低乳腺癌的发病率。健康妇女都应选择母乳喂养，纯母乳喂养至 6 个月，最好坚持哺乳至孩子满 2 周岁或以上，母乳喂养的时间越长，母子双方受益越多。孕期平衡膳食和适宜的体重增长，使孕妇身体有适当的脂肪蓄积和各种营养储备，有利于产后泌乳。

孕中期一天食物建议量：谷类 200～250g，薯类 50～60g，全谷物和杂豆不少于 1/3；蔬菜类 300～500g，其中绿叶蔬菜和红黄色等有色蔬菜占 2/3 以上；水果类 200～400g；鱼、禽、蛋、肉类（含动物内脏）每日总量 150～200g；牛奶 300～500g；大豆类 15g，坚果 10g；烹调油 25g，食盐不超过 6g，举例见表 6。

表 6 孕中期一天食谱举例

餐次	食物名称及主要原料重量
早餐	豆沙包：面粉 40g，红豆沙 15g
	蒸红薯：红薯 60g
	煮鸡蛋：鸡蛋 40～50g
	牛奶：250g
	水果：橙子 100g
中餐	杂粮饭：大米 50g，小米 50g
	青椒爆猪肝：猪肝 10g，青椒 100g
	芹菜百合：芹菜 100g，百合 10g
	鲫鱼豆腐紫菜汤：鲫鱼 20g，豆腐 100g，紫菜 2g
晚餐	牛肉面：面粉 80g，牛肉 20g，大白菜 100g
	滑藕片：莲藕 100g
	烧鸡块：鸡块 50g
	水果：香蕉 150g
	酸奶：250g
	核桃：10g
全天	植物油 25g，食用碘盐不超过 6g

孕晚期一天食物建议量：谷类 200～250g，薯类 50～60g，全谷物和杂豆不少于 1/5；蔬菜类 300～500g，其中绿叶蔬菜和红黄色等有色蔬菜占 2/3 以上；水果类 200～400g；鱼、禽、蛋、肉类（含动物内脏）每日总量 200～250g；牛奶 300～500g；大豆类 15g，坚果 10g；烹调油 25g，食盐不超过 6g，举例见表 7。

表 7 孕晚期一天食谱举例

餐次	食物名称及主要原料重量
早餐	鲜肉包：面粉 50g，猪肉 15g
	蒸红薯蘸芝麻酱：红薯 60g，芝麻酱 5g
	煮鸡蛋：鸡蛋 50g
	牛奶：250g
	水果：苹果 100g

围产期及新生儿常见疾病的中西医结合治疗

餐次	食物名称及主要原料重量
中餐	杂粮饭：大米 50g，小米 50g
	烧带鱼：带鱼 40g
	鸡血菜汤：鸡血 10g，大白菜 50g，紫菜 2g
	清炒四季豆：四季豆 100g
	水果：鲜枣 50g，香蕉 50g
晚餐	杂粮馒头：面粉 50g，玉米面 30g
	虾仁豆腐：基围虾仁 50g，豆腐 80g
	山药炖鸡：山药 100g，鸡 50g
	清炒菠菜：菠菜 100g
	水果：猕猴桃 50g
	酸奶：250g
	核桃：10g
全天	植物油 25g，食用碘盐不超过 6g

（4）哺乳期妇女膳食指南　哺乳期是母体用乳汁哺育新生子代使其获得最佳生长发育并奠定一生健康基础的特殊生理阶段。哺乳期妇女（乳母）既要分泌乳汁、哺育婴儿，还需要逐步补偿妊娠、分娩时的营养素损耗并促进各器官、系统功能的恢复，因此比非哺乳期妇女需要更多的营养。如母亲的营养状况是泌乳的基础，如果哺乳期营养不足，将会减少乳汁分泌量，降低乳汁质量，并影响母体健康。此外，产后情绪、心理、睡眠等也会影响乳汁分泌。

关键点：增加富含优质蛋白质及维生素 A 的动物性食物和海产品，选用碘盐；产褥期食物多样不过量，重视整个哺乳期营养；愉悦心情，充足睡眠，促进乳汁分泌；坚持哺乳，适度运动，逐步恢复适宜体重；忌烟酒，避免浓茶和咖啡。

1）增加鱼、禽、蛋、瘦肉及海产品摄入：动物性食品如鱼、禽、蛋、瘦肉等可提供丰富的优质蛋白质和一些重要的维生素和矿物质，乳母每日应比孕前增加约 80g 的鱼、禽、蛋、瘦肉。如条件限制，可用富含优质蛋白质的大豆及其制品替代，保证每日 200～250g 的优质蛋白。选用碘盐烹饪食物，适当摄入海带、贝类等富含碘或 DHA 的海产品，适量增加富含维生素 A 的动物性食物，如动物肝脏、蛋黄等的摄入。

2）适当增饮奶类，多喝汤水：奶类是钙的最好食物来源，乳母每日应增饮 200mL 的牛奶，使总奶量达到 400～500mL，以满足其对钙的需要。对那些不能或没有条件饮奶的乳母，建议适当多摄入可连骨带壳的小鱼、小虾、大豆及其制品，以及芝麻酱与深绿色蔬菜等含钙丰富的食物，必要时可在医生的指导下适当补充钙制剂。此外，鱼、禽、畜类等动物性食品宜采用煮或煨的烹调方法，促使乳母多饮汤水，以便增加乳汁的分泌量。

3）产褥期食物多样，不过量："坐月子"是中国的传统习俗，其间常过量摄入

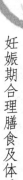

妊娠期合理膳食及体重管理

鸡蛋等动物性食物,致能量和宏量营养素过剩,其他食品如蔬菜、水果则很少选用。乳母饮食中的主食不能太单一,应做到粗细搭配,这样不仅可使饮食多样化、保证维生素 B_1 等营养素的供给,且可起到蛋白质互补作用,提高蛋白质的生物学价值。要注意重视整个哺乳期的营养,纠正食物选择和分配不均衡的问题,保持产褥期食物多样充足而不过量,以保证乳汁的质与量,从而持续地进行母乳喂养。

4) 忌烟酒,避免喝浓茶和咖啡:烟酒、浓茶、咖啡可通过乳汁影响婴儿的健康,应尽量避免。

5) 科学活动和锻炼,保持健康体重:孕期体重过度增加及产后体重滞留,是女性肥胖的重要原因之一。因此,哺乳期妇女除注意合理膳食外,还应适当运动及做产后健身操,这样可促使产妇机体复原,保持健康体重,同时减少产后并发症的发生。

6) 保持愉悦心情,以确保母乳喂养的成功。

乳母一天食物建议量:谷类 250~300g,薯类 75g,全谷物和杂豆不少于 1/5;蔬菜类 500g,其中绿叶蔬菜和红黄色等有色蔬菜占 2/3 以上;水果类 200~400g;鱼、禽、蛋、肉类(含动物内脏)每日总量 220g;牛奶 400~500g;大豆类 25g,坚果 10g;烹调油 25g,食盐不超过 6g。为保证维生素 A 的供给,建议每周吃 1~2 次动物肝脏,总量 85g 猪肝,或总量 40g 鸡肝。乳母每日需增加优质蛋白质 25g,钙 200mg,碘 120μg,维生素 600μgRE,钾 400mg,以及维生素 B 类、维生素 C 类。这些均可在食物中获得,举例见表 8。

表 8 乳母食谱举例一天

餐次	食物名称及主要原料重量
早餐	鲜肉包:面粉 50g,猪肉 25g
	红薯稀饭:大米 25g,红薯 25g,红糖 10g
	拌黄瓜:黄瓜 100g
早点	煮鸡蛋:鸡蛋 50g
	牛奶:250g
	水果:苹果 150g
午餐	大米饭:大米 100g
	丝瓜炒牛肉:丝瓜 100g,牛肉 50g,植物油 10g
	生菜猪肝汤:生菜 100g,猪肝 20g,植物油 5g
午点	水果:橘子 150g
晚餐	玉米面馒头:玉米粉 30g,面粉 50g
	蒸红薯:红薯 50g
	青菜炒千张:小白菜 200g,千张 50g,植物油 10g
	香菇炖鸡汤:鸡肉 75g,香菇适量
晚点	牛奶煮麦片:牛奶 250g,麦片 10g,白糖 10g

（5）产妇营养要点

1）分娩期营养与饮食：成熟胎儿及其附属物由母体排出体外的过程称为分娩期，从子宫有规律收缩开始至宫口完全开放，称为第一产程；从宫口开全至胎儿娩出，称为第二产程；胎儿娩出至胎盘娩出，称为第三产程。在整个分娩过程中，胃肠消化、吸收功能均减弱，特别是第一产程，由于阵痛，产妇睡眠、休息和饮食均受影响，精力、体力消耗较大，为保证第二产程能有足够的力量完成分娩全过程，此时应鼓励孕妇摄食，食物应清淡、易消化，以淀粉类食物为主，结合产妇喜好，给予半流质饮食或软食，如米粥、烩面片、蛋糕等，并少量多餐。在接近第二产程是，可供给果汁、蛋花汤等流质饮食，若产妇不愿摄食时，不必勉强，可能会引起反射性呕吐。

2）产褥期营养与饮食：分娩后 0.5～1h 进食流质或半流质食品，次日开始进食易消化食物，多用汤类，会阴撕裂伤严重者应供给无渣饮食 1 周左右；对于剖宫产产妇术后排气后给予流质食物 1 日，但忌牛奶、豆浆等胀气食品；粮食要粗细搭配；通常母体在分娩时失血较多，需要补充造血的重要物质——蛋白质和铁；适量摄入蔬菜、水果，补充维生素 C 和膳食纤维，防止便秘。

如何增加泌乳量：①愉悦心情，树立信心。家人应充分关心乳母，经常与乳母沟通，帮助其调整心态，舒缓压力，愉悦心情，树立母乳喂养的自信心。②尽早开奶，频繁吸吮。分娩后开奶应越早越好；坚持让孩子频繁吸吮（24h 内至少 10 次）；吸吮时将乳头和乳晕的大部分同时含入婴儿口中，让婴儿吸吮时能充分挤压乳晕下的乳窦，使乳汁排除，又能有效刺激乳头上的感觉神经末梢，促进泌乳反射，使乳汁越吸越多。③合理营养，多喝汤水。营养是泌乳的基础，而食物多样化是充足营养的基础。除营养素外，乳母每日摄水量与乳汁分泌量也密切相关，所以乳母每日应多喝水，还要多吃流质的食物如鸡汤、鲜鱼汤、猪蹄汤、排骨汤、菜汤、豆腐汤等，每餐都应保证有带汤水的食物。④生活规律，保证睡眠。尽量做到生活有规律，每日保证 8h 以上睡眠时间，避免过度疲劳。

五、妊娠合并症的营养防治

（1）妊娠剧吐的营养防治

1）多见于年轻初孕妇女。

2）加强妊娠前营养，使身体健康、精神心理正常，尤其是维生素 B_1、维生素 B_6、维生素 C 要摄入充裕。

3）症状轻者多给予精神鼓励，根据孕妇喜好给予易消化的食物、分次进食，如烤面包等。

4）少量多餐，以清淡饮食为主，避免闻到烹调食物的味道。

5）为保证脑组织对葡萄糖的需要，鼓励孕妇每日食用至少 150g 糖类（约 200g

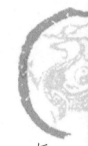

谷类），以免发生酮症酸中毒对胎儿的危害。

6）妊娠剧吐严重者，需静脉输入葡萄糖液。

（2）妊娠合并贫血的营养防治

1）孕妇血红蛋白≤100g/L、血细胞比容≤30%，即为贫血。

2）缺铁性贫血：铁缺乏与维生素 C 摄入低有关，当维生素 C 和铁比例为 10：1时，铁吸收率最高，维生素 A 水平可改善血红蛋白水平和铁营养状况。营养防治：①摄入充足的能量和蛋白质；②摄入充足的铁，尤其是血红素铁的供给；③摄入充足的维生素 C 和维生素 A；④不食用含多量草酸和过量铜的食物，以免妨碍铁的吸收。

3）巨幼红细胞性贫血：多见于妊娠晚期 31 周以后或产褥期。营养防治：①富含叶酸的新鲜蔬菜及富含蛋白质的食物，如肝、瘦肉等，并改善烹调方法；②含维生素 B_{12} 丰富的动物性食物；③富含铁与维生素 C 的食物。

（3）妊娠高血压综合征营养防治　常与以下因素有关：①有相关家族史者；②矮胖体型者易发病；③营养不平衡伴有贫血、低蛋白血症，缺乏蛋白质、铁、钙、维生素 B_1 者易发病；④气温剧烈变化为诱因；⑤与免疫功能紊乱有关。

合理饮食应注意：①限制脂肪总摄入量，脂肪供能不超过总能量的 30%；②补充足量的优质蛋白质，使蛋白质供能占总能量的 15% 以上；③能量摄入量不宜过多；④增加钙、锌摄入量；⑤适度摄入蔬菜、水果；⑥限制每日食盐用量（2～5g）。酱油不超过 10mL。

（4）妊娠糖尿病营养防治　妊娠期容易出现糖耐量不正常或糖尿病，可能与孕期激素变化，增多的激素在周围组织中具有抗胰岛素作用；同时还产生胎盘胰岛素酶，分解胰岛素；再加上妊娠期血容量增加，血液稀释，胰岛素相对不足。因此，孕妇对胰岛素的需要量较非孕时增加近 1 倍，胰岛功能正常的孕妇可适应这种变化而维持糖耐量在理想水平，而胰岛功能不健全的孕妇易在妊娠期出现糖耐量不正常或糖尿病。对于妊娠糖尿病，营养治疗是最基本的措施。

营养原则：控制血糖和血脂接近正常生理水平，避免出现高血糖、低血糖和酮症，以免给母儿带来不利影响；供给足够的营养，以保证孕妇和胎儿正常发育。

如何营养治疗：

1）合理控制能量：妊娠前 3 个月能量供给量与孕期相同，4 个月后，能量供给量适量增加，每日增加 200kcal，以满足胎儿生长的需要；或按孕期的理想体重每日供给30～38kcal/kg，并根据孕妇体重增长情况进行调整。若体重增长过快，应适当减少能量的供给量；若体重增加不足，在可控制血糖的条件下，适当增加能量供给量。肥胖者在此期间不宜减体重。

2）充足蛋白质：为满足孕妇和胎儿生长发育的需要，应保证蛋白质的供给量，孕中期每日增加 15g，孕后期每日增加 20g。或按孕期每千克理想体重供给蛋白质 1.5～2.0g，蛋白质占总能量的 15%～20%，其中一种蛋白质占 33% 以上。

3）适量糖类和脂肪：糖类占总能量的 45%～55%，在妊娠晚期每日不低于 250g，过低不利于胎儿生长发育。胎儿组织中脂肪氧化酶活性很低，葡萄糖几乎成为胎儿能量的唯一来源。孕妇摄入糖类过少，加上胰岛素不足，脂肪动员过快，易产生过多的酮体，后者不利于胎儿大脑和神经系统的发育；但也不宜过多，过多不利于血糖的控制。脂肪供给量占总能量的 30%～35%，其中饱和脂肪酸、单不饱和脂肪酸、多不饱和脂肪酸的比例为 1∶1∶1。

4）维生素和矿物质应充足。

5）合理安排餐次：餐次对妊娠糖尿病更为重要，除早、午、晚餐外，还应给予加餐，每日在总能量不变的基础上，可进食四五餐或更多，以便使血糖尽量保持稳定。

6）产后及时调整摄食量，产后激素逐渐恢复非孕时水平，胰岛素需要量相应减少，若不及时调整摄食量，易发生血糖大幅度波动。由于孕期不宜减肥，产后应注意节食减肥，避免发展为终生性糖尿病。

妊娠期合理膳食及体重管理

附　录

附录一

妊娠期用药的 FDA 分类及其标准

药品通用名	用药方式	妊娠期分级
阿德福韦酯	口服	C
阿卡波糖	口服	B
阿米卡星	肠道外	D
阿米替林	口服	C
阿莫西林	口服	B
阿那曲唑	口服	C
阿普唑仑	口服	D
阿奇霉素	口服、肠道外	B
阿司匹林	口服	C；D（如在妊娠晚期大量使用）
阿糖胞苷	肠道外	D
阿替洛尔	口服	D
阿托伐他汀	口服	X
阿托品	任何途径	C
阿昔洛韦	任何途径	B
艾司唑仑	口服	X
氨苄西林	口服	B
氨茶碱	任何途径	C
氨基己酸	口服、肠道外	C
氨甲环酸	口服、肠道外	B
氨力农	肠道外	C
氨磷汀	肠道外	C
氨氯地平	口服	C
氨曲南	肠道外	B
胺碘酮	口服、肠道外	D
奥利司他	口服	B
奥美拉唑	口服、肠道外	C
奥曲肽	肠道外	B

药品通用名	用药方式	妊娠期分级
奥沙利铂	肠道外	D
白蛋白	肠道外	C
贝那普利	口服	C；D（如在妊娠中、晚期用药）
倍氯米松	口鼻吸入	C
倍他米松	任何途径	C；D（如在妊娠早期用药）
苯巴比妥	肠道外	D
苯丙醇胺	口服	C
苯海拉明	口服、肠道外	B
苯丁酸氮芥	口服	D
苯海索	口服	C
苯妥英	口服、肠道外	D
比索洛尔	口服	C；D（如在妊娠中、晚期用药）
吡格列酮	口服	C
表柔比星	肠道外	D
别嘌醇	口服、肠道外	C
丙泊酚	肠道外	B
丙磺舒	口服	C
丙硫氧嘧啶	口服	D
丙戊酸	口服、肠道外	D
博莱霉素	肠道外	D
丁哌卡因	肠道外	C
布地奈德	吸入	B
	口服、直肠	C
布洛芬	口服	B；D（如妊娠晚期或临分娩时用药）
布美他尼	口服、肠道外	C
长春瑞滨	肠道外	D
长春新碱	肠道外	D
雌二醇	任何途径	X
达卡巴嗪	肠道外	C
达那唑	口服	X
单硝酸异山梨酯	口服	C
胆骨化醇	任何途径	C；D（如剂量超过每日推荐剂量）

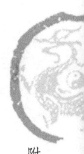

附

录

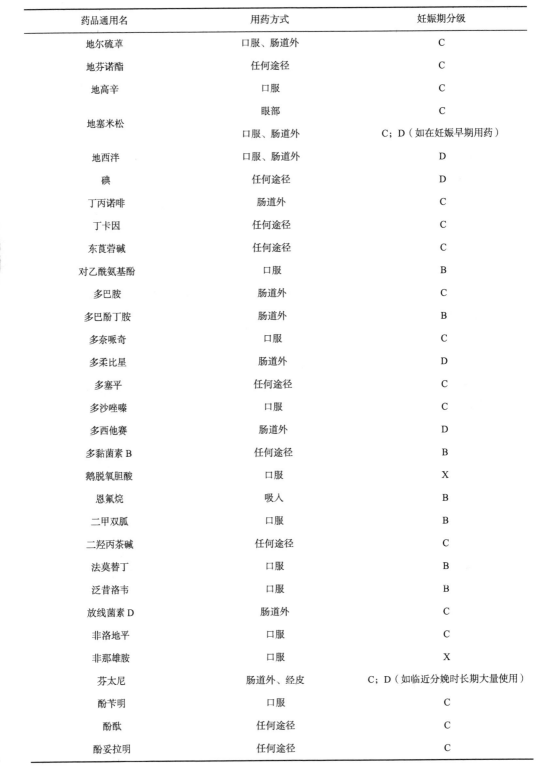

药品通用名	用药方式	妊娠期分级
地尔硫䓬	口服、肠道外	C
地芬诺酯	任何途径	C
地高辛	口服	C
地塞米松	眼部	C
	口服、肠道外	C；D（如在妊娠早期用药）
地西泮	口服、肠道外	D
碘	任何途径	D
丁丙诺啡	肠道外	C
丁卡因	任何途径	C
东莨菪碱	任何途径	C
对乙酰氨基酚	口服	B
多巴胺	肠道外	C
多巴酚丁胺	肠道外	B
多奈哌奇	口服	C
多柔比星	肠道外	D
多塞平	任何途径	C
多沙唑嗪	口服	C
多西他赛	肠道外	D
多黏菌素B	任何途径	B
鹅脱氧胆酸	口服	X
恩氟烷	吸入	B
二甲双胍	口服	B
二羟丙茶碱	任何途径	C
法莫替丁	口服	B
泛昔洛韦	口服	B
放线菌素D	肠道外	C
非洛地平	口服	C
非那雄胺	口服	X
芬太尼	肠道外、经皮	C；D（如临近分娩时长期大量使用）
酚苄明	口服	C
酚酞	任何途径	C
酚妥拉明	任何途径	C

围产期及新生儿常见疾病的中西医结合治疗

药品通用名	用药方式	妊娠期分级
呋喃妥因	口服	B
呋塞米	口服、肠道外	C；D（如用于妊娠高血压患者）
氟伐他汀	口服	X
氟康唑	口服、肠道外	C
氟尿嘧啶	肠道外	X
	局部/皮肤	X
氟哌啶醇	口服、肠道外	C
氟哌利多	肠道外	C
氟轻松	局部/皮肤	C
氟他胺	口服	D
氟替卡松	吸入	C
	局部/皮肤	C
福莫特罗	吸入	C
福辛普利	口服	C；D（如在妊娠中、晚期用药）
复方磺胺甲基异恶唑	口服、肠道外	C；D（如在分娩前用药）
钆喷酸普胺	任何途径	C
钙	任何途径	B
甘精胰岛素	肠道外	C
甘露醇	肠道外	C
肝素	肠道外	C
干扰素	肠道外	C
睾酮	任何途径	X
格雷司琼	口服、肠道外	B
格列苯脲	口服	C
格列吡嗪	口服	C
格列苯脲	口服	C
莨菪碱	任何途径	C
更昔洛韦	口服、肠道外	C
	眼球内	C
胍乙啶	口服	C
骨化三醇	任何途径	C；D（如剂量超过每日推荐剂量）
鬼臼毒素	局部/皮肤	C

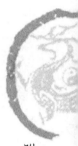

附
录

药品通用名	用药方式	妊娠期分级
核黄素	任何途径	A，C（如剂量超过每日推荐剂量）
红霉素	任何途径	B
红细胞生成素	肠道外	C
华法林	口服	X
环孢素	肠道外	C
环丙沙星	任何途径	C
环磷酰胺	口服、肠道外	D
黄体酮	任何途径	D
磺胺嘧啶	口服	C；D（如在临分娩时用药）
吉西他滨	肠道外	D
己烯雌酚	任何途径	X
加兰他敏	口服	B
加替沙星	眼部	C
	口服、肠道外	C
甲氨蝶呤	口服、肠道外	X
甲睾酮	任何途径	X
甲泼尼龙	口服、肠道外	C
甲羟孕酮	肠道外	X
甲巯咪唑	口服	D
甲硝唑	任何途径	B
甲状腺素	任何途径	A
间羟胺	任何途径	C
降钙素	鼻腔、肠道外	C
可的松	口服、肠道外	C；D（如在妊娠早期用药）
克拉霉素	口服、肠道外	C
克拉维酸	任何途径	B
克林霉素	任何途径	B
拉贝洛尔	口服	C；D（如在妊娠中、晚期用药）
拉米夫定	口服	C
来氟米特	口服	X
来曲唑	口服	D
兰索拉唑	口服	B

药品通用名	用药方式	妊娠期分级
雷米普利	口服	C；D（如在妊娠中、晚期用药）
雷尼替丁	口服、肠道外	B
利巴韦林	任何途径	X
利多卡因	肠道外	B（作局麻药和抗心律失常药使用）
利多卡因	局部/皮肤	B
利福平	口服、肠道外	C
利血平	口服、肠道外	C
链霉素	肠道外	D
两性霉素 B	肠道外	B
	局部/皮肤	B
林可霉素	口服、肠道外	B
磷酸氟达拉滨	肠道外	D
硫普罗宁	口服	C
硫酸镁	任何途径	B
硫酸鱼精蛋白	肠道外	C
柳氮磺胺吡啶	口服、直肠	B；D（如在临分娩时用药）
氯胺酮	肠道外	B
氯苯那敏	口服	B
氯吡格雷	口服	B
氯丙嗪	口服、肠道外	C
氯化琥珀胆碱	肠道外	C
氯化钾	任何途径	A
氯雷他定	口服	B
氯马斯汀	口服	B
氯霉素	任何途径	C
氯米芬	口服	X
氯唑沙宗	口服	C
氯沙坦	口服	C；D（如在妊娠中、晚期用药）
罗格列酮	口服	C
螺内酯	口服	C；D（如用于妊娠高血压患者）
洛美沙星	眼部	C
	口服	C（禁用妊娠早期）

附
录

药品通用名	用药方式	妊娠期分级
洛哌丁胺	口服	B
麻黄碱	任何途径	C
吗啡	口服、肠道外	C；D（如临分娩时长期、大量使用）
麦角胺	任何途径	X
毛花苷C	任何途径	C
美罗培南	肠道外	B
美洛西林	肠道外	B
美司钠	肠道外	B
美托洛尔	口服、肠道外	C；D（如在妊娠中、晚期用药）
美西律	口服	C
门冬酰胺酶	肠道外	C
门冬胰岛素	肠道外	C
咪达唑仑	口服、肠道外	D
咪康唑	局部/皮肤	C
	阴道	C
米非司酮	口服	X
米力农	肠道外	C
米索前列醇	口服	X
米托恩醌	肠道外	D
免疫球蛋白	肠道外	C
纳洛酮	肠道外	B
萘丁美酮	口服	C；D（如在妊娠晚期或临分娩时用药）
尼莫地平	口服、肠道外	C
尿促性素	肠道外	X
尿激酶	肠道外	B
尿素	任何途径	C
诺氟沙星	眼部、口服	C（妊娠妇女慎用，尤其是早期）
帕米膦酸	肠道外	D
哌拉西林	肠道外	B
哌替啶	口服	B；D（如在临分娩时长期、大量使用）
哌唑嗪	口服	C
泮托拉唑	口服、肠道外	B

药品通用名	用药方式	妊娠期分级
泼尼松	口服	C；D（如在妊娠早期用药）
泼尼松龙	眼部	C
	口服、肠道外	C；D（如在妊娠早期用药）
葡萄糖酸钙	肠道外	C
普罗帕酮	口服	C
普萘洛尔	口服、肠道外	C；D（如在妊娠中、晚期用药）
羟氯喹	口服	C
青霉胺	口服	D
氢化可的松	任何途径	C；D（如在妊娠早期用药）
氢氯噻嗪	任何途径	B；D（如用于妊娠高血压患者）
庆大霉素	任何途径	C
曲马多	口服、肠道外	C
去氨加压素	任何途径	B
去甲肾上腺素	任何途径	C
去乙酰毛花苷	任何途径	C
去氧孕烯	任何途径	X
炔诺酮	任何途径	X
人免疫球蛋白	肠道外	C
绒促性素	肠道外	X
柔红霉素	肠道外	D
乳果糖	口服	B
瑞格列奈	口服	C
塞来昔布	口服	C；D（如在妊娠晚期或临分娩时用药）
噻氯匹定	口服	B
噻吗洛尔	眼部	C
	口服	C；D（如在妊娠中、晚期用药）
赛庚啶	口服	B
硝酸甘油	经舌、皮	C
色甘酸	任何途径	B
三唑仑	口服	X
沙丁胺醇	吸入、口服、肠道外	C
沙利度胺	口服	X

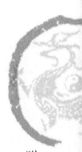

附
录

药品通用名	用药方式	妊娠期分级
沙美特罗	吸入	C
肾上腺素	鼻、眼、肠道外	C
生长抑素	肠道外	B
双氯芬酸	眼、口服、肠道外	B；D（如在妊娠晚期或临分娩时用药）
	局部/皮肤	B
双嘧达莫	口服	B
水合氯醛	口服、直肠	C
顺铂	肠道外	D
司坦唑醇	口服	X
四环素	眼部、口服	D
	局部/皮肤	B
缩宫素	肠道外	X
索他洛尔	口服、肠道外	B；D（如在妊娠中、晚期用药）
他莫昔芬	口服	D
他克莫司	口服、肠道外	C
	局部/皮肤	C
坦索罗辛	口服	B
碳酸钙	任何途径	C
碳酸镁	任何途径	B
碳酸氢钠	任何途径	C
特布他林	吸入、口服、肠道外	B
特拉唑嗪	口服	C
替米沙坦	口服	C；D（如在妊娠中、晚期用药）
替莫唑胺	口服	D
替尼泊苷	肠道外	D
铁	任何途径	C
酮康唑	口服、局部/皮肤	C
酮洛芬	口服	B；D（如在妊娠晚期或临分娩时用药）
酮替芬	眼部	C
头孢氨苄	口服	B
头孢羟氨苄	口服	B
头孢唑啉	肠道外	B

围产期及新生儿常见疾病的中西医结合治疗

药品通用名	用药方式	妊娠期分级
头孢呋辛	口服、肠道外	B
头孢孟多	肠道外	B
头孢克洛	口服	B
头孢拉定	肠道外	B
头孢哌酮	肠道外	B
头孢噻肟	肠道外	B
头孢曲松	肠道外	B
头孢克肟	口服	B
头孢唑肟	肠道外	B
头孢美唑	任何途径	B
头孢吡肟	肠道外	B
土霉素	任何途径	D
托吡卡胺	眼部	C
托拉塞米	口服、肠道外	B
托瑞米芬	口服	D
万古霉素	口服	B
	肠道外	C
维A酸	口服	D
	局部/皮肤	C
维库溴铵	肠道外	C
维拉帕米	口服、肠道外	C
维生素D	任何途径	A，D（如剂量超过每日推荐剂量）
维生素E	任何途径	A，D（如剂量超过每日推荐剂量）
伪麻黄碱	任何途径	C
西地那非	口服	B
西咪替丁	口服、肠道外	B
西沙比利	口服	C
西司他丁	肠道外	C
西替利嗪	口服	B
氯己定	口腔咽喉	B
	牙周植入	C
硝苯地平	口服	C

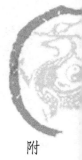

附

录

药品通用名	用药方式	妊娠期分级
硝普钠	肠道外	C
硝酸异山梨酯	口服、肠道外	C
	口含、经皮	C
缬沙坦	口服	C；D（如在妊娠中、晚期用药）
辛伐他汀	口服	X
新斯的明	口服、肠道外	C
胸腺素	肠道外	C
溴丙胺太林	口服	C
溴隐亭	口服	B
亚胺培南	肠道外	C
亚叶酸钙	口服、肠道外	C
盐酸甲氧氯普胺	口服、肠道外	B
盐酸罂粟碱	任何途径	C
伊立替康	肠道外	D
伊曲康唑	口服、肠道外	C
依那普利	口服	C；D（如在妊娠中、晚期用药）
依诺沙星	任何途径	C
依托泊苷	肠道外	D
胰岛素	肠道外	B
乙胺丁醇	口服	B
乙酰唑胺	口服、肠道外	C
异丙嗪	口服、肠道外	C
异丙肾上腺素	肠道外	C
异丙托溴铵	吸入、鼻腔	B
异环磷酰胺	肠道外	D
异烟肼	口服、肠道外	C
抑肽酶	肠道外	B
益康唑	局部/皮肤	C（不宜使用，尤其是妊娠早期）
	阴道	C（不宜使用，尤其是妊娠早期）
吲达帕胺	口服	B；D（如用于妊娠高血压患者）
吲哚美辛	口服、肠道外	B；D（如持续使用超过48h，或在妊娠34周以后用药）
	眼部、直肠	B；D（如持续使用超过48h，或在妊娠34周以后用药）

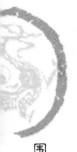

围产期及新生儿常见疾病的中西医结合治疗

药品通用名	用药方式	妊娠期分级
荧光素	眼部	C
	肠道外	X
右美沙芬	口服	C
右旋糖苷	肠道外	C
右旋糖苷铁	肠道外	C
愈创甘油醚	口服	C
孕二烯酮	任何途径	X
樟脑	任何途径	C
制霉菌素	阴道	A
	口服、局部/皮肤、口腔咽喉	C
重组人红细胞生成素	肠道外	C
重组人粒细胞集落刺激因子	肠道外	C
紫杉醇	肠道外	D
左甲状腺素钠	口服	A
左旋多巴	口服	C
左旋咪唑	口服	C
左氧氟沙星	眼部、口服、肠道外	C（仅用于妊娠早期）

附

录

附录二

常用妇产科专有名词英文对照表

流产（abortion）

妊娠期急性脂肪肝（acute fatty liver of pregnancy）

壶腹部（ampulla portion）

生理性子宫收缩（braxton hicks contractions）

阔韧带（broad ligament）

支气管哮喘（bronchial asthma）

主韧带（cardinal ligament）

阴蒂（clitoris）

子宫角（cornua uteri）

子宫体（corpus uteri）

异位妊娠（ectopic pregnancy）

外生殖器（external genitalia）

胎儿生长受限（fetal growth restriction，FGR）

伞部（fimbrial portion）

宫底（fundus uteri）

妊娠期血小板减少症（gestational thrombocytopenia，GT）

处女膜（hymen）

妊娠剧吐（hyperemesis gravidarum）

妊娠期高血压疾病（hypertensive disorders complicating pregnancy）

髂嵴（iliac crest）

特发性血小板减少紫癜（immune thrombocytopenia，ITP）

骨盆漏斗韧带（infundibulopelvic ligament）

间质部（interstitial portion）

妊娠期肝内胆汁淤积症（intrahepatic cholestasis of pregnancy，ICP）

缺铁性贫血（iron deficiency anemia，IDA）

细胞生成缺铁期（iron deficient erythropoiesis，IDE）

铁减少期（iron depletion，ID）

胰岛细胞抗体（islet cell anti-body，ICA）

围产期及新生儿常见疾病的中西医结合治疗

峡部（isthmic portion）

子宫峡部（isthmus uteri）

大阴唇（labium majus）

小阴唇（labium minus）

晚期产后出血（late puerperal hemorrhage）

抑郁症（major depression disorders，MDD）

前庭大腺（major vestibular gland）

巨幼红细胞性贫血（megaloblastic anemia，MA）

阴阜（mons pubis）

尾骨（os coccyx）

髋骨（os coxae）

耻骨（os pubis）

髂骨（os ilium）

坐骨（os ischium）

卵巢（ovary）

输卵管（oviduct）

盆膈（pelvic diaphragm）

盆底（pelvic floor）

骨盆（pelvis）

会阴体（perineal body）

会阴（perineum）

产后抑郁症（postpartum depression，PPD）

糖尿病合并妊娠（pregestational diabetes mellitus，PGDM）

早产（preterm labor）

早产儿（preterm neonates）

骶岬（promontory）

耻骨联合（pubis symphysis）

产褥感染（puerperal infection）

产褥病率（puerperal morbidity）

直肠（rectum）

圆韧带（round ligament）

妊娠期糖尿病（gestational diabetes mellitus，GDM）

小于孕龄儿（small for gestation age，SGA）

血清铁蛋白浓度（serum ferritin）

卵巢悬韧带（suspensory ligament of ovary）

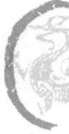

附

录

血清促甲状腺激素（thyroid-stimulating hormone，TSH）

甲状腺结合球蛋白（thyroid binding globuhn，TBG）

经皮的神经电刺激疗法（transcuataneous electrical nerve stimulation，TENS）

坐骨结节（tuber ischiale）

子宫腔（uterine cavity）

子宫（uterus）

子宫骶骨韧带（uterosacral ligament）

尿道（urethra）

输尿管（ureter）

膀胱（urinary bladder）

阴道（vaginal）

阴道前庭（vaginal vestibule）

阑尾（vermiform appendix）

前庭球（vestibular bulb）

围产期及新生儿常见疾病的中西医结合治疗